One Health：The Human-Animal-Environment
Interfaces in Emerging Infectious Diseases

同一健康与食品安全

Food Safety and Security, and International and National Plans for Implementation of One Health Activities

主　编　John S. Mackenzie
　　　　Martyn Jeggo
　　　　Peter Daszak
　　　　Juergen A. Richt

主　译　陆家海　郝元涛

人民卫生出版社

Translation from the English language edition:
One Health: The Human-Animal-Environment Interfaces in Emerging Infectious Diseases: Food Safety
and Security, and International and National Plans for Implementation of One Health Activities by John
S. Mackenzie, Martyn Jeggo, Peter Daszak and Juergen A. Richt
Copyright © Springer-Verlag Berlin Heidelberg 2013
All Rights Reserved

图书在版编目（CIP）数据

同一健康与食品安全/（澳）约翰·S.麦肯齐
（John S. Mackenzie）主编；陆家海，郝元涛主译.
—北京：人民卫生出版社，2019
　　ISBN 978-7-117-28136-2

　　Ⅰ.①同…　Ⅱ.①约…②陆…③郝…　Ⅲ.①健康-
研究②食品安全-研究　Ⅳ.①R1②TS201.6

中国版本图书馆 CIP 数据核字（2019）第 030453 号

人卫智网	www.ipmph.com	医学教育、学术、考试、健康，购书智慧智能综合服务平台
人卫官网	www.pmph.com	人卫官方资讯发布平台

图字号：01-2018-0679

同一健康与食品安全

主　　译：陆家海　郝元涛
出版发行：人民卫生出版社（中继线 010-59780011）
地　　址：北京市朝阳区潘家园南里 19 号
邮　　编：100021
E - mail：pmph@pmph.com
购书热线：010-59787592　010-59787584　010-65264830
印　　刷：三河市博文印刷有限公司
经　　销：新华书店
开　　本：710×1000　1/16　印张：13　插页：8
字　　数：240 千字
版　　次：2019 年 5 月第 1 版　2019 年 5 月第 1 版第 1 次印刷
标准书号：ISBN 978-7-117-28136-2
定　　价：78.00 元
打击盗版举报电话：010-59787491　E-mail：WQ@pmph.com
（凡属印装质量问题请与本社市场营销中心联系退换）

翻译委员会

主　译　陆家海　郝元涛

主　审　黎孟枫　杨智聪

译　者（按姓名汉语拼音排序）

白志军　陈守义　郭中敏　和　鹏　侯水平　胡玉山
黄嘉炜　景钦隆　李魁彪　梁会营　林震宇　刘　伟
刘康康　刘兰兰　龙遗芳　陆　艺　陆明领　罗　雷
马　钰　马蒙蒙　马晓薇　聂恩琼　阮　峰　沈纪川
苏　卉　苏文哲　孙敏英　汪　慧　汪　涛　魏小红
吴新伟　夏　尧　肖　琴　谢仕兰　徐文体　杨　洋
袁　俊　张　晶　张　颖　张应涛　周　勇　朱燕珊

作者名单

Ochirpurev Ariuntuya WHO, P.O. Box 46/78, Ulaanbaatar, Mongolia, e-mail: ochirpureva@wpro.who.int; atuya_o@yahoo.com

Zayat Batsukh Government Implementation Agency for Veterinary and Animal Breeding, MoFA and Light Industry, Peace avenue-16a, SPB-IX, Ulaanbaatar, Mongolia, e-mail: zbatsukh@mail.mn

Barry Borman Centre for Public Health Research, College of Humanities and Social Sciences, Massey University, Private Box 756, Wellington, New Zealand

Naomi Cogger EpiCentre Institute of Veterinary, Animal and Biomedical Sciences, Massey University, Private Bag 11 222, Palmerston North, New Zealand

Ben Coghlan Burnet Institute, Melbourne, Australia, e-mail: coghlan@burnet.edu.au

Peter Collignon Infectious Diseases Unit and Microbiology Department, The Canberra Hospital, Canberra Clinical School, Australian National University, P.O. Box 11, Woden, ACT 2607, Australia, e-mail: peter.collignon@act.gov.au

Mathew Dixon Chatham House, London, UK

Adyadorj Dolgorkhand National Center for Infectious Diseases with Natural Foci, 20 Khoroo, Songinokhairkhan district, Central post office box 582, 18131 Ulaanbaatar, Mongolia, e-mail: khandadya@yahoo.com

Narelle Fegan CSIRO Animal, Food and Health Sciences, 671 Sneydes Rd, Werribee, VIC 3030, Australia, e-mail: Narelle.Fegan@csiro.au

Kari S. Gobius CSIRO Animal, Food and Health Sciences, 39 Kessels Rd, Coopers Plains, QLD 4108, Australia, e-mail: Kari.Gobius@csiro.au

Gyanendra Gongal Disease Surveillance and Epidemiology, WHO Regional Office for South East Asia, New Delhi 110 002, India, e-mail: Gongalg@SEARO.WHO.INT

Micah B. Hahn Nelson Institute, Center for Sustainability and the Global Environment (SAGE), University of Wisconsin, 1710 University Avenue, Madison, WI 53726, USA, e-mail: mbhahn@wisc.edu

David Hall University of Calgary, Calgary, Canada, e-mail: dchall@ucalgary.ca

Bernard Hang'ombe SACIDS at School of Veterinary Medicine, University of Zambia, Lusaka, Zambia

David L. Heymann Chatham House Centre on Global Health Security, London, UK; Infectious Disease Epidemiology, London School of Hygiene and Tropical Medicine, London, UK, e-mail: David.Heymann@hpa.org.uk

James Hope Animal Health and Veterinary Laboratories Agency Weybridge, Woodham Lane, New Haw, Addlestone KT15 3NB, Surrey, UK, e-mail: James.Hope@ahvla.gsi.gov.uk

Dominic Kambarage SACIDS at Sokoine University of Agriculture, Morogoro, Tanzania

Esron Karimuribo SACIDS at Sokoine University of Agriculture, Morogoro, Tanzania

Christopher Kasanga SACIDS at Sokoine University of Agriculture, Morogoro, Tanzania

Jean-Marie Kayembe SACIDS at School of Public Health, University of Kinshasa, Kinshasa, Democratic Republic of Congo

Kim Kayunze SACIDS at Muhimbili University for Health and Allied Sciences, Dar es Salaam, Tanzania

Juan Lubroth Animal Health Service, Food and Agriculture Organization, Viale delle Terme di Caracalla, 00153 Rome, Italy, e-mail: Juan.Lubroth@fao.org

Justin Masumu SACIDS at School of Public Health, University of Kinshasa, Kinshasa, Democratic Republic of Congo

Mecky Matee SACIDS at Muhimbili University for Health and Allied Sciences, Dar es Salaam, Tanzania

Joanna S. McKenzie EpiCentre Institute of Veterinary, Animal and Biomedical Sciences, Massey University, Private Bag 11 222, Palmerston North, New Zealand

Gerald Misinzo SACIDS at Sokoine University of Agriculture, Morogoro, Tanzania

Petra Muellner EpiCentre Institute of Veterinary, Animal and Biomedical Sciences, Massey University, Private Bag 11 222, Palmerston North, New Zealand

Aaron Mweene SACIDS at School of Veterinary Medicine, University of Zambia, Lusaka, Zambia

Luis Neves SACIDS at Faculty of Veterinary Medicine, Eduardo Mondlane

University, Maputo, Mozambique

Dashdavaa Otgonbaatar National Centre for Zoonotic Diseases, Ministry of Health, 20 Khoroo, Songinokhairkhan district, 18131 Ulaanbaatar-211137, Mongolia, e-mail: da.otgon@yahoo.com

Jonathan A. Patz Nelson Institute, Center for Sustainability and the Global Environment (SAGE), University of Wisconsin, 1710 University Avenue, Madison, WI 53726, USA, e-mail: Patz@wisc.edu

Janusz T. Paweska SACIDS at National Institute for Communicable Diseases of the National Health Laboratory Services, Sandringham, Johannesburg, South Africa

Helen Ross The University of Queensland, St Lucia, Brisbane, QLD, Australia, e-mail: Helen.Ross@uq.edu.au

Carol S. Rubin National Center for Emerging and Zoonotic Infectious Diseases, Centers for Disease Control and Prevention, Atlanta, GA 30333, USA, e-mail: crubin@cdc.gov

Mark Rweyemamu SACIDS at Sokoine University of Agriculture, Morogoro, Tanzania, e-mail: mark.rweyemamu@btinternet.com

Jørgen Schlundt National Food Institute, Technical University of Denmark, Morkhoj Bygade 19, 2860 Soborg, Denmark, e-mail: jors@food.dtu.dk

Martin Simuunza SACIDS at School of Veterinary Medicine, University of Zambia, Lusaka, Zambia

B. Tsolmon Government Implementation Agency for Veterinary and Animal Breeding, MoFA and Light Industry, Peace avenue-16a, SPB-IX, Ulaanbaatar, Mongolia

Baatar Undraa National Center for Infectious Diseases with Natural Foci, 20 Khoroo, Songinokhairkhan district, Central post office box 582, 18131 Ulaanbaatar, Mongolia, e-mail: Undraa_56@yahoo.com

W. D. Vink EpiCentre Institute of Veterinary, Animal and Biomedical Sciences, Massey University, Private Bag 11 222, Palmerston North, New Zealand, e-mail: W.D.Vink@massey.ac.nz

Philemon Wambura SACIDS at Sokoine University of Agriculture, Morogoro, Tanzania

Peter R. Wielinga National Food Institute, Technical University of Denmark (DTU), Copenhagen, Denmark

主译简介

陆家海,男,教授,流行病学和微生物学专业博士生导师,中山大学公共卫生学院教授、卫生检验检疫中心主任、One Health 研究中心主任、中山研究院副院长,热带病防治研究教育部重点实验室和广东省重大传染病预防和控制技术研究中心 PI。主要从事传染病流行病学、疫苗学以及人兽共患病防治方面的研究,共发表学术论文 200 余篇,SCI 收录论文 50 余篇,主编和参编专著 8 部,承担国家和省部级科技研究计划 10 项,获得发明专利 6 项,省部级科技成果二等奖 2 项,三等奖 3 项。

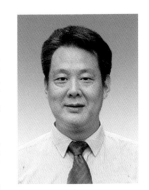

陆家海教授

郝元涛,男,中山大学公共卫生学院院长,主要从事与健康有关的生存质量的测定方法与应用、传染病监测数据统计分析方法与应用、公共卫生教育与改革方面的研究。近五年主要主持了国家自然科学基金、国家科技重大专项、美国中华医学基金会(CMB)、广东省卫生健康委员会、广州市卫生健康委员会等研究项目 20 余项,为"十二五"计划国家科技重大专项传染病重大专项课题负责人。

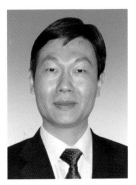

郝元涛教授

推荐专家简介

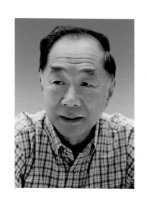

陈君石院士

营养与食品安全专家,出生于上海,原籍为浙江省杭州市。1968年毕业于中国医学科学院,获药理学硕士学位。曾任中国预防医学科学院营养与食品卫生研究所副所长,中国毒理学会副理事长。现任中国疾病预防控制中心营养与食品安全所研究员,是我国食品毒理学学科的创始人之一,是国内外享有盛誉的营养和食品安全专家。2005年当选为中国工程院院士。2009年12月,出任第一届国家食品安全风险评估专家委员会主任委员。2016年10月获中国标准创新贡献终身成就奖。

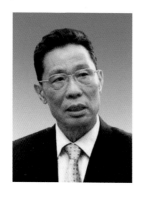

钟南山院士

出身医学世家,呼吸病学专家。1960年毕业于北京医学院(今北京大学医学部),2007年获英国爱丁堡大学荣誉博士。中国工程院院士,教授、博士生导师。2003年抗击"非典"先进人物。现任中华医学会顾问、广州呼吸疾病研究所所长、广州市科协主席、广东省科协副主席等职。主要从事高氧/低氧与肺循环关系研究。首批国家级有突出贡献专家,先后担任中华医学会呼吸分会主任委员,联合国世界卫生组织吸烟与健康医学顾问。2016年6月1日荣膺第十一届光华工程科技奖成就奖。

夏咸柱院士

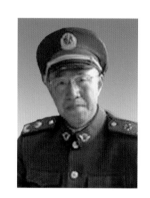

1965年毕业于南京农业大学兽医学专业,获学士学位。现任中国人民解放军军事医学科学院军事兽医研究所(11所)一级研究员、博士生导师,院专家组成员,中国工程院院士,动物病毒学专家。长期从事动物传染病学教学与科研工作。主要从事军用动物、野生动物重要疫病与人兽共患病的防治研究工作。2003年当选中国工程院院士。

余新炳教授

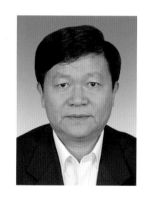

病原生物学、干细胞和组织工程学专业博士生导师。1953年出生,1977年从安徽医科大学临床医学系毕业,1984年在中山医科大学获硕士学位,1990年在中山医科大学获博士学位。主要从事寄生虫分子生物学、病原生物功能基因组学、胚胎干细胞和组织工程学研究,现兼任中山大学医学科学处副处长。近10年来,主要从事恶性疟原虫、日本血吸虫和肝吸虫基因结构与功能研究及分子疫苗研究,近年来开展了蠕虫干细胞研究,先后获得国家自然科学基金等国家和省部级科学基金30多项。

中译本序

Preface to Chinese Translation of "One Health: The Human-Animal-Environment Interfaces in Emerging Infectious Diseases"

Professor Martyn Jeggo

Australia

One Health implies a trans-disciplinary approach to managing the risk facing the health of human, of animals and our environment. It recognizes that these three biological spheres are intrinsically linked and that to understand and mitigate the risks and threats our scientists need to work closely together.

Unfortunately, historically this has not been the case. For the past 100 years, those working in human health have worked for the most part, separately apart from those in animal health, and scientists working on environmental issues have worked entirely apart. At the government level, for many years there have been separate Ministries dealing with human health, agriculture and the environment. Medical and Veterinary schools have always been entirely separate and ecologists and environmentalist have had very different education pathways to those of animal and health practitioners.

But this is changing and changing rapidly. Driven in part by the increasing risks from new and emerging diseases, by an appreciation that many new diseases in humans arise in wildlife and domestic livestock, and a realization that such diseases are both affected by, and in turn affect, the environment in which we live.

This book attempts to captures the development of this One Health approach. It provides many historical accounts of the development of one health concepts; it describes the current situation; it provides many examples of One Health in action; but most importantly it provides strong evidence of the significant added value of a One Health approach.

　　China has the largest population in the world, has a strong domestic and wild-life population with which it interacts intimately, and it recognizes many of the environmental issues that we all now face. This translation will provide the people of China a strong insight into the values of a One Health approach and how it can be applied to many of the global health challenges that similarly threaten China. The authors hope that this will assist in the further development of a One Health approach in China.

陈君石序

近年来,全球化进程在诸多领域明显加速,在公共卫生和健康领域也不例外。"地球村"一词形象描述了不同区域、不同国家,不同肤色、不同种族人之间的距离越来越小;并且,为满足人类需求,促进经济发展,各类自然资源供不应求,出现急剧缩减的局面,随之带来的全球性问题,没有任何国家可以独善其身。21世纪以来,全球范围内发生的公共卫生事件中,人兽共患病所占的比例不断增加,SARS、尼帕病毒、亨德拉病毒、高致病性禽流感H5N1和H7N9、MERS以及EBOLA等肆虐人类,而全球化进程加速了此类新发传染病的传播,对全球经济发展和人类健康造成严重影响,而这些问题并非单一学科、单一部门、单一国家所能解决。

近十年国际有识之士提出的One Health理念,强调人类、动物和环境健康间的相互影响,强调跨学科、跨部门、跨区域的合作,重视环境在疫病传播过程中的作用,旨在实现人类、动物和环境的整体健康。One Health理念得到了世界卫生组织(WHO)、世界动物卫生组织(OIE)、联合国粮食与农业组织(FAO)及世界银行等国际组织的重视,并在解决全球性公共卫生问题方面初见成效。

我国人口众多,在快速发展中面临环境污染、食品安全、抗生素耐药、新发传染病,以及资源短缺等问题和挑战。解决这些问题需要在政府主导下,在科技界达成共识,通过跨部门、跨领域、跨学科的合作与交流,运用One Health理念,以达到人、动物和环境的整体健康。2014年中山大学公共卫生学院陆家海教授等在广州发起了中国首届One Health国际论坛,又组织团队将国外首部One Health专著翻译成中文出版。我相信此专著的出版对中国One Health学科的发展和实践具有一定的推动作用,我愿将本专著推荐给国内同行。

中国工程院院士

钟南山序

自 20 世纪 70 年代以来，一些新发与再发传染病不断出现，大部分为人兽共患病，如埃博拉出血热、高致病性禽流感、重症急性呼吸综合征（SARS）、中东呼吸综合征（MERS）等。此外，由于全球气候变化、人口流动增加及国际贸易、旅游业的发展，新发和复燃的传染病愈演愈烈。传染源跨物种传播和扩散、农业生产规模化以及人类对自然的改造等因素使得公共卫生、兽医卫生、食品安全和环境问题愈加复杂化，对人类健康、动物健康、环境健康等构成严重威胁。人类、动物与环境三者是一个密不可分的整体，单一学科或组织已难以应对如此复杂的问题。

然而，由于社会发展的需要，政府部门的种类逐渐增多，职能和分工越来越明细，但不同部门之间缺乏相互沟通和配合，面对复杂的综合性问题往往暴露出行政管理手段的缺陷。因此，跨学科合作已然成为一种趋势，统一思想、构建理念、达成共识是不同部门之间谋求合作的有效途径，One Health 理念由此产生，它旨在改善人类、动物和环境健康各方面跨学科协作和交流的全球拓展战略，要求公共卫生专业人员、医生和兽医之间有更多的交流与合作，强调跨学科、跨部门、跨区域的合作，重视环境在疫病传播过程中的作用，以实现人类、动物和环境的整体健康。

本译著选取 Springer 出版社的英文著作 *One Health：The Human-Animal-Environment Interfaces in Emerging Infectious Diseases* 进行翻译，也是国内外首部"One Health"专著。全书介绍了 One Health 的概念及发展历程，并提供了大量的实例，如澳大利亚对亨德拉疫情的控制、英国对狂犬病疫情的控制等。One Health 理念已成功地应用于多个国家和地区，中国作为最大的发展中国家，推动相关理念的发展势在必行。本书作为 One Health 理念的首部中文译著，既可作为相关专业人员、高校学生进行研究的参考书，也可作为大众阅读的科学读物，相信会给使用者带来切实的帮助。

中国工程院院士

13

夏咸柱序

人类是众多生物和自然环境共同构成的生物圈的一部分。人类、动物、植物,甚至微生物等共享着相同的生化代谢、繁殖和生长的基本法则。大部分的病原体可在多个不同物种间传播,因而各物种之间及其与环境之间的共同健康与和谐发展显得尤为重要。当今世界,新发传染病不断出现,曾经发生的传染病再度肆虐,已严重影响着人类健康并给社会造成了巨大的影响。这其中涉及的一大类疾病为人兽共患病——即可在人与其他脊椎动物之间自然传播的疾病和感染,且这类疾病一旦传染给人类之后可在人际间扩大传播。

全球化正改变着我们的生活、理念以及对于资源的利用模式,人口迅速增长,人类活动不断向新的地理区域扩张,这些都影响着疾病的传播模式。人们开始意识到跨学科、跨领域和跨地区交流合作的必要性。其中一个叫做 One Health 的策略备受推崇和关注,它是一个新的涉及多学科、跨领域的研究方法和理念,今天人们正结合人类医学、动物医学和环境科学对人类、动物和环境卫生等进行跨学科的交流合作,以谋求涉及多个物种的生物健康和环境健康的最优化。很多国家和地区已开始应用 One Health 理念来解决各类新发传染病问题并取得了很大成效。

One Health 是一个新名词,但这一理念在很早之前就已存在,并被人们有意无意地应用于实践中。我国在过去某些传染病的防控工作中也曾采用过类似的策略,如 1998—1999 年鄱阳湖流域血吸虫问题的处理,不同学科的科学家组成一支科学团队,通过对人和牛等易感动物同时进行干预治疗,最终减少了血吸虫病的发生。只是这一理念的精髓并未真正深入到每位工作者的心里,多学科、多部门合作的机制未能得到长期的巩固和最终确定,单纯依靠卫生系统(人类健康领域)单方面提出综合治理方案本质上也违背了 One Health 所强调的多学科、多部门共同研究、共同提出对策的原则。因而,大力推广 One Health 的理念和方法,让大家真正认识并落实 One Health 这一理念的精髓,具有相当重要的意义。

本译著在中山大学陆家海教授的极力推荐和团队成员的努力下顺利出版。本书作为国内外首部 One Health 专著,介绍了 One Health 理念的渊源与发展、One Health 理念的精髓以及在国际上应用的成功范例,深入浅出,具有重要的研究与参考价值。相信通过本书的引入,对我国传染病防控工作具有一定的科学指导作用,也对推动 One Health 学科在我国形成具有重要意义,我愿推荐该专著给国内同行。

军事医学科学院研究员
中国工程院院士

余新炳序

　　60年前,我国有2亿多人患寄生虫病,其中严重威胁身体健康和生命的日本血吸虫病(1200万)、丝虫病(3000万)、疟疾(3000万)、黑热病(51万)、钩虫病(9100万)被称为"五大寄生虫病",党和政府对此严密关切、高度重视、动员全社会力量,投入大量的人力财力给予不间断的支持和防控,取得显著成效。20世纪60年代初期,一度死亡率达到90%的黑热病得到有效控制,丝虫病于2007年全国消除;疟疾处于消除阶段,预计2020年消除;血吸虫病新感染病例很少,将于2025年消除;钩虫病等土源性线虫病感染率已下降了80%,不足以威胁生命安全。

　　全球气候变暖,人群流动量不断增加,环境改变,病原体基因突变及耐药率上升,使寄生虫病防治面临新的挑战。尤其是人兽共患寄生虫病,不仅要防治人的疾病,还要防治家养及野生脊椎动物的疾病,需要研究新的防治策略以阻断传播;饮食方式多元化,交通网络化与物流便利化,使肝吸虫病、包虫病、囊虫病、肺吸虫病、旋毛虫病等食源性寄生虫病面临流行范围扩大、感染率增加的风险;艾滋病的流行,给弓形虫病、隐孢子虫病等寄生虫病的发生和流行增加了致死性风险。

　　我国现阶段的寄生虫病研究与防治,涉及生态环境、人文医学、动物医学、食品安全、生产生活方式、防治模式、精准医疗等诸多方面,需要跨领域、跨学科、多部门广泛沟通与合作。One Health 的理念可能为此提供了新的思路与谋略,它旨在从人类、动物和环境不同层面进行干涉,注重疾病传播过程中的各个环节,谋求人类、动物、环境均衡健康与发展。One Health 的理念如能妥善广泛地引入寄生虫病的研究与防治实践,可能会带来新的思路和成效。

中山大学中山医学院

译者前言

21世纪以来，全球范围内发生的公共卫生事件中，人兽共患病所占的比例不断增加，原因包括一些传统流行病的病原体通过变异再度肆虐人兽，如鼠疫、肺结核、狂犬病、布鲁氏菌病、登革热等，以及新出现的传染病对人类造成新威胁，如艾滋病、SARS、埃博拉病毒病、高致病性禽流感等。随着市场经济的发展，动物及动物产品流通日益频繁，人兽共患病的传播风险也日益增加。而经济全球化、旅游业的发展、人口增加及环境变化(包括农业集约化、气候变化、人类对自然改造、人类入侵野生动物栖息地等)客观上导致病原体跨物种传播和扩散的几率大大增加，使得公共卫生、动物卫生、食品安全和环境问题愈加复杂，尤其是衍生出的新发传染病与食源性疾病问题。面临着这些挑战，不仅对人类身心健康造成严重影响，也导致了严重的经济损失。

人、动物和环境的联系越来越紧密，控制人兽共患病的问题显得比以往更复杂、更棘手。20世纪70年代以来，世界范围内出现43种传染病，我国存在或潜在的有20余种。新形势下，我们更需要打破陈旧观念，鼓励和支持跨学科、跨部门、跨领域间建立信任，共同合作以改善人和动物的生存、生活质量，以达到各自的最佳健康状态。One Health理念由此产生，它注重人类、动物和环境健康间的关联性，强调跨学科、跨部门、跨区域的合作，重视环境在疫病传播过程中的作用，旨在实现人类、动物和环境的整体健康。One Health备受各界人士关注，已经被联合国粮农组织(FAO)、世界动物卫生组织(OIE)和世界卫生组织(WHO)等国际组织以及部分国家机构和跨学科专业团体看作疫病预防控制策略的主要构成要素，同时召开一系列会议促进One Health发展。

One Health，本书中将其译作"同一健康"。关于中文译名，曾有不同翻译，如大健康、一健康、惟一健康等。同一健康是跨学科协作和交流的全球拓展战略，致力于结合人类医学、兽医学和环境科学以改善人和动物健康状况、生存和生活质量。"同一健康"一词是新颖的，但其概念在医学领域却有着悠久的历史，它是应对和解决当今复杂健康问题的必由之路。世界各地已认同它的重要性与智慧，并为推进其发展做着各种各样的努力。

为了积极跟进同一健康的发展步伐，推进同一健康在中国的发展及运用，中山大学公共卫生学院陆家海教授及其课题组团队人员组织广东省卫生系统的专业人员,在人民卫生出版社的大力协助下,翻译了国内的首本 One Health 专著。编译过程中,中山大学公共卫生学院、One Health 研究中心、热带病防治教育部重点实验室、广州市医学重点学科建设项目病原快速检测实验室、广州市疾病预防控制中心、中山大学公共卫生学院中山研究院为本书翻译和审稿过程中的组织、协调、联络付出了大量的辛勤劳动,在此对上述单位以及所有关心和帮助本书出版的同行表示敬意与感谢!

　　由于这是首次翻译国外的首部 One Health 专著,且时间仓促,译本中可能存在不当与错误之处,希望能得到广大读者的谅解与指正,以期再版时进一步完善。

陆家海

中山大学公共卫生学院教授

One Health 研究中心主任

原著前言

全球健康安全已经成为一个备受关注的国际话题。人群面临着一系列易引起流行的新发和再发传染病,这些传染性疾病,不仅威胁到人类健康,也威胁到动物的健康,并给国家乃至整个世界的经济带来重大的影响。关于疾病的概念和机制,在 20 多年前即 1992 年,医学研究所的一篇名为 *Emerging Infections:Microbial Threats to Health in the United States*(www. nap. edu/catalog. php? record_id = 2008)的报告中已有详细的记录。这份报告描述了人兽共患病(zoonosis)发生蔓延的机制,并重点提出了识别和应对这种威胁的各种可能策略。很早以前,人们就知道这些疾病大部分能在人类、野生动物和家畜之间传播,事实上超过 70% 的新发传染病为人兽共患病,即存在动物宿主(animal reservoirs)。自 20 年前医学研究所的那份报告之后,出现了很多这样的例子,包括 H1N1 流感病毒、SARS 冠状病毒、尼帕和亨德拉病毒、澳大利亚蝙蝠的狂犬病病毒、马拉卡病毒、H5N1 和 H7N9 禽流感病毒、MERS 冠状病毒等,不一而足。

这些疾病提醒我们,人类、动物和生态系统的健康是相互关联的,为了更好地在人类—动物—环境的层面上了解并迅速应对人兽共患病,需要跨学科、跨部门的协调合作。这种全局的方案和思想被称为"同一健康"(One Health),表明了人类医学与动物医学的共同体特性以及两者与环境的关系。虽然"同一健康"已经不是一个新的概念,但 2003 年的非典(SARS)给人类健康和全球经济带来了新千禧年的第一个巨大威胁,也推进了"同一健康"概念的向前发展。人们也因此更加担忧高致病性的 H5N1 禽流感是否会发展成下一个严重的流感大流行。这样的大流行不仅造成很高的发病率和死亡率,据世界银行估计还造成了全球 GDP 5% 以上的下跌(约等于 3 万亿美元的损失),给人类、社会和国家造成深远影响。基于上述原因,我们有足够理由去研究新方法来提高人兽共患病的检测、预防和控制。因此打破专业桎梏,建立一个互相信任、多学科、跨部门合作的新纪元是相当重要的。

野生动物保护学会(Wildlife Conservation Society)2004 年会议也对"同一健康"的现代发展有所促进,当年会议的主题是"同一世界,同一健康:在全球化的世界建设多学科合作通往健康的桥梁（One World,One Health:Building Inter-disciplinary Bridges to Health in a Globalized World）"。会议的成果最终归结成 12 条建议，也就是曼哈顿法则，通过建立国际性、多学科的策略来应对给地球上所有生命健康造成的威胁（http://www. oneworldonehealth. org/）。自 2004年以来，大量国际部长级会议的召开维持了同一健康的流行势头，这些会议包括禽流感和流感大流行的国际部长级会议（the International Ministerial Conferences on Avian and Pandemic Influenza,IMCAPI）。在 IMCAPI 上，主要对高致病性禽流感 H5N1 的蔓延、传播机制以及可能的围堵策略进行了讨论。2010年联合国粮农组织（FAO）、世界动物健康组织（OIE）和世界卫生组织（WHO）在河内达成了"FAO-OIE-WHO"合作：在人类—动物—环境层面上共担责任、协调全球活动，这使"同一健康"的影响力达到了顶峰。这三个国际组织的相互协调也促成了全球包括人兽共患病在内的重大动物疾病早期预警系统（GLEWS）的建立。这个系统通过共享疾病事件、流行病学分析和风险评估的相关信息，为鉴定、改善人类和动物疾病提供了重要的情报。另外，世界卫生组织新的国际卫生条例（2005）旨在通过立法要求各国迅速发现、报告全球重大疾病的暴发来协助国际合作以拯救生命和改善生计，这使得任何一种新发人兽共患病及时被发现成为可能。

　　领导力是实施"同一健康"理念的主要部分。通过欧洲委员会、FAO-OIE-WHO 联席会议、全球风险论坛（达沃斯）、医学协会、世界银行、APEC 和亚洲发展银行等各种团体的努力，很多大型科学会议都陆续召开了，例如加拿大疾病预防控制中心在加拿大温尼伯和美国佐治亚州斯通山分别举办的会议。为了推进区域"同一健康"计划，很多小型的、国家的或地区的会议相继召开。尤为重要的是，"同一健康"创始网站（http://www. onehealthinitiative. com）以及最近建立的"同一健康"全球门户网站（http://www. onehealthglobal. net）通过提供快速交流渠道、共享数据和消息，不断地增强和维持"同一健康"前进的势头。随着"同一健康"的发展成熟，越来越多的生态学家、野生动物生物学家、环境科学家进入了"同一健康"这一领域，而生态学领域也在融合"同一健康"的理念。在美国，由重要学术组织组成的"同一健康"委员会为"同一健康"提供很大的支持，其组织构成包括美国医学协会、美国兽医协会、美国公共卫生协会、美国传染病学会、美国医学院校协会和美国兽医医学院校协会。美国医学院校协会和美国兽医医学院校协会的内部是相关的，在教育上打破了两者之间的专业屏障和牢笼。很多综合性大学和学院也开设了"同一健康"这门新课程，其中一所综合性大学——爱丁堡大学已经开启了硕士学位课程。

　　200 多年前，德国作家、演员和政治家 Johann Wolfgang von Goethe 提醒我们："仅仅知道是不够的，我们必须应用；仅仅愿意是不够的，我们必须行动。"

这句名言对于"同一健康"运动来说也是如此。在搜集到的关于人类、动物、生态系统的健康信息和来自不同国家与组织的人们实施公共卫生解决方案的意愿之中，最为重要的是应用和行动。在这样的背景下，"同一健康"不是一种新形式的管理，也不是对现有的管理模式的批判。相反"同一健康"是一项在学科、国家、组织和人类之间建立信任、透明的新水平的运动。这种信任与透明必须从启蒙教育课程开始，教育下一代的临床医生和兽医如何应用以及开展工作，以便让越来越多的人认识到"同一健康"在解决问题时的重要性。

在微生物学和免疫学这两本杂志的前言专题开始出版的时候，很多国家都已经认识到了整合和协调人类与动物监测、对人兽共患病威胁进行更加有效快速的跨部门响应的必要性，它们都建立了国内的"同一健康"政策和/或委员会。毫无疑问，"同一健康"理念将继续发展并可提供多学科、跨部门相互协调的合作，以期能够发展出更快速的探测手段和预测能力，对未来可能面临的威胁做出快速的应对。我们尤其期待动物健康部门和人类卫生部门的工作人员、环境学家和生态学家在"同一健康"运动的背景下能有更广泛的合作。新发疾病里潜在的社会经济、环境驱动与新发疾病大流行之间的关系，将很可能成为诞生累累硕果的合作领域。

本书将整体概述"同一健康"运动，从而更广、更深地展示"同一健康"目前在全球的发展状况。第一册将从不同角度（尤其是人类医学和兽医学角度）来考证"同一健康"理念，包括对不同层面（家畜或野生动物）理解的重要性、生态科学的作用，以及推动协调合作的经济学效益。随后，书中将列举现实中一系列应用"同一健康"理念应对特定疾病的成功范例。第二册探讨了"同一健康"在食品安全和保障方面的重要性，这是全球在负担着养活越来越多的人口时所面临的一个至关重要而又常常被忽视的问题。第二册也将介绍为实现"同一健康"理念所举办的各种国际性、地区性以及国家的活动和计划。文章最后一部分还将介绍各种推进"同一健康"运动和加快其前进势头的活动和方法。通过对本书进行深度的阅读、思考与实践，你将会发现你已经在对"同一健康"运动做出自己的贡献，而且这种贡献不可小觑。

目录

第一部分
食品安全和粮食安全——同一健康的范例

Food Safety and Food Security:A One Health Paradigm

食品安全:处于同一健康方法抗击人兽共患病的中心

Peter R. Wielinga, Jørgen Schlundt

摘要　食品安全处于同一健康的中心位置,许多重要的人兽共患病与食品生产链中的动物存在一定的关联。因此,食品就成了这些人兽共患病病原体的重要载体。食品生产链中缺乏跨部门合作是过去十年中食品安全的一个主要问题。一些较大的食品安全事件因为动物卫生部门、食品监管部门以及人类健康部门三者缺乏协作而受到极大影响,案例包括疯牛病和大肠杆菌的暴发、二噁英危机以及三聚氰胺的故意添加,同一健康明确了对跨部门合作的需求及其产生的益处。本节重点关注在食用性动物及其食物制品上都曾出现的,尤其是通过食物传播给人类的人兽共患病病原体所带来的健康问题。我们关注这些问题不仅是因为它们与人类疾病负担息息相关,还因为这是具备一定跨部门合作实践经验的一个领域。食源性人兽共患病分为三类:寄生虫性、细菌性和病毒性。寄生虫性人兽共患病通常与特定的动物宿主有关,并且显著增加人类疾病负担。病毒性人兽共患病则与重大全球性疾病暴发有关,比如 SARS、禽流感和猪流感。细菌性人兽共患病通常引起散发却广泛传播的病例,对所有国家均造成较大的疾病负担,比如沙门菌和弯曲杆菌。除此之外,食用性动物抗生素的使用亦已造成耐药(antimicrobial resistant,AMR)菌株的出现。认识疾病流行实质和不同社会经济条件下社会反应的差别是重要的。有些疾病引起了全球流行、大流行或潜在流行,促使国际组织、国家农业部门和卫生当局采取有力行动,比如禽流感。其他与工业化食品生产链相关的疾病,在某些地方已经被动物部门通过"从农田到餐桌"的预防行动进行了有效处理,比如沙门菌。在贫困地区,动物源性人兽共患病常常是"被忽略的疾病",但在富裕国家却通过动物部门采取疫苗接种和捕杀等政策而基本消灭。

1　引言

为何食品安全行动能在同一健康一般方法中扮演关键角色? 人们在古代

3

就已经知道食用受污染的肉会生病,而保证动物健康可以促进人类自身健康。目前,通过良好的卫生管理、卫生保健、疫苗接种计划以及谨慎的药物治疗措施可以保证动物的健康,人类自身的健康状况也得到极大改善。然而,仍有许多人兽共患病威胁着人类健康,包括寄生于各种动物(从野生动物到家养动物,无论其是陪伴型或是农用型)的疾病。人类与动物通过饲养、捕杀、屠宰、食用动物及其制品(比如:牛奶、鸡蛋)频繁密切地接触,食用性动物和野生动物成为新发人兽共患病病原体的最大储存宿主和产生基地。在某种程度上,由于应用现代化的动物生产技术,人类在动物治疗和促生长方面增加了抗生素的使用量,因而对新发威胁出现产生了巨大影响——产生耐药细菌。

根据社会经济水平和人兽共患病病原体的不同,各地行政当局采取的预防人兽共患病的行动亦会有很大差异。大体上,与食用性动物有关的人兽共患病分为三类:一是以其强大的公共关系潜能引起全球扩散的疾病,此类疾病比如SARS、禽流感和猪流感的传播,通常由病毒引起并可激发大规模的应对行动,其中包括大部分国家采取的政治行动。二是其他与工业化食品生产链相关且广泛分布于生产体系内的人兽共患病,无论其所在的国家贫穷或富裕。预防这类疾病需要考虑整条生产链,然而大多数国家仍未能有效应对,比如沙门菌和弯曲菌。三是通过疫苗接种、选择性捕杀以及实施卫生管理已经消除或大幅减少的一组人兽共患病。在绝大多数贫困国家,这组"被忽略的疾病"极少被国家当局乃至国际组织所关注,这些疾病包括布鲁氏菌、牛结核病和囊尾幼虫病。

总而言之,所有这些疾病造成的负担都有可能通过跨部门的监测行动大幅度地降低(与经济复苏类似),这意味着面临人兽共患病威胁时,同一健康方法对提高人类的应对能力有着极大的潜力。

2 传播途径

人类和动物的细菌菌群通过食物、直接接触、环境而相互传播。图1描述了人和动物宿主最重要的细菌传播途径。细菌通过这些途径从食用性动物进入人类宿主,也能反过来从人类传播给食用性动物。

食源性途径可能是最重要的接触路径。绝大多数肠道人兽共患细菌性病原体(包括肠沙门菌、空肠回肠弯曲菌、小肠结肠鼠疫)的感染可能就是通过这种途径发生的。

对于其他人兽共患病病原体来说,动物与人类的直接接触也是一种重要传播途径,例如布鲁氏菌(*Brucella spp*)、肠出血性大肠杆菌(*Enterohemorrhagic Escherichia coli*,EHEC)、耐甲氧西林金黄色葡萄球菌(*Methicillin Resistant*

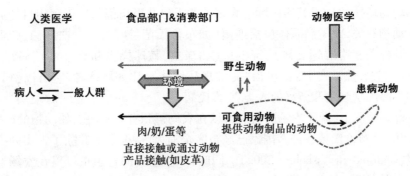

图1　这是重要微生物通过人与动物接触传播的路径的示意图。向下的竖箭头显示表示可控的路径,浅灰色细箭头表示不可控或者能够避开控制的传播路径。经环境传播有可能是通过存在于排泄物、患病动物内的病原体,在某些国家还包括患者体内的病原体进行的。除了作为直接消费品,很多发展中国家的动物作为生产力用于食物生产,所以也被归入示意图。这些动物老了或死了的时候多是作为食品被消费(虚线),而不是让其自然死亡。野生动物有广泛的疾病谱,包括许多高致病性和致死性疾病,但它们的发病率很低。因为其相关风险很高,野生动物及其衍生的食用效应具有重要影响。西方国家的野生动物的重要性较低,但在很多发展中国家以及正在发展的经济环境里,野生动物的消耗可能仍然很可观,例如农村地区由于可用性、食用性以及其他原因食用野生动物。此外一般来说,在发展中国家人类和食用性动物之间的接触更方便频繁

Staphylococcus aureus, MRSA)的一些新株。来自生产性动物的细菌在环境中广泛传播,主要是由于它们存在于粪肥中。因此,环境和野生动物也转换为食源性病原体的宿主,并且成为食用性动物和人类宿主(耐药性)致病菌的来源。许多发达国家的野生动物消费量不大,这并不被视为主要的传播途径,与此相反的是发展中国家却在消费大量的野生动物。此外,由于农村动物饲养有关的生物安全水平较低,在这些国家中人和食用性动物的接触更加频繁。例如,一般认为2003年的SARS流行与人类直接接触和(或)食用野生动物,或野生动物和家养动物的间接接触有关(Guan et al. 2003;Shi 和 Hu 2008)。野生动物有广泛的疾病谱,其中包括一些致命的疾病。因此,野生动物的消费以及从野生动物将传染病传播至食用性/生产性动物的过程具有全球重要性。

3　食源性人兽共患病概论

虽然某些非常重要的人兽共患病与野生动物相关(某些情况下是直接由

野生动物传播的），但其实国际上大多数的人兽共患病都与出于食用目的而饲养的动物有关，此类病原体包括细菌（如布鲁氏菌、沙门菌、弯曲杆菌、产毒素性大肠杆菌和钩端螺旋体）、寄生虫（如绦虫、棘球蚴虫和旋毛虫）、病毒（如H5N1和裂谷热）。当然也包括"非常规病原体"，比如朊病毒，它可以引起著名的牛海绵状脑病和新兴的人类克-雅氏病。

许多情况下，源于农场的疾病可以在农场得到有效解决。如动物的（主要是牛和羊）布鲁氏菌在许多国家已经被完全消灭，从根本上卸除了人类的疾病负担（Godfroid 和 Kasbohrer 2002）。同时，一些主要的寄生虫可以在农场层面得到有效控制，例如猪带绦虫（WHO/FAO/OIE 定义为"潜在可根除的寄生虫"）和旋毛虫（存在于很多动物，包括猪），此二者在几个北欧国家养殖的猪中已基本消除（WHO/FAO/OIE 2005；Gottstein et al. 2009）。

3.1　食品生产链相关的人兽共患病

源自或者说是通过农场动物扩散的人类病毒性疾病（禽流感——H5N1 和猪流感——H1N1）的暴发，在过去十年间拉响了全球警报。这些人兽共患的全球性流感暴发（H1N1 甚至被 WHO 定义为大流行），无论在动物间（H5N1）还是人群间（H1N1）都扩散得很快。尽管地方性细菌性人兽共患病相关的疾病总负担可能高于流感暴发的数倍，然而正是这些暴发相对较少（却明显影响全球）的疾病将同一健康提上了全球议程。未能进行与预防人类疾病有关的预测，甚至未能监测到动物疾病的传播，这敲响了监管机构、政治家关于动物和人类卫生部门间跨部门合作需求的警钟。

与大规模暴发不同，细菌性食物相关性人兽共患病通常地方性地发生于农场动物。这些病原体大部分都能在工业化养殖的食用性动物中发现。我们应该意识到，在一些工业化环境中，绝大多数国家（包括大多数发展中国家）都在生产食用性动物上占有主要份额。这种环境总是与大量重要的人兽共患病病原体有关，包括沙门菌、弯曲杆菌和大肠杆菌。这些病原体广泛传播、暴发流行且实际上成为了主要的全球疾病负担之一，然而通常却不被认为是重要的人类病原体。部分原因可能是同一健康体系的缺失，这种体系可以确保跨部门合作和数据共享，从而为描述当前真实形势和形成潜在的合理方案奠定基础。有一些国家（特别在北欧）已经着手通过建设"人兽共患病中心"来跨部门收集人兽共患病数据。数据共享贯穿动物、食品和人类卫生部门，促使出台以科学为基础的解决方案，通过降低沙门菌在动物群体中的流行以显著降低人类沙门菌病的发生（Wegener et al. 2003）。这些建设和方案都遵循同一健康的原则，并且从 1994 年开始已经基本完成！类似方案对于所有工业化养殖国家同样重要，但值得注意的是，国家生产体系中相关部分（有时被称为商业的有效解决方案常常会影响到传统贫困农民(有时被称为公共生产系统)。例如,1993 年肠炎沙门菌通过商业部门引进的进口动物(家禽)进入津巴布韦,并且快速扩散至公共部门和公众人群(Matope et al. 1998)。该事件背景很可能是由于商界向公共生产系统出售年老动物,病原菌随之由动物进行传播,因此降低商业领域内交易动物的患病率也将降低公共体系的患病率,继而降低人群发病率。

通过食品生产链造成的食源性人兽共患病传播已经超过 20 年,涉及的"农场到餐桌"问题与不同阶段的食品生产有关,但通常来源于农场(或者可以追溯到农场饲料)。这种认知清楚地反映了同一健康的思维,应该注意的是,在同一健康框架下的风险减低方案内,集中考虑到的食品生产统一体包括了所有利益相关方。图 2 呈现了从动物饲养到人类消费动物性食品的链条图。

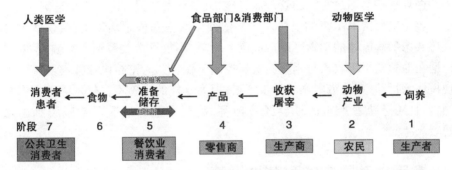

图 2　农场到餐桌的框架显示了传染病通过食物生产链传播的可能途径。我们主观定义了大多数动物来源的食品生产链中的七个阶段,对于不同的食物类型或非动物来源的食品,可根据同样的方法画出与之相应的生产链。图片的顶部是不同的监管组织,图片底部是不同的利益相关方

3.2　与贫穷相关的人兽共患病

具有大流行潜力的人兽共患病(比如禽流感、猪流感和 SARS)引起了世界各国领导人的一致重视,与此同时人们对与工业化食品生产体系相关的人兽共患病也获得一定认识,这促使一些国家开展了有效的风险减低行动。但某些重要的、倾向于影响穷人和边缘人群的人兽共患病,却在很大程度上被人们所忽略。

这些人兽共患病类型众多,其在动物群体中的流行情况取决于当地农业、人口和地理条件。很多解决方案都能极大减低这类疾病的疾病负担,但目前的行动仍然相对滞后(比如很多寄生虫疾病),WHO 定义此类疾病为"被忽视

的疾病"(Molyneux et al. 2011)。

这组被忽视的疾病包括细菌性疾病,如布鲁氏菌病(具有明显后遗症)、钩端螺旋体病、Q 热病(高死亡率)和牛结核病。在贫困地区,牛结核病似乎是伴随 HIV 呈现上升趋势,这增加了牛结核感染转化为活动性结核的概率。布鲁氏菌和牛结核病导致牛群生产力降低,但很少导致死亡。在发达国家,两者的感染在很大程度上已经通过筛查—宰杀计划而消灭,从而有效消除此类健康问题(Godfroid 和 Kasbohrer 2002)。

重要的人兽共患寄生虫病包括血吸虫病、猪囊虫病、吸虫病和包虫病,其中几种可导致高死亡率或者癌症和神经疾病方面的长期后遗症。猪囊虫病正成为贫困地区一种严重的公共卫生和农业问题。人类食用生的或未煮熟的含有囊尾蚴的猪肉而感染囊虫病,其传播途径是猪摄入人类粪便中含有的猪带绦虫虫卵而感染,所以该病与猪饲养卫生条件差有很大关系,这再次意味着传播的循环周期易通过有效的管理而打破,大部分发达国家已有成功案例。

鉴于贫困国家 70%的农村人口都依赖于家畜和役用动物生存,这些携带人兽共患病病原体的动物可以造成巨大影响,不仅直接关系到人类健康,同时还潜在地影响经济收入与相应的疾病控制工作,例如,富裕国家能够实施的大规模捕杀行动,在贫穷国家却举步维艰,因为这样的措施不仅仅意味着损失食物,而且还意味着严重的社会经济损害,甚至在某些情况下会威胁到国家稳定。

4 食用性动物中的耐药性细菌

20 世纪 40 年代早期,抗生素首次被用于控制人类细菌感染。抗生素应用的成功使科学家们在 20 世纪 50 年代将其引入兽医学,用于生产性动物和伴侣动物的治疗。除了用于农业动物,抗生素如今也被用于强化渔业养殖和控制植物疾病,其应用非常广泛。

动物抗生素应用包括三种基本途径:个体病例治疗、动物群体的疾病预防以及用作抗生素生长促进剂(antibiotic growth promoters,AGP)。AGP 的使用方法指将抗生素以低于治疗浓度添加到动物饲料中以促进其生长。至今仍不清楚其机制,但该用途使得其消费量自引入以来急剧增加。总的来说首次引入后,抗生素改善了动物健康,且很可能将食品安全和粮食安全提升至高水平,因而使用量急剧飙升。从 1951 年到 1978 年,仅在美国抗生素的使用量就从 110 吨上升至 5580 吨(WHO 2011)。

然而,多年来对动物抗生素的使用也对耐药微生物产生了选择压力,很大程度上导致了人类耐药性细菌问题。有一些曾经对抗生素敏感的细菌,现在已经耐药(Bonten et al. 2001),其中有些抗生素非常重要,甚至可能是人类治疗的最后手段。目前国家当局和一些国际组织为减少抗生素的滥用已做出了巨大努力(WHO 2011;FAO/OIE/WHO 2003),特别(但不仅仅)是禁止抗生素作为生长促进剂使用。但建立跨部门间的相互理解与实际解决方案依然存在问题。兽医和医生相互指责对方导致了抗生素耐药性问题,在某种意义上他们二者都合理——所有的抗生素使用都有可能导致耐药菌,因此抗生素在动物和人身上的使用都可能导致问题的发生。为了取得科学的解释,我们需要兽医和医生双方关于药物的使用数据,以及在食物、人类和动物中存在的耐药菌数据。因此在同一健康项目中,所有的利益相关方都将协作开展必要的调查并且提供科学的解决方案,以有效减少抗生素耐药菌从动物到人类的传播(通常是通过食物传播),反之亦然(通常是通过环境控制)。

5　国家和国际控制食品相关人兽共患病的同一健康努力

5.1　控制人兽共患病的努力

显然,随着国际贸易和旅游业的发展和"地球村"的形成,我们今天的食物可能就来自昨天千里之外饲养的动物。为了抗击食源性人兽共患病,我们需要基于全球视野方法来改善和调整食品生产系统。国际上的不同组织已经认识到同一健康方法是抗击人兽共患病的最好方法。WHO(世界卫生组织)、OIE(世界动物健康组织)、FAO(联合国粮农组织)达成了一项研讨报告:"三方概念文件"(FAO/OIE/WHO 2011),在此文件中,他们用共同的视角来表达合作需求。考虑到人兽共患疾病特别适宜存在于社会中最脆弱的行业内,故世界银行、联合国儿童基金会以及联合国流感协调部门分享了同一健康策略以共同抗击人兽共患病(UN 2008)。同一健康方法将展示一些因为成本问题而暂时未被考虑的、关于人兽共患病治疗问题的解决方案。比如疫苗在有些情形下是预防疾病的终极工具,但因为大规模疫苗接种所产生的费用高于公共卫生收益而不予考虑。我们认为,绘制真实的不同利益相关者成本图,建立费用估算以及精减策略的框架,可能有利于找到(新的)可行方案(Narrod et al. 2012)。

国际水平的控制有利于预防人兽共患病的全球性传播,但这仍然不够。很多国家已经建立了专门的传染病或者人兽共患病中心,这些中心专注于人兽共患病,并帮助建立和协调部门间的合作。很多工作中心和项目重点关注于食用性动物源性人兽共患病,包括工业化环境的养殖动物和野生动物。

为了监测人兽共患病的暴发,许多国家当局和专家都按照国际卫生条例

（WHO 2005）报告重要的具有潜在跨境传播风险的疫情暴发。此外，报告通常是基于自发性的 ProMED 邮件（www. promedmail. org），该项目由不同机构和个人赞助的国际传染病协会设立，基于互联网来监测世界范围内的新发疾病。项目致力于传染病暴发和毒物急性暴露时快速的全球化信息传播，包括动物和作为食品或者饲料的植物的传染病和毒物暴露，因而也支持了同一健康原则。

　　许多（国际）组织和上面提到的管理部门制定了指南，从而控制食品相关人兽共患病以及传播相关信息，比如世界卫生组织全球食源性感染网（GFN）（www. who. int/gfn）、欧洲食品安全局（EFSA）、Med-Vet-Net 组织（www. medvetnet. org）、（www. efsa. europa. eu/en/topics/topic/zoonoticdiseases）、美国疾控中心食品网（www. cdc. gov/foodnet）和其他一些组织。这些信息网络的目标基本一致：提高能力建设，提升基于实验室的一体化监测，促进人类健康、兽医和食品相关学科间跨部门合作，从而减低食源性感染的风险。

5.2　控制耐药性人兽共患病所做的努力

　　食用性动物中耐药性细菌的出现越来越受关注，利用同一健康原则可以有效处理这些问题。FAO/WHO/OIE 通过合作，就如何采取综合方法和谨慎使用抗生素以减少动物和人类出现耐药菌的风险给出了重要的指导。谨慎使用抗生素指南在各自的网站已公开（如 www. codexalimentarius. org；www. who. int/foodborne _ disease/resistance；http://www. oie. int/our-scientific-expertise/veterinary-products/antimicrobials/）。

　　在此之前，同一健康方法就已经提出"食用性动物抗药性控制的全球原则"的倡议（WHO 2000）。这三大原则是：

- 只有出现或可能出现特定疾病的情况下才能预防性使用抗生素，不应常规预防性使用抗生素来替代良好的动物卫生管理。
- 应当定期评估在监控流程中使用预防性药物的有效性，判断是否降低或停止其使用。预防疾病时应持续关注降低抗生素的预防性使用量。
- 在缺乏风险评估的情况下，任何情形下用于人体和动物的抗生素生长促进剂应尽快停止或淘汰。

　　这些全球性的原则目前有如下补充：

　　（1）OIE 和食品法典委员会关于谨慎使用抗生素的指南；

　　（2）WHO 关于降低滥用/误用对食用性动物抗生素保护人类健康（WHO 2001）的六条重要建议：

　　1）（食用性）动物疾病控制中使用的抗生素列为强制处方药物。

　　2）在缺乏公共卫生安全评估时，如果某些抗生素同时用于人类疾病治疗,停止或淘汰其作为生长促进剂使用。

　　3) 建立监测食用性动物抗生素使用的全国性系统。

　　4) 引进(用于食用动物的)抗生素的许可前安全性评价,考虑其对人类药物的潜在抗药性。

　　5) 监测抗药性以识别新发卫生问题,及时采取正确的应对措施,保护人类健康。

　　6) 制定兽医减少食用性动物滥用/误用抗生素的指南。

　　WHO(WHO 欧洲区域办事处)在最新关于动物和人类使用中耐药细菌范围的文件中(WHO 2011),使用同一健康方法协助应对耐药细菌数量的上升,并且提出 7 项建议:

　　1) 加强国家多部门的协调,控制抗生素耐药性;

　　2) 加强对抗生素耐药性的全国性监测;

　　3) 推动提出使用抗生素的全国性策略,加强抗生素消费的监测;

　　4) 加强卫生机构中感染控制和抗生素耐药性的监测;

　　5) 预防和控制食品链条中抗生素耐药性的传播;

　　6) 鼓励新药物和新技术的创新和研究;

　　7) 提高警惕意识,保证患者安全,加强合作。

　　许多国家已经依照联合国的原则和指南建立了控制人兽共患病和耐药细菌性人兽共患病的项目。特别是丹麦的耐药性人兽共患病控制项目已经获得国际关注,并且在不同的出版物中予以分析总结(WHO 2003;Aarestrupetal 2010;Hammerumental 2007)。其原因是丹麦政府和利益相关方提出用早期的同一健康方法来抗击耐药菌,做出这样的决定是因为发现 80% 的鸡肠球菌是高度耐万古霉素的,而万古霉素是人类的最终治疗药物(Wegener et al. 1999)。在这次惊人的发现之后,丹麦建立了抗耐药菌知识和协作平台:1995 年,丹麦耐药性监测和研究项目(the Danish Integrated Antimicrobial Resistance Monitoring and Research Program,DANMAP)受到丹麦卫生部、食品部、农业部、渔业部和科技部的支持。图 3 示意了 DANMAP 的组织架构,展示动物健康、食品安全和公共卫生三个部门如何协调工作。

　　建设并且持续更新 DANMAP 的目的在于:①监测(食品)动物和人类的抗生素消费量;②监测耐药菌在动物、食品和人类中的发生率;③研究抗生素消费和抗药性的关系;④识别传播路径和确定进一步研究的领域。DANMAP 的发现之一,即药物使用数据对于问题的理解非常必要。丹麦引入 Vetstat 的自动程序收集所有兽医、药店和饲料厂处方药物定量数据(Stege et al. 2003)。凭借此信息,丹麦兽医和食品管理局(DVFA)实施了“黄牌倡议”(DVFA 2012)。规则类似足球比赛,农民和兽医将在过量使用抗生素时得黄牌,只有减少抗生

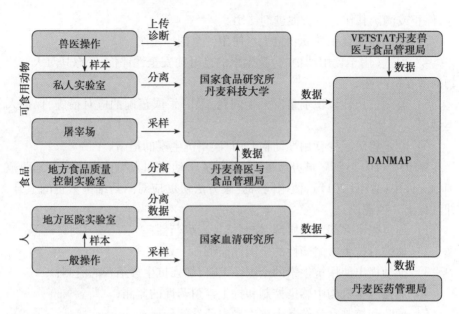

图3　DANMAP 的组织架构图显示了不同机构和部门如何一起工作,如何将人类、动物、食物的信息汇聚在一起

素的使用(比如采用少量使用者的管理方法),才能撤销黄牌。这并不仅仅是一个标杆,而且是告诉使用者要有与同行比较的意识。欧盟一些国家已经开始收集类似的数据并在国家层面比较抗生素的使用情况(EMA 2011)。

6　同一健康微生物学的全球标志

为了理解和预测食源性感染和一般性传染病的传播,通过饲养—食品链中的关键点监测传染病尤为重要。为了有效开展此工作,不同部门统一双向地收集数据以保证数据比较和整合,此前不同部门则是分别使用不同的技术方法。自2003年人类基因组第一次测序结果发表以来,DNA测序获得巨大飞跃。对于公共卫生和兽医学来说,全基因组测序(WGS)促使疾病诊断上升至新水平,目前已经显现其潜在收益,包括2010年海地霍乱暴发疫情追踪以及最近协助鉴别荷兰鹿特丹一家医院的多重耐药性肺炎克雷伯 Oxa48 菌(Potron et al. 2011)。2011年,德国出现了严重的肠出血性大肠杆菌(EHEC)暴发,通过 WGS 技术,我们可以追踪到细菌源自埃及进口的葫芦巴种子。

2011年9月,世界各地的专家(包括来自 OIE、WHO、EC、USFDA、US CDC、E-CDC、各高校以及各公共卫生组织的代表)聚集在布鲁塞尔,他们认为虽然微生物全基因组测序的技术可行,但缺乏对 WGS 信息的全基因组数据库的有效利用(Kupfer Schmidt 2011)。此数据库应该对所有领域的科学家开放和获得支持,包括人类卫生、动物健康、食品安全,该数据库包括所有类型的微生物基因组数据以及用来追踪微生物来源的元数据。建立此类数据库只能通过不同层面的同一健康方法努力,应该包括国际的、跨部门的(比如人类、动物和食品)以及不同利益相关方的合作。达到这样的目标不仅对发达国家有益,同时也能帮助发展中国家。对于发展中国家来说,基因组识别是抗击传染病历程中的巨大进步,其很可能就像手机普及一样,淘汰昂贵而专属的有线电话,让每个人交流都成为可能。微生物的识别和分型将在技术和经济上可行,使过去疾病预防控制的缺失领域变得可能实现。同时,发展中国家使用这项技术不需要建立昂贵的专业实验室系统,因为细菌、寄生虫和病毒检测所需的微生物实验室的工作基本一样。如果建立起合理、包容、开源的框架,WGS 分析将为世界各国抗击传染病提供强有力的武器。

7　结论

同一健康方法是一种系统控制人兽共患病的方法,从而保证足够的食品安全和持续的粮食安全。显然,由于人类和动物之间传播的特殊性,人兽共患病的控制有赖于在以下几个方面对微生物的控制:①动物;②食物链;③人类。此外,由于很多人兽共患病都是由动物传播给人类,所以最有效的干预常常是从源头即动物解决,如果这不可能实现,则应阻断其传播到人类的途径。

这一减少人类从食用性动物感染人兽共患病的方法需要所有人类和动物健康方面利益相关者们共同参与。他们应该一同努力,维持和改善动物健康和动物食品生产,只有这样才能将潜在的有害人兽共患病在动物中的生存机会和传播至人类的几率降到最低。从传播层面来说,食品和消费当局以及利益相关方确保动物宿主的外溢疾病几率尽可能低,这尤为重要。

不同利益相关方的参与度由于不同国家和不同疾病类型有所区别。考虑到贫穷国家 70% 的农村人口都依靠家畜和生产性动物而生活,针对携带人兽共患病的动物处理方法不同于工业化国家。要认识到,对于有可能造成全球化传播(比如禽流感)的人兽共患病的关注远高于地方性食品生产链上的人兽共患病,即使这些病原体存在全球分布且造成巨大疾病负担(比如沙门菌)。而且还要认识到,很多贫困国家存在的与食品生产系统紧密相关的重要人兽共患病(比如布鲁氏菌、牛结核、囊虫病),可以通过目前已知的干预措施获得极大的控制。

参考文献

Aarestrup FM et al (2010) Changes in the use of antimicrobials and the effects on productivity of swine farms in Denmark. Am J Vet Res 71(7):726–733

Bonten MJ, Willems R, Weinstein RA (2001) Vancomycin-resistant *enterococci*: why are they here, and where do they come from? Lancet Infect Dis 1:314–325

Danish Veterinary and Food Administration (DVFA) (2012) The yellow card initiative. http://www.foedevarestyrelsen.dk/english/Animal/AnimalHealth/Pages/The-Yellow-Card-Initiative-on-Antibiotics.aspx

EMA (2011) Trends in the sales of veterinary antimicrobial agents in nine European countries (2005–2009). European Medicines Agency (EMA/238630/2011). http://www.ema.europa.eu/docs/en_GB/document_library/Report/2011/09/WC500112309.pdf

FAO/OIE/WHO (2003) Joint FAO/OIE/WHO expert workshop on non-human antimicrobial usage and antimicrobial resistance: scientific assessment, Geneva, 1–5 Dec 2003. http://www.who.int/foodsafety/publications/micro/en/amr.pdf

FAO/OIE/WHO (2011) The FAO-OIE-WHO collaboration—a tripartite concept note. http://www.fao.org/docrep/012/ak736e/ak736e00.pdf

Food and Agricultural Organisation of the United Nations (FAO) (2002) Improved animal health for poverty reduction and sustainable livelihoods. FAO animal production and health paper 153. http://www.fao.org/DOCREP/005/Y3542E/Y3542E00.HTM#Contents

García HH, Gonzalez AE, Evans CA, Gilman RH (2003) Cysticercosis working group in Peru *Taenia solium* cysticercosis. Lancet 362(9383):547–556. PubMed PMID: 12932389

Godfroid J, Käsbohrer A (2002) Brucellosis in the European Union and Norway at the turn of the twenty-first century. Vet Microbiol 90(1–4):135–145

Gottstein B, Pozio E, Nöckler K (2009) Epidemiology, diagnosis, treatment, and control of trichinellosis. Clin Microbiol Rev 22(1):127–145. PubMed PMID: 19136437

Guan Y, Zheng BJ, He YQ, Liu XL, Zhuang ZX, Cheung CL, Luo SW, Li PH, Zhang LJ, Guan YJ, Butt KM, Wong KL, Chan KW, Lim W, Shortridge KF, Yuen KY, Peiris JS, Poon LL (2003) Isolation and characterization of viruses related to the SARS coronavirus from animals in southern China. Science 302(5643):276–278

Hammerum AM et al (2007) Danish integrated antimicrobial resistance monitoring and research program. Emerg Infect Dis 13(11):1632–1639

Kupferschmidt K (2011) Epidemiology. Outbreak detectives embrace the genome era. Science 333(6051):1818–1819. PubMed PMID: 21960605

Matope G, Schlundt J, Makaya PV, Aabo S, Baggesen DL (1998) *Salmonella enteritidis* in poultry: an emerging zoonosis in Zimbabwe. Zimbawe Veterinary J 29:132–138

Mellmann A, Harmsen D, Cummings CA, Zentz EB, Leopold SR, Rico A, Prior K, Szczepanowski R, Ji Y, Zhang W, McLaughlin SF, Henkhaus JK, Leopold B,BielaszewskaM, Prager R, Brzoska PM, Moore RL, Guenther S, Rothberg JM, Karch H (2011) Prospective genomic characterization of the German enterohemorrhagic *Escherichia coli* O104:H4 outbreak by rapid next generation sequencing technology. PLoS One 6(7):e22751. Epub 20 Jul 2011. PubMed PMID: 21799941

Molyneux D, Hallaj Z, Keusch GT, McManus DP, Ngowi H, Cleaveland S, Ramos-Jimenez P, Gotuzzo E, Kar K, Sanchez A, Garba A, Carabin H, Bassili A, Chaignat CL, Meslin FX, Abushama HM, Willingham AL, Kioy D (2011) Zoonoses and marginalised infectious diseases of poverty: where do we stand? Parasit Vectors 14(4):106

Narrod C, Zinsstag J, Tiongco M (2012) A one health framework for estimating the economic costs of zoonotic diseases on society. EcoHealth. doi:10.1007/s10393-012-0747-9

Potron A, Kalpoe J, Poirel L, Nordmann P (2011) European dissemination of a singleOXA-48-producing *Klebsiella pneumoniae* clone. Clin Microbiol Infect 17(12):E24–26. PubMed PMID: 21973185

Shi Z, Hu Z (2008) A review of studies on animal reservoirs of the SARS coronavirus. Virus Res 133(1):74–87

Stege H, Bager F, Jacobsen E, Thougaard A (2003) VETSTAT-the Danish system for surveillance of the veterinary use of drugs for production animals. Prev Vet Med 57:105–115

UN (2008) Contributing to one world, one health; a strategic framework for reducing risks of infectious diseases at the animal–human–ecosystems interface. WB, WHO, UNICEF, OIE, FAO and UNSIC

Wegener HC, Aarestrup FM, Jensen LB, Hammerum AM, Bager F (1999) Use of antimicrobial growth promoters in food animals and Enterococcusfaeciumresistance to therapeutic antimicrobial drugs in Europe. Emerg Infect Dis 5(3):329–335. PubMed PMID: 10341169

Wegener HC, Hald T, Lo Fo Wong D, Madsen M, Korsgaard H, Bager F, Gerner-Smidt P, Mølbak K (2003) Salmonella control programs in Denmark. Emerg Infect Dis 9(7):774–780. PubMed PMID: 12890316

WHO (2000) WHO global principles for the containment of antimicrobial resistance in animals intended for food: report of a WHO consultation with the participation of the food and agriculture organization of the united nations and the office international des Epizooties, Geneva, Switzerland, 5–9 June 2000 World Health Organization, Geneva. http://whqlibdoc.who.int/hq/2000/WHO_CDS_CSR_APH_2000.4.pdf

WHO (2001) WHO global strategy for containment of antimicrobial resistance. http://www.who.int/drugresistance/WHO Global Strategy English.pdf

WHO (2003) Impacts of antimicrobial growth promoter termination in Denmark. The WHO international review panel's evaluation of the termination of the use of antimicrobial growth promoters in Denmark. World Health Organization, Geneva. http://www.who.int/gfn/en/Expertsreportgrowthpromoterdenmark.pdf

WHO (2005) International health regulations (2005), 2nd edn. http://www.who.int/ihr/9789241596664/en/index.html

WHO (2011) Tackling antibiotic resistance from a food safety perspective in Europe. http://www.euro.who.int/__data/assets/pdf_file/0005/136454/e94889.pdf

WHO/FAO/OIE (2005) Guidelines for the surveillance, prevention and control of taeniosis/cysticercosis. http://www.oie.int/doc/ged/D11245.PDF

同一健康预防抗生素耐药性发展与传播的重要性

Peter Collignon

摘要 抗生素耐药性的问题日益严重,它能导致死亡率上升、并发症增多、住院时间及费用的增加。预计在未来数十年,我们不可能研发出许多适用的新型抗生素,因此我们需要从同一健康角度来看待该问题,通过减少抗生素(尤其是广谱药物)在各个领域的使用,保持现有抗生素的有效性。无论耐药菌在何处出现,我们都要提高对其感染和传播的控制能力,这就意味着要提升控制医疗卫生以及畜牧业中感染问题的实践能力,尽快研发有效且安全的疫苗预防感染的发生,同时注重供水系统的安全。以往的失败已经导致一大批人步入了许多常见感染中的"后抗生素时代"。

1 引言

抗生素耐药性问题的日益严重,凸显了同一健康理念的重要性。该概念帮助我们理解为什么抗生素耐药性如此普遍,以及现在需要做什么来改善这种状况。

几乎所有可导致人类及动物疾病的细菌产生的抗生素耐药性都正以前所未有的速度增长。能够在未来十年内研发出抗击耐药性细菌感染的新型抗生素并投入使用的可能性微乎其微。越来越多的人死于常见的感染性疾病,然而这些疾病在 20 年前是轻易就能被有效抗生素治愈的。抗生素的耐药性已经成为一种不断扩展的流行趋势(Carlet et al. 2011)。

对于世界上,尤其是在发展中国家的很多人,他们已经回到了"前抗生素时代",因为一些常见细菌如大肠杆菌的耐药性增加,导致人群中相应的严重感染病例也增加。这些感染病例中无法有效治疗的比例目前在不断上升,包括印度和中国在内的许多国家,大肠杆菌的感染已经无法使用现成有效的口服药物来治疗。即便人们能够承担住院治疗的费用,也没有可用的有效抗生素。更不幸的是耐药细菌并没有停止大幅增多与继续传播的趋势,如最近研究发现,革兰阴性菌对广谱的头孢菌素类和碳青霉烯类也产生了耐药性(Kumarasamy et al. 2010;Walsh et al. 2011)。

抗生素是一种用以维持人类健康的基本药物。严重的细菌感染在人群中十分普遍,包括血液感染、脑膜炎、肺炎和腹膜炎。抗生素时代来临之前,由金黄色葡萄球菌和肺炎链球菌导致人类因血液感染的死亡率超过了80%(Finland et al. 1959)。另外,抗生素对于动物健康也很重要,然而目前的抗生素却不再能够有效地对抗耐药菌。

上世纪,抗生素被誉为"神奇的药物",其发展和应用促使常见的致死性细菌感染发病率与病死率迅速降低。然而其神奇的作用带来了不利的一面——开始在人类与食用性动物中滥用抗生素,同时过度使用也会导致其疗效不佳。大部分抗生素在人体中的应用主要针对其他疗法无效或者收效甚微的情况(例如病毒感染、支气管炎等)。然而在世界范围内,大多数抗生素被长期用于食用性动物。相较于人类而言,对动物使用抗生素(可估计其使用量)并不是为了治疗个别患病的动物,而是用以促进这些食用性动物的生长,以及对动物疫病予以大规模预防。

抗生素耐药性所带来的坏处与其不良预后相关。严重的耐药菌感染可导致药物疗效不佳,住院时间延长和死亡率升高(Carlet et al. 2011;Cosgrove et al. 2003;de Kraker et al. 2011;Klevens et al. 2007;Tumbarello et al. 2010;Wang 和 Chen 2005)。

1.1　抗生素耐药的后果是什么?

关于人感染耐药性细菌存在诸多额外的问题:

- 需要使用的抗生素通常很昂贵(例如使用利奈唑胺代替氨苄西林治疗肠球菌感染)。
- 需要静脉注射而不是口服(例如对于大肠杆菌感染,静脉注射美罗培南代替口服阿莫西林)。
- 需要使用具有较低固有活性的抗生素(例如治疗耐药金黄色葡萄球菌感染时,需万古霉素而非使用氟氯西林)。
- 未来可能没有可以抵抗细菌感染的抗生素。

这些因素将会导致:

- 死亡人数增加;
- 并发症增加;
- 产生额外的医疗费用;
- 延长住院时间;
- 产生额外的毒性作用;

● 需要静脉治疗而不是口服。

　　食用性动物的抗生素抗药性也会产生类似的后果（尽管具体实例会有所不同）。

1.2　同一健康、环境和抗生素耐药

　　无论在哪里使用抗生素，耐药菌最终都会得以形成并且扩散，人类和动物均无例外，耐药细菌通过人到人、动物到动物、人到动物、动物到人的方式进行传播。人或动物的排泄物进入水网而造成水源污染。在使用过抗生素的动物制品中也经常可以检测出耐药细菌，此外屠宰过程和销售网络也可导致含耐药菌食品的交叉污染。

　　各领域（医疗和农业）广泛使用抗生素，使得环境中也经常残留这些药物，在水网和土壤中尤为常见，因而细菌将重复多次暴露于低浓度的药物中。水产养殖和园艺行业普遍使用抗生素（如使用庆大霉素和链霉素喷洒苹果），这很容易导致残留的抗生素进入水网（Diwan et al. 2010；Mayerhofer et al. 2009；Zhou et al. 2011）。

　　由于耐药菌分布极为广泛，人类和动物不时会直接接触或摄入耐药菌。如果水和/或食物中含有残留抗生素，人类和动物可摄取其残留物。获得性耐药细菌通常由人和动物携带，这些细菌重复暴露于更多的抗生素环境下。这样形成的恶性循环导致人类和动物体内（或用它们生产的食品）的耐药菌携带率非常高。

　　在这一关系网中，各个环节（人类、动物和环境）都直接或间接地产生联系。同一健康方法将会针对这个问题制定一个全面而纵横有序的规划蓝图。

1.3　抗生素耐药不可避免

　　对于大多数抗生素而言，在环境中自然存在与其相应的耐药性基因。这可能是因为多数抗生素的前身是"由真菌或更高等级细菌产生的'天然产物'"，用于帮助他们在同类竞争中得以生存（Davies 和 Davies 2010；Webb 和 Davies 1993），然而产生抗生素的这些细菌通常也需要一定的机制来保护自身免受自产毒物的作用（毕竟抗生素是用于杀灭微生物）。这意味着产生抗生素的微生物自身带有抗性基因以及抗生素物质，例如 β-内酰胺酶（Davies 和 Davies 2010；Webb 和 Davies 1993）。因此无论抗生素什么时候被广泛使用，都几乎会无可避免地出现细菌耐药性，因为其抗性基因已经在环境中广泛存在，从而使得这些细菌更具有竞争优势。

　　抗生素使用量越大，耐药性出现的机会也越大。耐药菌可以迅速且轻松地从一个地点传到另外一个地点，从一个国家传到另一个国家。因为这些耐

药性已经被可移动遗传元件整合子所编码,这些耐药基因甚至可以转移到其他完全不同种类的细菌中。因此,控制抗生素耐药性的关键在于限制和减少各行业的抗生素使用量(即人类、农业和环境)。同时还需要保护人类和动物的健康,使他们较少患病从而不需要使用抗生素(良好的畜牧环境或免疫接种等),并且通过创造更好的卫生条件和采取感染控制措施来阻断耐药菌的扩散。

1.4　耐药细菌和基因传递的便利性

耐药菌很容易完成从人到人、医院到医院、从食用性动物到人,乃至跨国性的传播(Aarestrup et al. 2008b;Collignon et al. 2009;FAO 2003;Huijsdens et al. 2006;JETACAR 1999;Kennedy 和 Collignon 2010)。它们很多通过食物和水进行传播,食物(尤其是肉类)经常含有多重耐药菌,水通常易被细菌污染。当水被动物或人类的粪便严重污染时,多重耐药菌则会存留其中,这些多重耐药菌甚至可以在氯化消毒过的供水区域(例如,在新德里的多重耐药性大肠杆菌)存活(Walsh et al. 2011)。

编码耐药性的基因也可以在同种甚至不同种的细菌间传递 Carlet et al. 2011;Kumarasamy et al. 2010;Walsh et al. 2011)。

1.5　我们可以减少耐药菌的传播,预防它们所造成的疾病

通过控制感染可以改善这种境况。英国的一项国家计划使 2003 到 2007 年间超级金黄色葡萄球菌菌血症的发病率降低了 40%(Health Protection Agency 2009)。

疫苗的注射,比如流感嗜血杆菌(haemophilus influenza B,Hib)疫苗就在 20 年前非常有效地降低了乙型流感嗜血杆菌的感染(Collignon et al. 2008a, b)。这个示例说明疫苗接种对于降低耐药菌的数量是非常有效的。类似的例子还可见于结合疫苗在儿童肺炎球菌的成功应用,如今使用抗生素治疗儿童疾病的趋势有所减缓,因为这类人群已很少患该疾病(Collignon et al. 2008a, b)。而在畜牧业和渔业上,疫苗也被积极应用于预防相关疾病从而减少抗生素的使用(比如挪威三文鱼和氟喹诺酮的使用)(Markestad 和 grave 1997)。

洁净的水源是抑制抗生素耐药性产生的重要环节,水很可能是主要的传播媒介,尤其在发展中国家,耐药菌在这些国家的人际间传播。这意味着要使受感染动物和人类的排泄物远离水源,并且确保对水体进行标准化处理,从而降低人和动物摄入携带耐药基因的病原体和共生细菌的风险。洁净的水源可显著地降低胃肠道疾病的发生,减少沙门菌、弯曲杆菌以及许多其他致病菌的数量,这表明减少发病率可以帮助减少抗生素的使用。

　　我们需要从食品供给链上预防多重耐药菌,最好的方法是停止对食用性动物使用"非常重要"的抗生素,并且最好限制使用所有的抗生素。我们也可以通过改善食品链的控制措施来降低食物中微生物的数量,比如规定动物宰杀的方式,阻断其传播肠细菌的方式或者找到其他减少食品中耐药菌的方法。而在食物生产链另一端的食物加工环节,如采用巴氏消毒法处理牛奶和鸡蛋,或者其他热处理均可以显著降低病原体数目以及即将分布于食品中的耐药菌数目。显然,对消费者的教育也能避免在生冷食物与熟食,以及如莴笋和西红柿等半生半熟的食物之间的交叉污染。

　　将可能含有大量致病菌的人和动物的粪便用做肥料灌溉植物也会成为一个问题,这些包括耐药菌在内的致病菌在进入市场之前可能未被灭活或消除,这将会影响到全球化的食品贸易。最近的一个例子是在德国暴发的出血性大肠杆菌,该事件涉及的豆芽都来自从埃及进口的绿豆种子。种子在埃及就被携带病菌的人类或动物粪便污染,当这批种子在德国发芽生长后,已经存留了这些致病的大肠杆菌而且数量也显著地增加。随后这些豆芽因未被煮熟即被食用而引起了大批人生病,该事件让德国大部分医院和重症监护系统面临了巨大压力并导致多人死亡(CDC 2011)。

1.6　耐药菌普遍被分类为"非常重要"

　　几乎所有医学上重要的细菌对抗菌药物的耐药性都在增长,包括被划分为"非常重要"或"最后底线"的抗菌药物(Collignon et al. 2009),这意味着当耐药性存在时,目前仅有十分有限的,甚至是没有抗菌药可以有效治疗这些耐药菌所引起的感染。由于缺乏有效的抗菌药物,医院内细菌感染的病例数也在上升,这些细菌感染由大肠杆菌、不动杆菌属和沙雷氏菌(Carlet et al. 2011; Fernando et al. 2010;Li et al. 2006;Walsh et al. 2011)造成。

　　所有类型的细菌产生的耐药率在发展中国家都要更高,原因是对于这些国家的大多数人来说,合格的诊疗机构不足、缺乏能够防治疾病感染的卫生保健资源使他们很难获得充分且负担得起的医疗服务。

　　很多不同等级的重要抗生素都被用于食用性动物的生产,其中被 WHO 定义为对于人类健康最重要的药物有氟喹诺酮、第三代和第四代头孢菌素和大环内酯类(Collignon et al. 2009;WHO 2009)。

1.7　药物研制进程进入空白期

　　大多数抗菌药是在几十年前被发现的。过去 30 年内已经很少出现新型抗生素(如氟喹诺酮、脂肽及噁唑烷酮)。在对已有的抗生素进行改进方面也有一些发展,使得其活性有了提高(如酮内酯和替加环素),但它们仅是大环内酯类和四环素的一个新类(Catlet et al. 2011;Collignon et al. 2009)。

不久的将来,抗生素耐药性发展的速度可能远远超过任何新的药物研发。尤其是涉及革兰阴性菌的问题,因为关于对抗该菌的药物开发渠道中,几乎没有成果正处于高级研究阶段。制药公司为研发这类新型抗生素并将其完全市场化所获得的财政奖励,与该药需要为大部分人持续使用所获得的经济收益相比是很少的,比如说降胆固醇的药物(Collignon et al. 2008a,b;Power 2006)。不幸的是,这种情况在近期将不可能改变。

1.8　监控是必要的

无论是在地区、国家或是国际层面上,我们都需要更好、更及时地监控抗菌药的使用与相关耐药菌的产生,这类监测结果应当易于获得,这样我们才能更清楚地了解在不同的领域所遇到的阻力,以及在人类与非人类应用领域中所涉及的需求。我们需要知道正在使用的抗生素类型和数量,这不仅能让我们更好地选择抗生素,同时也有助于更好地定位问题,采取预防性干预措施,改善抗生素的管理,有助于阻止和减缓耐药性在这些目标领域的恶化,甚至有希望扭转一些细菌目前的耐药性水平。

2　什么是最需要我们担心的细菌?

与十多年前相比,几乎所有可引起感染的细菌都有了更高的耐药率,但是其中某些感染会引起人类更为普遍,甚至更为严重的感染。大肠杆菌、金黄色葡萄球菌以及肠球菌是最容易引起人体感染的细菌(Beidenbach et al. 2004;Collignon et al. 2005;Collignon et al. 2011;Decousser et al. 2003;ECDC 2010;HPA 2009;Kennedy et al. 2008)。较为严重的人类感染案例将在下文进行讨论。

2.1　大肠杆菌

大肠杆菌是造成人体感染最常见的细菌。在发达国家,每年有 30～60/10万人通过血液感染大肠杆菌(ECDC 2010;Kennedy et al. 2008),并导致较高的发病率和死亡率,全球每年可能有超过 200 万病例是通过血液感染的。大肠杆菌可引起如尿路感染等诸多感染性疾病,但一般不危及生命。

大肠杆菌耐药率(包括多重耐药率)正在增加。在许多发展国家中,耐药菌分布广泛而普遍,而且几乎没有药物可以用于治疗。静脉注射碳青霉烯类,比如美罗培南仍能用于治疗大多数的感染,但是即便如此,细菌对这些药物的耐药性也在迅速上升。而这些药物通常只能通过静脉注射使用,并且非常昂贵。这实际上意味着对于这些常见的感染,很多人依然无法获得任何有效的抗生素治疗(Carlet et al. 2011)。

大肠杆菌的主要寄生部位是肠道,并且肠内的大肠杆菌每天都会大批量更新(Collignon 和 Angulo 2006;Corpet 1988;Johnson et al. 2006)。虽然很多大肠杆菌菌株会有相对独立的生存和繁殖场所(比如有一些生活在猪肠道),但也有很大比例的大肠杆菌,特别是在有耐药性细菌的情况下(Johnson et al. 2006),经由如家禽肉类这样的食物,传播到人体当中(Johnson et al. 2006)。在许多发达国家,大肠杆菌对第三代头孢菌素、氟喹诺酮和/或氨基糖苷类和其他药物在很大程度上是敏感的,这些药物被用于对抗严重感染。然而并非全球所有国家,尤其是发展中国家的状况都如此(Walsh et al. 2011)。从重要细菌耐药性低(如氟喹诺酮和第三代头孢菌素)的国家来的旅行者通常有更高的感染率,耐药菌很可能是通过水和/或食物而传播。这些旅行者体内的耐药菌携带率可能超过了50%,并在其回国之后半年内仍然存在(Kennedy 和 Collignon 2010;Tängdén et al. 2010)。

我们目睹了发达国家,包括美国和欧洲的 ESBL 大肠杆菌的增长。这些对所有第三代和第四代头孢菌素有抗性的耐药菌通常源于社区和食品,特别是经常被污染的家禽里,已经发现了多重耐药大肠杆菌(Brinas et al. 2003)。香港家禽中的大肠杆菌菌株中的 ESBL 率已达78%(Ho et al. 2011)。人群中如今有携带 CTX-M 和 CTX-M 内酰胺酶编码的耐药大肠杆菌的世界性流行(Aarestrup et al. 2008a,b;Cavaco et al. 2008;Mesa et al. 2006;Zhao et al. 2001)。在欧洲已经有每年 10 万的病例,并且 2009 年不同国家的血液成分分析显示有4%~29% ESBL 耐药,9%~44%对氟喹诺酮耐药。值得注意的是,欧洲的 ESBL 细菌与 32% 的病死率和 30 天内出现的败血病有关(de Kraker et al. 2011)。

2.2 金黄色葡萄球菌

金黄色葡萄球菌(Staphylococcus aureus)通常由社区人群无症状地携带,特别是通过其鼻腔和皮肤。金黄色葡萄球菌也存在于很多食用性动物身上,比如家禽和猪。该菌是造成人类感染最常见和严重的细菌之一,尤其是护理相关性感染(Beidenbach et al. 2004;Collignon et al. 2008a,b;Collignon et al. 2005;ECDC2010;HPA2009)。即使目前处于良好的医学看护条件中(包括重症监护),感染金黄色葡萄球菌的患者平均死亡率也达 25%,如感染的是耐药性金黄色葡萄球菌(MRSA)平均死亡率则是 35%(Cosgrove et al. 2003)。

严重感染十分常见,丹麦每年患金黄色葡萄球菌血症的人有 28 人/10 万,在美国这一数据则可能达到 50 人/10 万人(即每年 15 万的患者)(Collignon et al. 2005）。澳大利亚为 30 人/10 万（Collignon et al. 2005）。

金黄色葡萄球菌的耐药比例（比如 MRSA）很高。在美国和很多欧洲国家，超过半数的菌血症是由 MRSA 引起的（ECDC 2010；Klevens et al. 2007）。这一比例在医院还要再高一点。估计美国每年有超过 10 万人感染 MRSA，主要表现为菌血症（Klevens et al. 2007）。

最近的科学进展已经研究出更多治疗金黄色葡萄球菌和其他一些革兰氏阴性菌有效的药物，包括一些新的抗生素比如利奈唑胺、替加环素和达托霉素，但是更高的毒性和更昂贵的价格限制了它们的使用，并且这些药物并不比万古霉素有效。万古霉素在对抗金黄色葡萄球菌时活性比 β 万内酰胺低。因此这意味着另一种临床成本：我们需要使用更低活性的药物来对抗严重的疾病（Collignon et al. 2008a，b）。

不属于医疗系统内的社区 MRSA 增长是一个严重的问题，这造成了如今美国、欧洲和其他地方的社区获得性感染的增加。在一些城市超过 50% 的社区金黄色葡萄球菌的感染是由 MRSA 引起的，这意味着对于很常见的感染，我们都需要使用更贵、副作用更大、效果更差的药物，而这就是我们现在可以依赖的药物。

MRSA 同时也在食用性动物里存在和生长。与在人群中相似的因素促进了它们的生长发展：抗生素尤其是广谱抗生素的滥用、拥挤而条件差的饲养条件、社会不利因素和不能最优化的感染控制和/或卫生等。最近 MRSA 被报道可以由猪向人传播（例如在丹麦和新西兰），并造成人类感染（Aarestrup et al. 2008a，b；Khanna et al. 2008；Lewis et al. 2008）。

2.3　肺炎链球菌

肺炎链球菌在人与人之间广泛传播，它是脑膜炎、中耳炎和血液感染的常见致病菌（Collignon 和 Turnidge 2000；Hsneh et al. 1999；Pallares et al. 1995）。由于没有人体宿主，其耐药性都是由于不良卫生条件造成的（这使其可在人与人之间传播）。

肺炎链球菌对于所有的抗生素，尤其是青霉素的耐药性都在增加。万古霉素对于各种严重的肺炎球菌病（包括脑膜炎）仍能起效，但是它在脑脊液的渗透率很低，而且口服时无法吸收。其他诸如利奈唑胺，看似对肺炎链球菌有效的药，目前耐药性还很低。口服疗法是一种对抗除脑膜炎外的感染非常重要的治疗方法。口服高剂量阿莫西林还是有效的，即使肺炎链球菌对其中间体青霉素已经产生抗性。但是不幸的是，越来越多的肺炎链球菌正在对其他的口服药物（比如四环素、复方磺胺甲噁唑、大环内酯等）产生抗性。这限制了肺炎和其他情况时的治疗选择，如口服药物的选择（Collignon 和 Turnidge

2000；Hsneh et al. 1999；Pallares et al. 1995）。

2.4 其他革兰阴性菌

很多革兰氏阴性菌，比如肠杆菌、铜绿假单胞菌、沙雷氏菌、克雷伯氏菌和不动杆菌都会导致许多严重的疾病，在医疗机构内尤为常见（Collignon et al. 2008a，b）。有些可能是包括多黏菌素在内的任何抗生素都无法治愈的（Hujer et al. 2006；Fernando et al. 2010）。其他的例子包括在有囊性纤维化和复杂的肺部感染严重情况下，现在已经没有抗生素对铜绿假单胞菌和伯克氏菌有效。所以人们更多地使用一种更早且相对毒性更大的抗生素（多黏菌素）进行静脉治疗，因为对于这些耐药菌没有其他更好的选择（Li et al. 2006），磷霉素也越来越多地被用来治疗革兰氏阴性菌的感染。

2.5 肠球菌

肠球菌种类特别是屎肠球菌本身就对大量数量的抗菌药物有抗药性。人类大多数的感染由通常对氨苄西林和万古霉素敏感的屎肠球菌引起（Collignon et al. 2008a，b；Heuer et al. 2006；Moellering 2005）。对于一些严重的感染，如心内膜炎，氨基糖苷类需要和氨苄西林共同使用来实现杀菌活性。如果存在氨基糖苷类高水平耐药性，则心内膜炎（这在"前抗生素时代"会造成100%的死亡率）通常不能被治愈。

肠球菌本身就对头孢菌素耐药，这可能是它们被选择出来，并在如医院等环境中不断增多的原因，因为这些环境中经常使用头孢类药物。肠球菌正成为医院越来越重要的病原菌，并引起许多严重感染，如血液感染。特别值得关注的是耐万古霉素肠球菌（VRE），因为对其进行治疗的选择十分有限，同时在医院环境中易扩散，使其耐环境压力、耐消毒剂等。另一种担忧是编码万古霉素耐药性的基因可能传播给更多的有毒的细菌，如金黄色葡萄球菌。幸运的是相比于 10 年前，我们现在有更多的药物可用于治疗 VRE 感染（如利奈唑胺）。

大多数医院试图通过隔离患者和加强对照顾患者时所穿的工作服、手套和隔离室的预防措施，限制这些细菌的传播。因此 VRE 的存在也是一个问题，尤其是如果发现它还存在于食物中，正如当年阿伏霉素被广泛地用作生长促进剂的情况，其他耐药肠球菌也可通过食物传播给人（Aarestrup et al. 2008a，b；Heuer et al. 2006）。

2.6 食源性致病菌（沙门菌和弯曲杆菌）

越来越多的食源性致病菌正在产生耐药性，特别是沙门菌和弯曲杆菌。

过去非常有效的药物包括环丙沙星现在已经失效（Aarestrup et al. 2008a, b；Engberg et al. 2001；Iovine 和 Blaser 2004；Mead et al. 1999；Pegues et al. 2005；Unicomb et al. 2003）。这种喹诺酮类耐药性的产生显然与食用性动物中的喹诺酮的使用有关。

在发达国家,沙门菌感染十分常见(甚至比发展中国家更常见)。几乎所有的感染压力都来自于食用性动物。这些细菌日益增长的耐药性成为一个重要问题,且造成这些细菌的感染很难治疗甚至无法治疗。需要特别关注的是ESBL 的发展,当其严重感染发生在孕妇和孩子身上时是没有办法治疗的,因为其唯一选择是使用第三代头孢菌素应对这种情况,ESBL 沙门菌可以由家禽中发展而来。在加拿大已经找到了第三代头孢菌素与 ESBL 沙门菌和 ESBL大肠杆菌之间的密切联系(CIPARS 2007)。

伤寒沙门菌是一种从人到人播散的疾病,通常通过受污染的水或食物传播。由于没有动物宿主,该菌的耐药性只与恶劣的卫生条件和水利设施有关。如果改善了水的供给和卫生条件,细菌数量将显著下降(包括耐药菌)。

弯曲杆菌是在发达国家引起细菌性腹泻的最常见原因。最普通的传播机制是空肠弯曲菌通过其最初源头即家禽进行传播。该菌对氟喹诺酮类和大环内酯的耐药性正在增加,其中大多数病例是不需要抗生素的,但随着疾病的严重化,需要用到氟喹诺酮和大环内酯治疗,由此产生了耐药性。无论是在家禽饲养的哪个阶段使用到氟喹诺酮,耐药性都能得到发展、扩散且达到很高的比例,比如西班牙的事件(Aarestrup et al. 2008a, b；Collignon et al. 2008a, b)。即使美国只在家禽中使用很少比例的氟喹诺酮,家禽中耐环丙沙星的弯曲杆菌也高达 20%,况且这些家禽的养殖与人类完全隔离的。

2.7　当食用性动物很少或不使用氟喹诺酮时,氟喹诺酮的耐药性将不复存在

在不允许食用性动物使用氟喹诺酮的国家,如澳大利亚,动物及其产品内的大肠杆菌、沙门菌和弯曲杆菌几乎没有耐药性(Collignon et al. 2008 a, b；Unicomb et al. 2003)。据此推测,造成这些食源性病原体耐药性的主要因素很可能是抗生素的用量或使用类型。

孩子和孕妇是禁止使用第三代头孢的,但三代头孢却是对抗沙门菌严重感染的唯一选择。不幸的是随着耐药性增加,选择这种治疗方式也越来越困难,尤其是在入侵型沙门菌更为常见的发展中国家中。而同时这也是发达国家的问题,感染可能会在国内获得,也可以通过旅游者去了其他发病率更高的国家而携带入境。在很多国家(比如丹麦),进口食品中的耐药菌比国内生产的食品还要多(DANMAP 2009)。

2.8　我们需要做什么?

我们需要通过降低抗生素使用量来更好地控制耐药菌的发展。在大多数国家,我们需要把对抗严重感染的抗生素用量或无效抗生素的用量至少降低50%。我们还需要通过改善卫生条件和控制感染来限制耐药菌的传播,否则将无法避免耐药菌数量的增长。

然而即使我们在人群中这样做,问题也不会得到解决。因为抗生素无论在何处使用都会引起耐药菌增长,全世界2/3甚至更多的抗生素都是用于食用性动物。水产养殖规模正在迅速扩大,这个行业也在使用抗生素。然而当耐药菌在这些生产领域发展起来时,它们也不可避免地传播到了人类。如果所有人的焦点都只放在人类健康层面上的话,关于耐药菌问题就会变得复杂,所以同一健康理念非常重要。我们深信一个领域的健康影响着其他领域,随即我们将意识到不能仅一味地降低人类抗生素的使用量,同时也要控制和降低食用性动物和水产养殖的使用量,因为它们会对人类产生继发影响。我们还需要关注水和这些动物与人的排泄物,因为水会被耐药菌污染,而排泄物也能被任一动物摄入。

干预措施,特别是那些关于更好控制感染以及改进的抗生素用法(减少广谱抗生素的使用,尤其是头孢菌素和氟喹诺酮)已经产生了效果。抗生素管理(涉及对于抗生素使用种类和数量上的限制和教育)是能改进抗生素使用的主要方式。目前已经有这样的成功尝试,但其实施和维持都很困难,若将电子化描述和数据收集列入其中,费用将会大幅增加。需要做出的行动包括:

* 控制和限制人类使用抗生素的种类和数量。
* 控制和限制在非人类部门使用抗生素的种类和数量,特别是在食用性动物和水产养殖上,还包括园艺,因为庆大霉素和链霉素等热稳定化合物会用于苹果喷洒。
* 对人群设立更完善的感染防控措施以及良好的卫生条件,即使产生耐药菌,我们也能阻断其传播。
* 用有效而安全的疫苗预防感染。
* 清洁水质。在很多国家特别是在发展中国家的水,是使得耐药菌在人和人、人和动物、动物和动物之间传播的主要介质。我们需要保证污染的动物和人类排泄物尽可能地远离水源,保证处理后的水在合格标准内。
* 我们的食物里不能有多重耐药菌。要达到这一点,最好是通过禁止对我们的食用性动物使用"非常重要"的抗生素,并且更好地限制所有抗生素的使用,食品全球化会使这些细菌传播得更广。
* 加强对用动物和人类粪便浇地的控制。这些粪便含有包括耐药菌在内的

大量病原体,而可能这些食物在到达市场前,仍没有被清除掉。
- 在地区、国家以及世界范围内更好地监督管理抗生素的用法和耐药菌的传播。

3　结论

耐药菌导致死亡率增高、医疗费用增加、住院时间延长、毒性作用增强以及安全地治愈患者的难度增加,这将是一个持久并且逐年增加的难题。未来几十年后,甚至可能没有新型抗生素对其奏效。因此,我们需要减少抗生素的滥用,特别是广谱药的使用,保持其适用性;无论耐药菌在何处发生或发现,我们都需要加强预防感染的能力来限制耐药菌的播散;这同时意味着我们需要改善控制感染的措施、卫生条件和动物饲养方式、研发和实施安全有效的疫苗,还需要为人类和动物确保清洁的饮用水源。如果上述行动未能成功,将会导致大量人群步入"后抗生素时代",引发更为普遍的感染。

参考文献

Aarestrup FM, Wegener HC, Collignon P (2008a) Resistance in bacteria of the food chain: epidemiology and control strategies. Expert Rev Anti Infect Ther 6:733–750

Aarestrup FM, McDermott PF, Wegener HC (2008b) Transmission of antimicrobial resistance from food animals to humans. In: Nachamkin I, 25, Szymanski C, Blaser M, (eds) *Campylobacter* 3rd edn. ASM Press, Washington DC, pp 645–665

Beidenbach DJ, Moet GJ, Jones RN (2004) Occurrence and antimicrobial resistance patterns comparisons among bloodstream infection isolates from the SENTRY antimicrobial surveillance programme (1997–2002). Diagn Microbiol Infect Dis 50:59–69

Brinas L, Moreno MA, Zarazaga M, Porrero C, Sáenz Y, García M, Dominguez L, Torres C (2003) Detection of CMY-2, CTX-M-14, and SHV-12 beta-lactamases in *Escherichia coli* fecal-sample isolates from healthy chickens. Antimicrob Ag Chemother 47:2056–2058

Canadian Integrated Program for Antimicrobial Resistance Surveillance (CIPARS) (2007) *Salmonella* Heidelberg ceftiofur-related resistance in human and retail chicken isolates. Modified 16 Aug 2007. Available at www.phac-aspc.gc.ca/cipars-picra/heidelberg/heidelberg-eng.php

Carlet J, Collignon P, Goldmann D, Goossens H, Harbarth S, Jarlier V, Levy SB, N'Doye B, Pittet D, Richtmann R, Seto WH, van der Meer JW, Voss A (2011) Society's failure to protect a precious resource: antibiotics. Lancet 378:369–371

Cavaco LM, Abatih E, Aarestrup FM, Guardabassi L (2008) Selection and persistence of CTX-M-producing *Escherichia coli* in the intestinal flora of pigs treated with amoxicillin, ceftiofur or cefquinome. Antimicrob Ag Chemother 52:3612–3616

CDC Centers for Disease Control and Prevention (2011) Investigation update: outbreak of Shiga toxin-producing *E. coli* O104 (STEC O104:H4) infections associated with travel to Germany. Updated 8 July 2011 (FINAL Update), CDC, Atlanta. Department of Health and human services. Available at http://www.cdc.gov/ecoli/2011/ecolio104/

Collignon P, Courvalin P, Aidara-Kane A (2008a) Clinical importance of antimicrobial drugs to human health. Chapter 4. In: Guardabassi L, Jensen L, Kruse H (eds). Guide to antimicrobial use in animals, Blackwell, Oxford

Collignon P, Dreimanis D, Ferguson J (2008b) Bloodstream infections. In: Cruickshank M, Ferguson J (eds), Reducing harm to patients from health care associated infection: the role of surveillance: Australian Commission on Safety and Quality in Health Care, pp 53–89. Available at www.health.gov.au/internet/safety/publishing.nsf/Content/prog-HAI_Surveillance

Collignon P, Nimmo GR, Gottlieb T, Gosbell IB (2005) Australian Group on antimicrobial resistance. *Staphylococcus. aureus* bacteremia, Australia. Emerg Infect Dis 11:554–561. Available at www.cdc.gov/ncidod/eid/vol11no04/pdfs/04-0772.pdf

Collignon PJ, Turnidge JD (2000) Antibiotic resistance in *Streptococcus pneumoniae*. Med J Aust 173(Suppl):S58–S64

Collignon P, Powers JH, Chiller TM, Aidara-Kane A, Aarestrup FM (2009) World Health Organization ranking of antimicrobials according to their importance in human medicine: a critical step for developing risk management strategies for the use of antimicrobials in food production animals. Clin Infect Dis 49(1):132–141, 1 July

Collignon P, Angulo FJ (2006) Fluoroquinolone-resistant *Escherichia coli*: food for thought. J Infect Dis 194(1):8–10

Decousser JW, Pina P, Picot F et al. Delalande C, Pangon B, Courvalin P, Allouch P, ColBVH Study Group (2003). Frequency of isolation and antimicrobial susceptibility of bacterial pathogens isolated from patients with bloodstream infections: a French prospective national survey. J Antimicrob Chemother 51:1213–1222

Corpet DE (1988) Antibiotic resistance from food. New Engl J Med 318:1206–1207

Cosgrove SE, Sakoulas G, Perencevich EN, Schwaber MJ, Karchmer AW, Carmeli Y (2003) Comparison of mortality associated with methicillin-resistant and methicillin-susceptible *Staphylococcus aureus* bacteremia: a meta-analysis. Clinical Infect Dis 36:53–59

Danish Integrated Antimicrobial resistance Monitoring and Research Programme (DANMAP) (2009) Use of antimicrobial agents and occurrence of antimicrobial resistance in bacteria from food animals, foods and humans in Denmark. Statens Serum Institut, Danish Veterinary and Food Administration, Danish Medicines Agency and Danish Institute for Food and Veterinary Research, Copenhagen, 2010. Available at www.danmap.org/pdfFiles/Danmap_2009.pdf

Davies J, Davies D (2010) Origins and evolution of antibiotic resistance. Microbiol Mol Biol Rev 74(3):417–433

de Kraker ME, Wolkewitz M, Davey PG, Koller W, Berger J, Nagler J, Icket C, Kalenic S, Horvatic J, Seifert H, Kaasch A, Paniara O, Argyropoulou A, Bompola M, Smyth E, Skally M, Raglio A, Dumpis U, Melbarde Kelmere A, Borg M, Xuereb D, Ghita MC, Noble M, Kolman J, Grabljevec S, Turner D, Lansbury L, Grundmann H (2011) Burden of antimicrobial resistance in European hospitals: excess mortality and length of hospital stay associated with bloodstream infections due to *Escherichia coli* resistant to third-generation cephalosporins. J Antimicrob Chemother 66:398–407

Diwan V, Tamhankar AJ, Khandal RK, Sen S, Aggarwal M, Marothi Y, Iyer RV, Sundblad-Tonderski K, Stålsby-Lundborg C (2010) Antibiotics and antibiotic-resistant bacteria in waters associated with a hospital in Ujjain, India. BMC Public Health 13(10):414

Engberg J, Aarestrup FM, Taylor DE, Gerner-Smidt P, Nachamkin I (2001) Quinolone and macrolide resistance in *Campylobacter jejuni* and *C. coli*: resistance mechanisms and trends in human isolates. Emerg Infect Dis 7:24–34

European Centre for Disease Prevention and Control (ECDC) (2010). Antimicrobial resistance surveillance in Europe 2009. Annual Report of the European Antimicrobial Resistance Surveillance Network (EARS-Net). ECDC, Stockholm. Available at www.ecdc.europa.eu/en/publications/Publications/1011_SUR_annual_EARS_Net_2009.pdf

Food and Agriculture Organization of the United Nations (FAO)/World Organisation for Animal Health (OIE)/World Health Organization (WHO) (2003) Joint expert workshop on non-human antimicrobial usage and antimicrobial resistance: scientific assessment. WHO, Geneva. Available at www.who.int/foodsafety/publications/micro/en/amr.pdf Accessed 1–5 Dec

Finland M, Jones WF Jr, Barnes MW (1959) Occurrence of serious bacterial infections since introduction of antibacterial agents. J Am Med Assoc 170:2188–2197

Fernando GA, Collignon PJ, Bell JM (2010) A risk for returned travellers: the "post-antibiotic era". Med J Aust. 10(193):59

Health Protection Agency (2009) Quarterly results from the mandatory surveillance of MRSA bacteraemia. MRSA bacteraemia, Health Protection agency, June. Available at www.hpa.org.uk/web/HPAweb&HPAwebStandard/HPAweb_C/1233906819629

Heuer OE, Hammerum AM, Collignon P, Wegener HC (2006) Human health hazard from antimicrobial-resistant enterococci in animals and food. Clin Infect Dis 43:911–916

Ho PL, Chow KH, Lai EL, Lo WU, Yeung MK, Chan J, Chan PY, Yuen KY (2011) Extensive dissemination of CTX-M-producing *Escherichia coli* with multidrug resistance to 'critically important' antibiotics among food animals in Hong Kong, 2008–2010. J Antimicrob Chemother 66(4):765–768

Hsueh P-R, Teng L-J, Lee L-N, Yang PC, Ho SW, Luh KT (1999) Dissemination of high-level penicillin-, extended-spectrum cephalosporin-, and erythromycin-resistant *Streptococcus pneumoniae* clones in Taiwan. J Clin Microbiol 37:221–224

Huijsdens XW, van Dijke BJ, Spalburg E, van Santen-Verheuvel MG, Heck ME, Pluister GN, Voss A, Wannet WJ, de Neeling AJ (2006) Community-acquired MRSA and pig-farming. Ann Clin Microbiol Antimicrob 5:26

Hujer KM, Hujer AM, Hulten EA, Bajaksouzian S, Adams JM, Donskey CJ, Ecker DJ, Massire C, Eshoo MW, Sampath R, Thomson JM, Rather PN, Craft DW, Fishbain JT, Ewell AJ, Jacobs MR, Paterson DL, Bonomo RA (2006) Analysis of antibiotic resistance genes in multidrug-resistant Acinetobacter sp. isolates from military and civilian patients treated at the Walter Reed Army Medical Center. Antimicrob Ag Chemother 50(12):4114–4123

Iovine NM, Blaser MJ (2004) Antibiotics in animal feed and spread of resistant *Campylobacter* from poultry to humans. Emerg Infect Dis 10:1158–1159

JETACAR (1999) The use of antibiotics in food-producing animals. Antibiotic-resistant bacteria in animals and humans 1999. Available at www.health.gov.au/internet/main/Publishing.nsf/Content/2A8435C711929352CA256F180057901E/$File/jetacar.pdf

Johnson JR, Kuskowski MA, Menard M, Gajewski A, Xercavins M, Garau J (2006) Similarity of human and chicken *Escherichia coli* isolates with relation to ciprofloxacin resistance status. J Infect Dis 2006(194):71–78

Kennedy KJ, Roberts JL, Collignon PJ (2008) *Escherichia coli* bacteraemia in Canberra: incidence and clinical features. Med J Aust 188:209–213

Kennedy K, Collignon P (2010) Colonisation with *Escherichia coli* resistant to "critically important" antibiotics: a high risk for international travellers. Eur J Clin Microbiol Infect Dis 29(12):1501–1506

Khanna T, Friendship R, Dewey C, Weese JS (2008) Methicillin resistant *Staphylococcus aureus* colonization in pigs and pig farmers. Vet Microbiol 128:298–303

Klevens RM, Morrison MA, Nadle J, Petit S, Gershman K, Ray S, Harrison LH, Lynfield R, Dumyati G, Townes JM, Craig AS, Zell ER, Fosheim GE, McDougal LK, Carey RB, Fridkin SK (2007) Active bacterial core surveillance (ABCs) MRSA investigators. Invasive methicillin-resistant *Staphylococcus aureus* infections in the United States. J Am Med Assoc 298:1763–1771

Kumarasamy KK, Toleman MA, Walsh TR, Bagaria J, Butt F, Balakrishnan R, Chaudhary U, Doumith M, Giske CG, Irfan S, Krishnan P, Kumar AV, Maharjan S, Mushtaq S, Noorie T, Paterson DL, Pearson A, Perry C, Pike R, Rao B, Ray U, Sarma JB, Sharma M, Sheridan E, Thirunarayan MA, Turton J, Upadhyay S, Warner M, Welfare W, Livermore DM, Woodford N (2010) Emergence of a new antibiotic resistance mechanism in India, Pakistan, and the UK: a molecular, biological, and epidemiological study. Lancet Infect Dis 2010(9):597–602

Lewis HC, Mølbak K, Reese C, Aarestrup FM, Selchau M, Sørum M, Skov RL (2008) Pigs as Source of methicillin-resistant *Staphylococcus aureus* CC398 infections in humans. Den Emerg Infect Dis 14:1383–1388

Li J, Nation RL, Turnidge JD, Milne RW, Coulthard K, Rayner CR, Paterson DL (2006) Colistin: the re-emerging antibiotic for multidrug-resistant gram-negative bacterial infections. Lancet Infect Dis 6:589–601

Mayerhofer G, Schwaiger-Nemirova I, Kuhn T, Girsch L, Allerberger F (2009) Detecting streptomycin in apples from orchards treated for fire blight. J Antimicrob Chemother 63(5):1076–1077

Markestad A, Grave K (1997) Reduction of antibacterial drug use in Norwegian fish farming due to vaccination. Dev Biol Stand 90:365–369

Mead PS, Slutsker L, Dietz V, McCaig LF, Bresee JS, Shapiro C, Griffin PM, Tauxe RV (1999) Food-related illness and death in the United States. Emerg Infect Dis 5:607–625

Mesa RJ, Blanc V, Blanch AR, Cortés P, González JJ, Lavilla S, Miró E, Muniesa M, Saco M, Tórtola MT, Mirelis B, Coll P, Llagostera M, Prats G, Navarro F (2006) Extended-spectrum beta-lactamase-producing Enterobacteriaceae in different environments (humans, food, animal farms and sewage). J Antimicrob Chemother 58:211–215

Moellering R (2005) *Enterococcus* species, *Streptococcus bovis* and *Leuconostoc* species. In: Mandell, GL, Bennett JE, Dolin R (eds) Principles and practice of infectious diseases 6th edn. Elsevier Churchill Livingstone, Philadelphia pp 2411–2422

Pallares R, Liñares J, Vadillo M, Cabellos C, Manresa F, Viladrich PF, Martin R, Gudiol F (1995) Resistance to penicillin and cephalosporin and mortality from severe pneumococcal pneumonia in Barcelona, Spain. New Engl J Med 333:474–480

Pegues D, Ohl M, Miller S (2005) *Salmonella* species including *Salmonella typhi*. In: Mandell, GL, Bennett JE, Dolin R (eds) Principles and practice of infectious diseases 6th edn. Elsevier Churchill Livingstone, Philadelphia pp 2636–2654

Power E (2006) Impact of antibiotic restrictions: the pharmaceutical perspective. Clin Microbiol Infect 12(Suppl 5):25–34

Tängdén T, Cars O, Melhus A, Löwdin E (2010) Foreign travel is a major risk factor for colonization with *Escherichia coli* producing CTX-M-type extended-spectrum beta-lactamases: a prospective study with Swedish volunteers. Antimicrob Ag Chemother 54:3564–3568

Tumbarello M, Spanu T, Di Bidino R, Marchetti M, Ruggeri M, Trecarichi EM, De Pascale G, Proli EM, Cauda R, Cicchetti A, Fadda G (2010) Costs of bloodstream infections caused by *Escherichia coli* and influence of extended-spectrum-beta-lactamase production and inadequate initial antibiotic therapy. Antimicrob Ag Chemother 54:4085–4091

Unicomb L, Ferguson j, Riley TV, Collignon P (2003) Fluoroquinolone resistance in *Campylobacter* absent from isolates, Australia. Emerg Infect Dis 2003(9):1482–1483

Walsh TR, Weeks J, Livermore DM, Toleman MA (2011) Dissemination of NDM-1 positive bacteria in the New Delhi environment and its implications for human health: an environmental point prevalence study. Lancet Infect Dis 11:355–362

Wang H, Chen M (2005) China Nosocomial Pathogens Resistance Surveillance Study Group. Surveillance for antimicrobial resistance among clinical isolates of gram-negative bacteria from intensive care unit patients in China, 1996 to 2002. Diagn Microbiol Infect Dis 51:201–208

Webb V, Davies J (1993) Antibiotic preparations contain DNA: a source of drug resistance genes? Antimicobiol Ag Chemother 37:2379–2384

World Health Organization (WHO) (2009). WHO list of Critically Important Antimicrobials (CIA). 2nd Rev. WHO Advisory Group on Integrated Surveillance of Antimicrobial Resistance (AGISAR), Copenhagen, 2009. Available at www.who.int/foodborne_disease/resistance/cia/en/index.html

Zhao S, White DG, McDermott PF, Friedman S, English L, Ayers S, Meng J, Maurer JJ, Holland R, Walker RD (2001) Identification and expression of cephamycinase bla(CMY) genes in *Escherichia coli* and *Salmonella* isolates from food animals and ground meat. Antimicrob Ag Chemother 45:3647–3650

Zhou LJ, Ying GG, Zhao JL, Yang JF, Wang L, Yang B, Liu S (2011) Trends in the occurrence of human and veterinary antibiotics in the sediments of the Yellow River, Hai River and Liao River in northern China. Environ Pollut 159(7):1877–1885

牛海绵状脑病:同一健康与食品安全的临界点

James Hope

摘要 牛海绵状脑病(bovine spongiform encephalopathy,BSE)是一种牛的蛋白质错误折叠导致的疾病,属于传染性海绵状脑病(transmissible spongiform encephalopathies,TSE)或是朊病毒病的一种。牛海绵状脑病还包括山羊和绵羊的痒病,鹿科动物的慢性消耗性疾病(chronic wasting disease,CWD)和人类的克—雅氏病(Creutzfeldt-Jakob disease,CJD)。第一例 BSE 于 1986 年在英国发现,是一种进行性神经系统疾病,动物感染后主要表现行为反常、焦虑、共济失调、对触摸和噪音过分敏感以及体重减轻。对病牛进行解剖发现其脑干组织呈海绵状水肿,病变与羊痒病的相似,相关部门对其进行生化分析和传播机制研究,最终确认这是一种牛的新型朊病毒病。早期病例流行病学分析表明,两者的感染源可能与饲料有关,于是英国各地采取了一系列措施严格限制使用哺乳动物源性蛋白对反刍动物进行饲养,并禁止在饲料或是其他的食品生产中使用牛的(内脏)杂碎。本章将从以下几个方面进行概述:英国乃至整个欧洲 BSE 发病率的起伏变化、被界定为一种人兽共患病的变异型 CJD 的出现、BSE 作为一种朊病毒病的含义、诊断和在世界范围内控制 BSE 所面临的挑战。

1 朊病毒:BSE 的致病因子

朊病毒(prion)是由染色体 DNA 基因编码的蛋白质,在细胞内表达时凭借其多肽链的可变折叠功能在细胞内或是在细胞与生物体之间传递信息。正常细胞蛋白质转化为朊病毒形式通常涉及构象变化,这种构象变化可以影响蛋白质的自联程度以及与其他分子相互作用的能力(Wickner et al. 2009)。在酵母和真菌中,由特殊蛋白质组成的朊病毒是一种非染色体遗传形式存活特性的分子基础,但在哺乳动物中是第一次既作为慢性神经退行性疾病,又作为传染性海绵状脑病(TSE)的一种病原体来研究。TSE 的特征是哺乳动物的朊蛋白(prion protein,PrP)以朊病毒的形式聚积在动物和人的中枢神经系统和外周组织中(Prusiner 1997)。痒病即绵羊和山羊的 TSE,克—雅氏病(CJD)是人类最常见的 TSE,而新的变异型克—雅氏病(vCJD)则被认为由牛的 TSE 传播引起的,即将疯牛病(BSE)传染给人。

2　疯牛病简史

疯牛病(BSE)在过去 25 年中严重影响了英国的畜牧业,并限制了世界范围内牛制品和动物饲料的贸易。第一例 BSE 发生于 1985 年 4 月,但直到 20个月以后的 1986 年 12 月,Weybridge 中央兽医研究所才采用病原学方法确诊牛群中的这类疾病(Wells et al. 1987)。期间有超过 10 万头牛感染了这种潜伏期长并且不能用血清学、聚合酶链反应或是其他宰前检验方法所检测到的疾病。自此临床病例开始流行,并于 1993 年在不列颠群岛达到高峰,全年累计检出超过 37 000 例(www. defra. gov. uk/vla/science/sci_tse_stats;图 1)。调查显示,奶牛似乎比肉牛的患病风险更高,但不管是何种性别的牛,发病牛龄大多数为 4~4.5 岁(1.8~18 岁之间)。

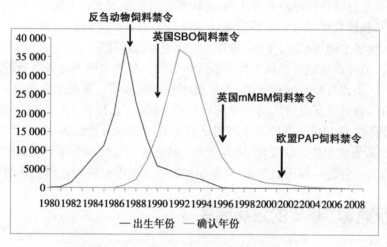

图 1　BSE 流行曲线和英国饲料禁令效果

在英国,流行初期阶段 BSE 通常发生在 3~5 岁的牛群,但随着流行态势减弱和暴露水平下降,出现此疾病症状的牛群平均年龄已经逐渐超过了 13 岁(EFSA 2009)。每个国家发病高峰年的不同反映出 BSE 从英国蔓延至整个欧洲交错流行的特性。由于病牛在其病情进展过程中不会表现明显的临床症状(Wilesmith et al. 1988),并且无法检测 BSE 的无症状携带者,这样限制了关于避免使用受感染动物的组织用于制作饲料以及药物产品措施的改进。

3 饲料禁令和加强禁令后的出生病例

对受 BSE 影响牛群采用流行病学分析发现,一种蛋白饲料添加剂是最可能的感染源(Wilesmith et al. 1988)。重复利用受感染牛群的排泄物也许是这种疾病持续存在的原因。英国在 1989—1990 年间出台了关于反刍动物蛋白饲料的法规,旨在消除 1988 年以后出生牛群的感染,1996 年该法开始变得更加严格,并在 2001 年在整个欧洲加强了这些禁令。最初英国禁令是为了防止反刍动物的同类相食,停止供应反刍动物的肉骨粉(meat and bone meal, MBM),从而防止朊病毒在牛群中的反复传播和扩散。这种措施起到一定的作用但却有着显著的地域性差别,英国的南部和西部较北部和东部更有成效(见图 1)。由于北部和东部地区的猪所占比重高于牛群和羊群,因此人们开始怀疑是否应该在反刍动物的饲料成分中掺杂猪和家禽的饲料(在猪和家禽的饲料里面是可以添加反刍动物的肉骨粉的)。1994 年 11 月,相关法令禁止向反刍动物喂食任何哺乳动物蛋白饲料(仅少数例外,如血液和牛奶中的蛋白质)。而 1996 年出现 BSE 和 vCJD 联系的相关报道以后,当局不再允许向任何养殖的家畜(包括鱼和马)喂食哺乳动物蛋白饲料。随后,整个欧洲对饲料实施了更加严格的控制以限制欧盟贸易区内 BSE 的传播,并于 2001 年彻底禁止对用于食品生产的动物喂食任何加工过的动物蛋白(PAP)。但并不是世界上每一个有 BSE 风险的国家都实施了类似的严格禁令,而目前欧盟期望缓解立法所面临的窘境,其中部分原因就是因为担心感染性货物入境,因而再次引入 BSE。用猪和家禽的动物蛋白来饲养鱼也仍在谨慎考虑中,虽然这些途径对于 BSE 的再发影响可能很小(EFSA 2011),但是成员国之间对于用家禽的动物蛋白来饲养猪以及用猪的动物蛋白来饲养家禽这些问题也仍存在争议。同类相食(即用某种加工动物蛋白来饲养同种动物)已被广泛抵制,欧洲似乎也并未打算用反刍家畜动物加工蛋白来喂食任何一种动物。

在 BSE 历史高峰时期的 1993 年,英国每周报道临床病例超过 1000 例,最后一例临床病例于 2009 年由被动监测系统发现(见图 1)。英国(及欧盟的其他一些国家)于 2001 年对病死牲畜和屠宰场的健康动物挑选出来的不同队列(出生于 1996 年的喂饲禁令之后)开展了疾病主动监测。2011 年检测了约 50 万只动物,其中仅有 7 只检出 BSE(均为死亡牲畜)。截至 2012 年 6 月英国仅检出一例感染 BSE 的动物。虽然饲料禁令对流行曲线产生了显著影响,但 2000 年欧洲加强禁令之后在牛群中仍能检出 BSE 病例,食用被污染的蛋白饲料依然是造成大多数"禁令颁布后仍有出生病例(born after the real ban, BARB)"出现的可能原因。尽管英国最近发生的两例 BARB,包括 2012 年的这一例,均有

L 型不典型 BSE 的分子特性（见下文 Stack 等人的报道），但这些出生于禁令颁布之后的病例的生物与生化特征却与较前流行早期的病例相似。

与 BSE 流行的同时，传染性海绵状脑病的自然病例报道也首次见于牛的近缘种属——大弯角羚、羚羊、白斑羚、非洲大羚羊、阿拉伯大羚羊和弯角剑羚（Cunningham et al. 2004）以及猫科类动物，如美洲狮、猎豹或家猫中。除了一些大弯角羚的病例，其他动物由于缺少详细的喂养记录，我们很难证明动物发病与污染的饲料存在关联（Cunningham et al. 2004）。

4　对 BSE 朊病毒最低有效剂量和特定危险物质的控制

利用感染 BSE 的病牛脑组织匀浆进行口服实验证实摄入 1mg 脑组织（大约 10~100 只小鼠的半数感染剂量）即可在 8~10 年的潜伏期后导致发病（Arnold et al. 2007，2009；Wells et al. 2007）。英国（Wells et al. 2007）和德国（Hoffmann et al. 2007）学者曾在牛身上使用更大剂量的匀浆（至 100g）来研究 BSE 的口服发病机制。他们用朊蛋白的免疫组化技术证实了这些研究，并对朊病毒在下消化道（远端回肠和空肠）早期的分布进行了生物测定。结果显示，朊病毒通过自主神经系统从腹腔肠系膜神经节上行至中枢神经系统，经过腹腔—肠系膜上神经节、内脏神经、腰部/尾椎胸椎脊髓或是经由迷走神经扩散。这些感染组织分布实验的结论已被用作修订不同年龄段牛群中禁止供给人类食用的具备特定风险的原料清单，并且为人和动物的暴露危险评估提供了依据，这些评估机制也明确了多年来英国和欧洲关于 BSE 控制管理的政策，例如最近欧洲食品安全局发表的关于食用牛肠的 BSE 风险的意见等。

5　BSE 的非典型形式

在欧洲针对异常朊蛋白于牛群中开展的 BSE 定期监测，可将牛的 TSE 进一步分为两个不同的类别：分别称之为 H 型和 L 型（或简称为 BASE）BSE（Casalone et al. 2004；Biacabe et al. 2007；Jacobs et al. 2007；Polak et al. 2008）。在欧洲以外的地区（日本和美国）也检测出类似病例（Hagiwara et al. 2007；Clawson et al. 2008）。尽管没有法定要求在病例报告时必须区分典型和非典型的 BSE，但据文献报道显示，目前世界范围内大约有 60 例非典型 BSE 病例（约检测 5000 万健康动物以及死亡牲畜的结果）报告。

法国最近发表的一篇文章，回顾性研究了在 2001—2007 年期间通过欧盟强制性监测计划所发现的所有朊病毒阳性的牛（Biacabe et al. 2008）。结果显示，无论是"感染危险组"或是"健康状态屠宰组"，通过速测法检测到的 H 型和 L 型 BSE 动物病例均在 8 岁以上。该项研究所检测的 8 岁以上动物的 H 型和 L 型传染性海绵脑病的报告频率分别为 1. 9/100 万和 1. 7/100 万。而欧盟所有的非典型病例均出生于 2001 年 1 月,即禁令开始生效或扩展施行之前。因此,与经典 BSE 一样,这些动物不能排除因食用低滴度传染性 BSE 污染的饲料而发病。然而法国 H 型和 L 型病例的出生年份分布规律却与经典 BSE 明显不同,这可能是因为两种非典型 BSE 都是自发产生的散发病例。事实上,美国一例 H 型 BSE 病例与一种野生型的朊蛋白氨基酸序列上的一个可遗传的、牛的 E211 K 突变有关(密码子 211 中一个赖氨酸替换了一个谷氨酸),并且可以通过颅内接种传播给携带同种突变等位基因的牛犊,接种后存活时间为 301 天。然而其他非典型病例的朊蛋白基因开放阅读框的 DNA 测序却并未显示出这种或其他任何编码区域的突变情况。

H 型和 L 型(或 BASE)BSE 经过脑内激发,能传播给可表达牛和绵羊朊蛋白的近交小鼠和 Tg 小鼠。L 型的 BSE 也可传播给表达人类朊蛋白等位基因的转基因小鼠(Buschmann et al. 2006;Beringue et al. 2008;Kong et al. 2008)。近交小鼠和 Tg VRQ 小鼠的传播和连续传代说明了经过种间传代,BASE 可以产生经典 BSE(Beringue et al. 2007;Capobianco et al. 2007)。然而,我们需要注意没有在其他转基因小鼠身上发现 L 型 BSE 到经典 BSE 的基因表型聚合包括表达绵羊朊蛋白 ARQ 等位基因的小鼠(Buschmann et al. 2006;Beringue et al. 2007)。具有经典 BSE 特性的朊病毒同样出现在 H 型 BSE 的野生型小鼠的连续传代中(Baron et al. 2011)。尽管这些现象仍需一套独立的实验来验证,但是引发了经典 BSE 可能重新从非典型 BSE 病例中出现的讨论。在传代细胞培养中一个朊蛋白株突变为另一个朊蛋白株的概率为 1/10 万(Oelschlegel et al. 2012;Weissmann 2012)。但无论是实验还是动物的自然传递规律,一种朊蛋白突变为另一种朊蛋白(如从一个非人兽共患病的痒病变为人兽共患的 BSE 的显性)的概率还不能确定。

目前经典传染性 BSE 的快速筛查试验的灵敏度和特异度是已知的,但是 H 型和 L 型的灵敏度和特异度却未知。这些试验以脑干为靶组织,因为牛的中枢神经系统是最早检出病理性改变和朊蛋白的位置(Hope et al. 1988;Wells et al. 1998)。不同于经典 BSE,我们对非典型 BSE 的发病机理了解甚少,而且脑干或许不能作为检测 H 型和 L 型 BSE 的最佳靶位(Casalone et al. 2004),因此 H 型和 L 型 BSE 达 1~2/100 万的患病率可能仅是一个低估值。H 型和 L 型 BSE 已经传播到牛群(Lombardi et al. 2008;Fukuda et al. 2009),且不同于经典型 BSE,每一型的分子与病理特征都被保留了下来(Balkema-Buschmann et al. 2011;Okada et al. 2011a,b;Konold et al. 2012)。目前已有一些关于感染了非典型 BSE 后牛的外周组织传染力分布的数据(Iwamaru et al. 2010;Okada et al. 2011a,b;Suardi et al. 2012),虽然较小型反刍动物的朊蛋白分布受到限制,但是感染 L 型(BASE)牛的各种骨骼肌具有感染性(用 Tgbov 小鼠由生物方法测得)并且在肌肉纤维中发现了免疫蛋白沉淀。

6 小型反刍动物 BSE

Foster 和同事的研究结果显示牛 BSE 可以通过饲养或是脑内接种传染给 ARQ/ARQ 绵羊和山羊(Foster et al. 1993)。随后也有几个研究报道 BSE 朊病毒在 ARQ/ARQ 绵羊中有着广泛的传播,发病机制与经典型痒病的自然病例相似(van Keulen et al. 2000)。虽然有人担心小型反刍动物 BSE 在混合感染是可能被认作“痒病”,但可通过其生物和生化特性将其在盲法试验中区分出来。历史上,由于对小型反刍动物喂食与 BSE 来源有关的同种蛋白质补充剂,欧盟担心它们可能会被绵羊和山羊感染而产生第二拨 vCJD,从而加强了对绵羊和山羊的 TSE 的监测和对“没有 BSE”和“不排除 BSE”的实验室诊断。对小型反刍动物的 BSE 的确诊则需要应用一种生物方法,这种生物方法应用了与区别变异型克-雅氏病和 BSE 特征时所使用的同样的近交系小鼠(Bruce et al. 1997)。在严格的标准下只确诊了两例小型反刍动物的 BSE(均为山羊)(Eloit et al. 2005;Jeffrey et al. 2006),并且目前预测欧洲小型反刍动物的 BSE 发病率可能很低。

7 变异型克-雅氏病

1996 年 4 月,Will 和同事报道了一种新型变异型 CJD(Vcjd)(Will et al. 1996),它的首发症状、临床表现、于英国聚集性发生的特点、分子结构(Collinge et al. 1996)和传播途径(Lasmezas et al. 1996;Bruce et al. 1997)均与 BSE 相似,立即引起了疯牛病是其源头的猜测(见图 2)。牛肉与牛副产品为控制疾病的传播而被严格管制。尽管如此,仍有约 300 万的病牛运往人类食物供应链(Ghani et al. 2000)。目前我们仍可以感受到它的影响及英国为了防止人与人之间二代传播所付出的代价(Garske 和 Ghani 2010)。

截止 2012 年 6 月,英国已经报告原发性病例 176 例,与输血有关的二代病例 3 例。另外,法国报告 26 例、西班牙 5 例、欧洲其他地区 16 例;美国、加拿大、沙特阿拉伯、中国台湾省和日本均有病例报告(www. cjd. ed. ac. uk/vcjd-world)。人类朊蛋白基因组多态性和基因突变可影响人类 TSE 的存活率和临床病理表型,vCJD 已经明确了和密码子 129(甲硫氨酸或是缬氨酸)二态性有关。在正常的白种人中这种二态性的比例为 39%MM,50%MV 和 11%VV。在

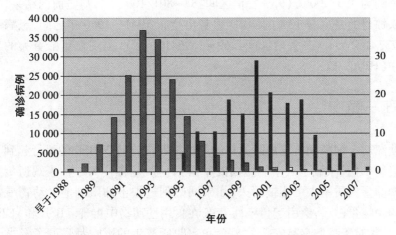

图 2　英国的 BSE 和 vCJD:时间联系。左边粗条:BSE;右边细条:vCJD 病例

散发的 vCJD 病例中,这一比例为 65% MM、17% MV 和 18% VV。所有确诊的 vCJD 临床病例都是 MM 纯合子,虽然一例 M/V 杂合子的受血者出现亚临床表现,但在其脾脏中检出的是克雅氏朊病毒(Peden et al. 2010)。

英国人口中 vCJD 流行的实际程度只能通过一些临床的低发病率来估计,当地已经开展多次大规模调查,采用 IHC 或 ELISA 的方法寻找淋巴组织中(扁桃体或阑尾)存在异常朊蛋白(PrP^{CJD})的生化证据,这可为估计人群患病率提供依据。朊蛋白在动物间的传播和复制机制的研究表明淋巴网状组织在这些疾病的病理机制中起到主要作用,同时在 vCJD 患者的扁桃体和脾中也检出异常朊蛋白。在 1995—1999 年间医院存有档案的外科摘除扁桃体和阑尾的早期研究中,用免疫组化技术检测 12 674 份标本的 PrP^{CJD} 时发现有三例的阑尾样本中含异常朊蛋白。所有 PrP^{CJD} 阳性个体都在 20~30 岁的队列中,该年龄组的患病率约为 380/100 万(95% 置信区间:80~1120/100 万)(Hilton et al. 2004)。1961—1985 年的出生队列是一个高危队列,包含了英国 80% 的 vCJD 病例。

每种分析方法的灵敏度和特异度均不同,95 672 例(其中约有 18 000 例是来自 1961—1985 年的高危出生队列)来自英国匿名扁桃体档案的扁桃体标本,研究人员采用 ELISA 法检测其 PrP^{CJD},并没有检出阳性样本(Clewley et al. 2009);随后的研究继而使用免疫组化技术,在 1961—1985 年出生队列的 9672 例扁桃体样本中却检出一例阳性样本(de Marco et al. 2010)。在最新的阑尾筛查研究中,32 441 个合适样本中有 12~18 个存在着异常朊蛋白积累,并且这些免疫组化阳性标本出现于所有密码子-129 基因型:MM、VV 和 MV。总患病率约为 493/100 万（95%置信区间:82~801/100 万），与之前的结果一致。但令人惊讶的是只有 13%的 vCJD 患者出生于 1941—1960 年之间,患病率最高为 733/100 万（95%置信区间:269~1596/100 万），出现在年龄更大的出生队列中（HPA2012）。

8 同一健康

欧洲对于饲料和特定危险原料的严格控制措施对于 BSE 的流行起到了有效的遏制（并且限制了人于朊蛋白的暴露），但朊病毒作为一种表观遗传且结构重排的蛋白质不太可能被消灭,如果回归到过去不加限制地对动物喂饲加工过的动物蛋白,将会引起传染性 BSE 在食用性动物中再现。BSE 和 vCJD 的出现,及其对于我们食品安全的观念和实践所产生的影响都强调了寻求一种统一的、全球化的方法解决朊病毒困境的必要性,从而维持农业可持续发展和满足世界人口食物供应。由此可见,同一健康理念历久弥新。

参考文献

Arnold ME, Ryan JB et al (2007) Estimating the temporal relationship between PrPSc detection and incubation period in experimental bovine spongiform encephalopathy of cattle. J Gen Virol 88(Pt 11):3198–3208

Arnold ME, Hawkins SA et al (2009) Pathogenesis of experimental bovine spongiform encephalopathy (BSE): estimation of tissue infectivity according to incubation period. Vet Res 40(1):8

Balkema-Buschmann A, Ziegler U et al (2011) Experimental challenge of cattle with German atypical bovine spongiform encephalopathy (BSE) isolates. J Toxicol Environ Health A 74(2–4):103–109

Baron T, Vulin J et al (2011) Emergence of classical BSE strain properties during serial passages of H-BSE in wild-type mice. PLoS One 6(1):e15839

Beringue V, Andreoletti O et al (2007) A bovine prion acquires an epidemic bovine spongiform encephalopathy strain-like phenotype on interspecies transmission. J Neurosci 27(26):6965–6971

Beringue V, Herzog L et al (2008) Transmission of atypical bovine prions to mice transgenic for human prion protein. Emerg Infect Dis 14(12):1898–1901

Biacabe AG, Jacobs JG et al (2007) H-type bovine spongiform encephalopathy: complex molecular features and similarities with human prion diseases. Prion 1(1):61–68

Biacabe AG, Morignat E et al (2008) Atypical bovine spongiform encephalopathies, France, 2001–2007. Emerg Infect Dis 14(2):298–300

Bruce ME, Will RG et al (1997) Transmissions to mice indicate that 'new variant' CJD is caused by the BSE agent. Nature 389(6650):498–501

Buschmann A, Gretzschel A et al (2006) Atypical BSE in Germany–proof of transmissibility and biochemical characterization. Vet Microbiol 117(2–4):103–116

Capobianco R, Casalone C et al (2007) Conversion of the BASE prion strain into the BSE strain: the origin of BSE? PLoS Pathog 3(3):e31

Casalone C, Zanusso G et al (2004) Identification of a second bovine amyloidotic spongiform encephalopathy: molecular similarities with sporadic Creutzfeldt-Jakob disease. Proc Natl

Acad Sci USA 101(9):3065–3070

Clawson ML, Richt JA et al (2008) Association of a bovine prion gene haplotype with atypical BSE. PLoS One 3(3):e1830

Clewley JP, Kelly CM et al (2009) Prevalence of disease related prion protein in anonymous tonsil specimens in Britain: cross sectional opportunistic survey. BMJ 338:b1442

Collinge J, Sidle KC et al (1996) Molecular analysis of prion strain variation and the aetiology of 'new variant' CJD. Nature 383(6602):685–690

Cunningham AA, Kirkwood JK et al (2004) Bovine spongiform encephalopathy infectivity in greater kudu (*Tragelaphus strepsiceros*). Emerg Infect Dis 10(6):1044–1049

de Marco MF, Linehan J et al (2010) Large-scale immunohistochemical examination for lymphoreticular prion protein in tonsil specimens collected in Britain. J Pathol 222(4):380–387

EFSA (2009) Scientific Opinion on the updated risk for human and animal health related to the revision of the BSE monitoring regime in some member states. EFSA Journal 1059:1–40

EFSA (2010) Scientific Opinion on BSE risk in bovine instestines. EFSA Journal 8:1317–1335

EFSA (2011) Scientific opinion on the revision of the quantitative risk assessment (QRA) of the BSE risk posed by processed animal proteins (PAPs). EFSA Journal 9(1):1947–2026

Eloit M, Adjou K et al (2005) BSE agent signatures in a goat. Vet Rec 156(16):523–524

Foster J, Hope J et al (1993) Transmission of bovine spongiform encephalopathy to sheep and goats. Vet Rec 133:339–341

Fukuda S, Iwamaru Y et al (2009) Intraspecies transmission of L-type-like bovine spongiform encephalopathy detected in Japan. Microbiol Immunol 53(12):704–707

Garske T, Ghani AC (2010) Uncertainty in the tail of the variant Creutzfeldt-Jakob disease epidemic in the UK. PLoS One 5(12):e15626

Ghani AC, Donnelly CA et al (2000) Assessment of the prevalence of vCJD through testing tonsils and appendices for abnormal prion protein. Proc Biol Sci 267(1438):23–29

Greenlee JJ, Smith JD et al (2012) Clinical and pathologic features of H-type bovine spongiform encephalopathy associated with E211 K prion protein polymorphism. PLoS ONE 7(6):e38678

Hagiwara K, Yamakawa Y et al (2007) Accumulation of mono-glycosylated form-rich, plaque-forming PrPSc in the second atypical bovine spongiform encephalopathy case in Japan. Jpn J Infect Dis 60(5):305–308

Health Protection Agency Report News Archives (2012) UK Health Protection Agency. Summary results of the second national survey of abnormal prion prevalence in archived appendix specimens 6(29): 20 July 2012. http://www.hpa.org.uk/hpr/archives/2012/news3212.htm#bnrmlp

Hilton DA, Ghani AC et al (2004) Prevalence of lymphoreticular prion protein accumulation in UK tissue samples. J Pathol 203(3):733–739

Hoffmann C, Ziegler U et al (2007) Prions spread via the autonomic nervous system from the gut to the central nervous system in cattle incubating bovine spongiform encephalopathy. J Gen Virol 88(Pt 3):1048–1055

Hope J, Reekie LJ et al (1988) Fibrils from brains of cows with new cattle disease contain scrapie-associated protein. Nature 336(6197):390–392

Iwamaru Y, Imamura M et al (2010) Accumulation of L-type bovine prions in peripheral nerve tissues. Emerg Infect Dis 16(7):1151–1154

Jacobs JG, Langeveld JP et al (2007) Molecular discrimination of atypical bovine spongiform encephalopathy strains from a geographical region spanning a wide area in Europe. J Clin Microbiol 45(6):1821–1829

Jeffrey M, Martin S et al (2006) Immunohistochemical features of PrP(d) accumulation in natural and experimental goat transmissible spongiform encephalopathies. J Comp Pathol 134(2–3):171–181

Kong Q, Zheng M et al (2008) Evaluation of the human transmission risk of an atypical bovine spongiform encephalopathy prion strain. J Virol 82(7):3697–3701

Konold T, Bone G et al (2012) Experimental H-type and L-type bovine spongiform encephalopathy in cattle: observation of two clinical syndromes and diagnostics challenges. BMC Vet Res 8(22)

Lasmezas CI, Deslys JP et al (1996) BSE transmission to macaques. Nature 381(6585):743–744

Lombardi G, Casalone C et al (2008) Intraspecies transmission of BASE induces clinical dullness and amyotrophic changes. PLoS Pathog 4(5):e1000075

Oelschlegel AM, Fallahi M et al (2012) The extended cell panel assay characterizes the relationship of prion strains RML, 79A, and 139A and reveals conversion of 139A to 79A-like prions in cell culture. J Virol 86(9):5297–5303

Okada H, Iwamaru Y et al (2011a) Properties of L-type bovine spongiform encephalopathy in intraspecies passages. Vet Pathol. Published on-line 11 November 2011 at vet.sagepub.com/content/early

Okada H, Iwamaru Y et al (2011b) Experimental H-type bovine spongiform encephalopathy characterized by plaques and glial- and stellate-type prion protein deposits. Vet Res 42(1):79

Ortiz-Pelaez A, Stevenson MA et al (2012) Case-control study of cases of bovine spongiform encephalopathy born after July 31, 1996 (BARB cases) in Great Britain. Vet Rec 170(15):389

Peden A, McCardle L et al (2010) Variant CJD infection in the spleen of a neurologically asymptomatic UK adult patient with haemophilia. Haemophilia 16(2):296–304

Polak MP, Zmudzinski JF et al (2008) Atypical status of bovine spongiform encephalopathy in Poland: a molecular typing study. Arch Virol 153(1):69–79

Prusiner SB (1997) Prion diseases and the BSE crisis. Science 278(5336):245–251

Suardi S, Vimercati C et al (2012) Infectivity in skeletal muscle of cattle with atypical bovine spongiform encephalopathy. PLoS One 7(2):e31449

van Keulen LJ, Schreuder BE et al (2000) Pathogenesis of natural scrapie in sheep. Arch Virol Suppl (16):57–71

Weissmann C (2012) Mutation and selection of prions. PLoS Pathog 8(3):e1002582

Wells GA, Scott AC et al (1987) A novel progressive spongiform encephalopathy in cattle. Vet Rec 121(18):419–420

Wells GAH, Hawkins SAC et al (1998) Preliminary observations on the pathogenesis of experimental bovine spongiform encephalopathy (BSE): an update. Vet Rec 142(5):103–106

Wells GA, Konold T et al (2007) Bovine spongiform encephalopathy: the effect of oral exposure dose on attack rate and incubation period in cattle. J Gen Virol 88(Pt 4):1363–1373

Wickner RB, Edskes HK et al (2009) Prion variants, species barriers, generation and propagation. J Biol 8(5):47

Wilesmith JW, Wells GA et al (1988) Bovine spongiform encephalopathy: epidemiological studies. Vet Rec 123(25):638–644

Will RG, Ironside JW et al (1996) A new variant of Creutzfeldt-Jakob disease in the UK. Lancet 347(9006):921–925

致病性大肠杆菌和同一健康的相关性

Narelle Fegan, Kari S. Gobius

摘要 大肠杆菌(Escherichia coli)是恒温动物肠道内正常菌群的组成部分,虽然有一些型别能引起疾病,但通常对宿主无害。大肠杆菌中最重要的血清型为肠出血性大肠杆菌(enterohaemorrhagic E. coli,EHEC),能导致严重的人类疾病,甚至是死亡。EHEC存在动物宿主(特别是牛),所以也被认为是一种重要的人兽共患病病原体,对同一健康有重要影响。EHEC可通过食用由受感染动物制成的食品或被这些动物的排泄物直接或间接污染的食物而传播给人类。越来越多的证据表明,EHEC还与未煮熟的绿叶蔬菜和芽菜有关。大肠杆菌的几次大暴发强调了从同一健康的观点来应对这些生物的重要性。

1 引言

大肠杆菌是恒温动物肠道内的一种微生物。在大多数情况下大肠杆菌不会对宿主产生危害,但是有些类型的大肠杆菌却可以引起动物或人类的疾病。大肠杆菌通常经粪—口途径传播,这使致病性大肠杆菌成为经食物和水传播的重要病原体。尽管大多数的致病性大肠杆菌被认为具有物种特异性,但从同一健康的角度来看,那些可以从动物传播到人类并引起疾病的大肠杆菌均具有特殊意义。这些大肠杆菌可以从动物宿主直接进入人类宿主,通过直接接触或是食用性动物制成的食品,或者是其他更复杂的途径。此过程不仅涉及原始宿主,也包括了其他的动物和环境因素。因此大肠杆菌是与同一健康有重要联系的病原体之一。

2 大肠杆菌——人和动物共同的致病菌

大多数大肠杆菌栖居于宿主肠道内,一般多不致病,但是某些血清型的菌株在一定条件下可对人或动物宿主产生致病性,并且能引起如腹泻等胃肠道疾病或肠道外感染,如尿路感染、脑膜炎或败血症(Sousa 2006)。对于人类而言,大肠杆菌带来的最大的疾病负担来自于肠道感染,从自限性腹泻到出血性腹泻,甚至可能出现严重的并发症从而导致死亡。大肠杆菌也是一种具有兽医学意义的病原体,它可引起动物患病从而造成经济损失,如引起牛和猪的乳腺炎(Gerjets 和 Kemper 2009;Shpigel et al. 2008),同时它还能造成禽类的大肠杆菌病(Olsen et al. 2011)或者致病于猫和狗等宠物。

按毒力因子、临床症状和血清学型别,致病性大肠杆菌可分为多种不同类型(Wasteson 2002),最重要的类型将会在下文进行介绍。除 EHEC 外,当前大多数的致病性大肠杆菌由于宿主特异性并不作为主要的人兽共患病病原体。然而,大肠杆菌可以交换遗传物质,有可能出现能够跨越物种屏障引起人类疾病的新型致病原。下节将会简要介绍这些致病菌,因为它们可能与将来的新发人兽共患病有关。

与尿路致病性大肠埃希菌(UPEC)有关的尿路感染是由大肠杆菌引起的最常见肠道外感染。虽然多数人认为 UPEC 来自其宿主肠道,但也有新的证据表明,尽管目前动物作为这些肠外致病性大肠杆菌重要储存宿主的作用机制尚不清楚,但动物很有可能是这些病原体潜在的宿主(Belanger et al. 2011)。

有几类重要的致病性大肠杆菌能造成人和动物的胃肠道疾病,但很少有证据证明这些类型可以进行人兽之间的跨物种传播,包括肠毒性大肠埃希杆菌(ETEC)。该菌是造成"旅行者腹泻"的主要病原体,可产生耐热和不耐热肠毒素,并导致水样腹泻。ETEC 可以引起人和新生动物发病,但是由于黏附于宿主肠道的黏附素具有物种特异性,因此人与感染动物会产生不同类型的 ETEC(Nataro 和 Kaper 1998)。肠致病性大肠杆菌(EPEC)是造成发展中国家婴幼儿腹泻的重要原因,也可致病于动物。EPEC 一个重要的特征是对肠黏膜上皮细胞的黏附抹平效应(A/E),这是由于细菌与微绒毛的紧密黏附以及随后发生的上皮细胞的细胞骨架变化,使得细菌黏附位点下方形成一个底座结构而引起的。A/E 的基因是由一个 LEE 致病岛所编码的(Nataro 和 Kaper 1998)。黏附机制包括了由这种 LEE 致病岛编码的蛋白质——紧密黏附素、菌毛(如束状菌毛),它们对 EPEC 的病理机制和宿主特异性产生了重要作用(Mundy et al. 2007;Bardiau et al. 2010)。

有些致病性大肠杆菌似乎只对人具有特异性,如肠黏附性大肠杆菌(EAEC)可以引起长达 14 天之久的持续性腹泻和旅行者急性腹泻。EAEC 没有明确的定义,它包括了许多不同类型的大肠杆菌。EAEC 的共同结构特征是由于黏附素存在而形成的"叠砖样"黏附结构,被称为集聚性黏附(AA)。尽管我们对 EHEC 在人体外的生态学知识了解甚少,但是可以明确的是 EAEC 没有明显的宿主。而与志贺菌属有密切联系并且引起相似疾病的 EIEC 似乎是人体特有的致病性大肠杆菌,目前并未从其他动物体内分离出来。

　　EHEC 是一类有 LEE 致病岛,且可以产生志贺样毒素(Stx)的致病性大肠杆菌(Nataro 和 Kaper 1998),因其可以引起人类严重疾病并且有其他动物宿主,这使得从同一健康的视角来看,EHEC 是大肠杆菌中最重要的一类,而且它们会是这章的重点。EHEC 可造成严重甚至致死的疾病,虽然有些型别的 EHEC 能造成幼年动物腹泻,但成年反刍动物仍是其主要宿主(Hornitzky et al. 2005)。由携带 EHEC 的动物所制成的食品有可能会受到污染并且导致疾病的大暴发,因此大肠杆菌已被世界卫生组织列为动物生产与食品安全未来发展的首要标准之一(Knight-Jones et al. 2010)。最广为人知的 EHEC 血清型是大肠杆菌 O157:H7,但是许多该菌的其他血清型也能造成人类的严重疾病(Karmali 2005)。

3　人类疾病、病理机制和治疗

　　EHEC 引起的人类疾病可从无症状携带者、腹泻、出血性腹泻(出血性结肠炎)到可能致死的溶血性尿毒综合征(haemolytic uraemic syndrome,HUS)(Karmali 2005)。EHEC 在感染早期(感染后1~4天内)会表现为腹绞痛和腹泻症状,也有可能出现出血性结肠炎,而 10%~25% 的病例会发生 HUS(Nataro 和 Kaper 1998;Karmali 1989)。HUS 可能会于腹泻后 5~13 天发生,临床表现包括因急性肾衰竭而导致尿量较少、微血管病性溶血性贫血(微小血管病变引起红细胞破裂而发生溶血与贫血)以及血小板减少(Tarr et al. 2005)。大多数 HUS 病例都会完全恢复,但是有 12%~30% 的病例会出现严重的肾脏损害与其他并发症,5% 病例甚至出现死亡(Nataro 和 Kaper 1998)。其他的并发症也会出现如心肌功能障碍、胰腺炎、肝炎、肺水肿和神经损害(Tarr et al. 2005)等症状。EHEC 感染是儿童急性肾衰竭的主要原因(Karmali et al. 2010),加上其潜在的致死性特征,已成为目前疾病防控的重点。

　　EHEC 引起疾病的主要原因是因为该菌存在两个重要的毒力因子,一是由于 EHEC 感染而产生的、会引起很严重后果的志贺毒素,二是通过 A/E 的细胞病理学机制,可使细菌在肠道寄生的 LEE 致病岛(Nataro 和 Kaper 1998)。除了 EHEC 外还有很多大肠杆菌可产生志贺毒素,它们被统称为产志贺毒素大肠杆菌(Shiga toxigenic E. Coli,STEC),通常存在于动物体内(Karmali 2005),而且不是所有的型别都能感染人类。志贺毒素有 Stx1 和 Stx2 两种类型,Stx1 与痢疾志贺氏菌产生的毒素密切相关(Pennington 2010)。Stx 由整合到细菌基因组的噬菌体所编码,并由肠道内细菌产生,能够穿过上皮细胞进入血管,并与人类肾细胞表面的球丙糖酰基鞘氨醇(Gb3)特异性结合(Pennington 2010),一旦与 Gb3 结合之后,志贺毒素就会被细胞内化,从而抑制蛋白质合成,最终导致细胞凋亡(Pennington 2010)。LEE 致病岛有助于 EHEC 附着于肠上皮细胞,但这不是 HUS 发生的主要原因。EHEC 部分血清型在产生 Stx 的同时,可以利用其他的黏附机制来损害肠道(Doughty et al. 2002;Wu et al. 2010),因此深刻认识毒力因子在 STEC 和 EHEC 引起人类疾病中的作用是将来研究的一个重要领域。

目前尚无有效的方法可治疗 EHEC 感染,主要依靠支持疗法,如维持体液和电解质平衡(Goldwater 和 Bettelheim 2012)。EHEC 可在感染后很短的时间内产生毒素,并在 EHEC 从肠道清除后继续在体内循环(Nataro 和 Kaper 1998)。EHEC 感染通常不会使用抗生素治疗,因为抗生素可以刺激志贺毒素的释放(Wong et al. 2000)。目前已有多种方法用来应对人体受感染后志贺毒素的作用并且预防感染者发展为 HUS,包括使用志贺毒素特异性中和抗体、其他毒素结合剂或中和剂(Goldwater 和 Bettelheim 2012)。目前相关疫苗在动物模型中取得一定进展,但要用于人类预防感染方面仍有很长的路要走(Goldwater 和 Bettelheim 2012),而防止发生严重疾病的最有效方法是预防首次感染。

4   疾病暴发及与动物的联系

EHEC 低剂量(低于 10 个细胞)摄入就可以引起感染的发生(Hara-Kudo 和 Takatori 2011),因此即使是极少量细菌的感染也可造成健康风险。EHEC 引起的感染多是散发的,并且没有明显的食品或动物来源。人际间传播可引起疾病暴发,尤其是在幼儿园幼年儿童间的传播(Gilbert et al. 2008;Raffaelli et al. 2007),但更多暴发与食品污染尤其是与动物源性食品的污染有关。1992—2008 年间在英格兰和威尔士有过 84 次的 EHEC 暴发,共造成 1168 人感染,其中 286 例住院,12 例死亡(Gormley et al. 2011)。在已经确定的 44 次食源性暴发中,因食用红肉所致的占 37%,饮用牛奶和奶制品引起的占到 30%,说明 EHEC 暴发和牛及其相关动物制品间有很强的关联(Gormley et al. 2011)。

在动物园、农场、牛仔竞技表演或展览中,直接与动物及其周围环境的接触是几次 EHEC 暴发的原因(Stirling et al. 2008;Steinmuller et al. 2006;Lanier Et al. 2011)。有些地方,水果经带菌水源、肥料或土壤污染后,会导致饮用果汁也可引起 EHEC 的暴发(Vojdani et al. 2008)。1996 年,饮用未消毒的苹果汁而引起的大肠杆菌 O157:H7暴发造成了美国西部和加拿大 British Columbia 的 70 人感染。调查结果显示,供应水果的果园中养殖了感染大肠杆菌 O157:H7 的鹿群,而掉落的苹果很可能因接触土壤和鹿的排泄物而受到污染(Cody et al. 1999)。其他许多地方的新鲜农产品所引起的暴发也可能与植物和肥料、污水、灌溉水和其他径流的接触有关（Beuchat 2006）。农场径流可以污染饮用水水源，如果处理系统不完善将有可能导致疾病暴发。2000 年，加拿大 Walkerton 发生空肠弯曲菌和大肠杆菌 O157∶H7 的大暴发。这场大暴发导致了 2300 例胃肠炎病例（该镇人口为 4800 人）发生，其中包含 27 例 HUS 及 7 例死亡（Hrudey et al. 2003）。原因是连日的暴雨使得农场径流污染了城市用水的地下水井，同时，水处理厂的加氯装置未能有效清除供水水体中的污染物（Danon-Schaffer 2001）。这些暴发均说明了通常导致人类疾病事件关系链与致病菌传播途径的复杂性。

5　传染源和传播途径

有人已经在很多反刍动物中分离到 EHEC 的 O157∶H7 血清型菌株，包括绵羊、山羊、鹿、野牛和水牛，但其最重要的宿主是牛（Ferens 和 Hovde 2011）。大肠杆菌 O157∶H7 偶尔也可以从猪、狗、大鼠、兔、马、两栖类、鱼类、各种鸟类和昆虫（包括苍蝇和甲虫）等体内分离。但这些动物并不是这种病菌的主要宿主，仅在动物、人类和环境相互传播中起到部分作用（Garcia et al. 2010；Ferens 和 Hovde 2011）。牛和其他反刍动物被认为是大肠杆菌 O157∶H7 最重要的人兽共患传染源，但存在于一些未知动物宿主中的大肠杆菌也可以作为牛感染的长期来源（Garcia et al. 2010）。除了大肠杆菌 O157∶H7 之外的其他 EHEC（如 O111 和 O26）已从多种动物体内分离（Bettelheim 2007），包括有腹泻症状的幼年期动物（Hornitzky et al. 2005；Jenkins et al. 2008；Badouei et al. 2010）。

EHEC 的最重要的宿主是牛，我们经常可以在牛的肠道内发现 EHEC，并且该菌还可以随粪便排出体外，在牛皮和牛的口腔中也常有发现（Fegan et al. 2005；Keen 和 Elder 2002）。大肠杆菌 O157∶H7 通常会选择性地寄生在靠近直肠肛管交界处的直肠远端（Naylor et al. 2003），这种寄生特异性是由 LEE 致病岛和大肠杆菌 O157∶H7 携带的质粒所介导的（Sheng et al. 2006；Naylor et al. 2005）。在肠道中所发现的其他 EHEC 血清型并未显示出特定的组织嗜性（Aktan et al. 2007）。调查发现，EHEC 在动物的传播范围较广，从非患病动物到大多数动物都可以排出病原菌（Barlow 和 Mellor 2010；Rhoades et al. 2009；Masana et al. 2010；Kobayashi et al. 2009；54 N. Fegan 和 K. S. Gobius Hussein 2007）。目前对于 EHEC 动物携带者的大多数了解都来自对大肠杆菌 O157∶H7 的研究，动物大肠杆菌 O157∶H7 排出量是可变的，通常取决于该动物的年龄（2 月～2 岁之间的动物排出量更高）和当地的天气（在有些国家天气较温暖时排出量更高）（Garcia et al. 2010）。尽管有些动物是病原菌的持续性排出者(Robinson et al. 2004),但大多数动物都是间歇性的,仅能在某一段时间、短期内排出大肠杆菌 O157∶H7。大多数动物的排泄物中仅有少量大肠杆菌 O157∶H7(<1000 或 10 000cfu/g),但也有少数动物可排出大量的大肠杆菌 O157∶H7,它们被称为高水平携带者或超级带菌者(Low et al. 2005;Omisakin et al. 2003),少数的超级带菌动物可排出的大肠杆菌 O157∶H7会占到全部动物排出量 96%(Omisakin et al. 2003),在牛群中传播(Cobbold et al. 2007;Matthews et al. 2006)和动物尸体处理(Fegan et al. 2005,2009)时存在很大的危险性。病原菌的大量排出也同样可以发生于 EHEC 的其他血清型中(Menrath et al. 2010)。目前,还不清楚关于这些细菌大量排出的影响因素,但是关注这些动物,对于减少人的 EHEC 感染来说是十分重要的(Chase-Topping et al. 2008)。

　　EHEC 在动物和人之间的传播可以是直接的,如直接接触,也可以更为复杂。由携带 EHEC 的动物制成的食品,如肉类和奶制品,可能会在其生产加工过程中受到污染,若被人体摄入后则会引起疾病。另外,由于肥料和排泄物中可能带有 EHEC,所以牛排泄物中的大肠杆菌也会污染农场环境(Fremaux et al. 2008)。虽然适当的堆肥或排泄物处理可以杀灭大肠杆菌 O157∶H7,但在不同的土壤和肥料成分中,大肠杆菌存活时间不同(可以达到几个月甚至更长)(Fremaux et al. 2008;Ferens 和 Hovde 2011)。降雨可使得农场中的大肠杆菌散布至附近的水域,如果用污水灌溉新鲜农产品(Hilborn et al. 1999)、饮用污水或是在其中游泳都会导致疾病发生(Olsen et al. 2002;Centres for Disease Control and Prevention 1996;Hrudey et al. 2003)。了解 EHEC 在动物、人和环境之间的传播机制,制定措施以控制其传播将对降低该致病菌在人群中的发病风险具有重要作用。

6 肠出血性大肠杆菌的防控

　　目前几乎没有治疗感染肠出血性大肠杆菌患者的有效方法,因此防止机体摄入病原菌是最有效的控制方法,降低食品生产系统和环境中病原菌含量是预防疾病最重要的方面(Garcia et al. 2010;Khanna et al. 2008)。要有效降低人类感染肠出血性大肠杆菌的风险,防控措施应该注重控制传播途径方面,包括对动物、环境、食物链和人类进行干预。针对动物屠宰前所开展的防控管理,有多种方法可以减少 EHEC,包括使用大肠杆菌 O157∶H7疫苗、针对 O157∶H7特异地使用具裂解性的噬菌体、添加益生菌、直接饲喂微生物、控制饮食和管理饲料添加剂,这些措施一定程度上可以降低动物 EHEC 流行,但不能完全消除病原体(Berry 和 Wells 2010)。成本、应用频率、功效和监管要求等方面均将影响控制措施在未来的应用。减少动物排出 EHEC 将会减少 EHEC 在动物制品和环境中的传播,从而降低传播到人类的机会。适当的堆肥和控制含肥料和废物的径流将使环境、新鲜农产品和供水的污染减少。在食品生产中采取屠宰前控制管理(如对奶制品进行巴氏消毒、肉制品清洁其表皮和动物尸体)也可以减少食品中的 EHEC,从而减少人感染风险(Berry 和 Wells 2010;Oliver et al. 2009)。良好的制造工艺及保证食品生产各个阶段(从农场到零售到消费)的卫生对于减少人感染 EHEC 至关重要。

7 病例研究

下面将会用两个病例研究来说明同一健康模式对 EHEC 问题的重要性。在动植物食品生产中人类活动的复杂性、全球化的食品贸易、控制人类和动物疾病所涉及的抗生素使用,以及微生物生态学,它们之间敏感的相互关系都深刻影响着同一健康的发展。

病例研究 1　2006 年,美国发生了一场大型的、波及多个州的大肠杆菌 O157 食源性暴发,这场暴发造成了严重的疾病症状、高住院率(50%)和高 HUS 发病率(10%)(Manning et al. 2008)。美国大多数的 EHEC 感染都是通过食用未煮熟的牛肉汉堡传播,而这次暴发中袋装菠菜是食品传染源(CDC 2006)。追溯被污染菠菜的来源,是位于加利福尼亚中部海岸的食品加工厂和四个菠菜农场。进一步的调查表明可能由于在同一地理区域(但不是同一个新鲜农产品农场)的牛将大肠杆菌 O157 传播给野生猪,进而猪的排泄物污染菠菜。地表水也被认为是大肠杆菌 O157 由牛传播到猪体内的一个可能的途径(Jay et al. 2007)。对导致疾病暴发的菌株进行的分子学和基因组学分析显示其具有独特的基因组结构,并且在细菌染色体的一个新位点整合了 Stx-2 噬菌体基因组(Manning et al. 2008),属于高毒力的分型(Kulasekara et al. 2009)。这种新的 Stx2 噬菌体可产生高水平的 Stx2 毒素,从而可能导致这种大肠杆菌 O157∶H7 株具有高毒力(Neupane et al. 2011)。

病例研究 2　2011 年当欧洲发生疾病暴发时,结合以细菌基因组序列为基础的基因分型和产品追溯,使识别可引起罕见 HUS 的、不常见的食源性病原菌致病性大肠杆菌成为可能。人们食用由进口葫芦巴种子种出的芽菜制成的沙拉而引起血清型 O104∶H4 大肠杆菌感染,共造成患病例数 3842 例,其中 HUS855 例、死亡 35 例,由感染引起的非 HUS 并发症造成 18 例死亡病例(Muniesa et al. 2012)。暴发菌株未能从葫芦巴种子中分离出来,但使用分子分型方法从法国和德国暴发中分离出来的菌株显示他们是共同的病原体,并且帮助识别了其有共同的食物来源。快速基因测序显示感染源不是大肠杆菌

O157,而是来自于 EAEC 另一个致病的血清型别,它在噬菌体转导过程中获得了编码 Stx2 的噬菌体(Rohde et al. 2011)。基因组序列也提示暴发菌株已经获得不少于 10 种的不同的抗生素抗性基因。显然,与 EAEC 发病机制的特异结合被志贺毒素放大,组成了一个非常强大的毒力库(Rohde et al. 2011)。

以上病例分析显示了同一健康网络中的一些特定的要素。如果通过一个微观的角度看,网络的不同节点似乎是独立且无关的,然而如果从更宏观角度来看,这个网络之间的联系变得十分清楚。在两个案例中,未煮熟的蔬菜(通常被认为是健康且营养的)是大肠杆菌进入人体胃肠道的媒介。因为 EAEC O104∶H4 严格以人体为宿主(不像人兽共患的 EHEC)(Kuijper et al. 2011),所以极有可能葫芦巴籽的大肠杆菌 O104∶H4 污染是直接或者间接地来自人排泄物。暴发菌株的多重耐药性增加了这种说法的可信度,这种耐药性是多次用药选择的结果,说明这种病原体曾经在腹泻后接受抗生素治疗的人体内出现过。由于有些抗生素能促进大肠杆菌内 Stx 噬菌体快速繁殖(Bielaszewska et al. 2012),所以也有可能使用人体抗生素引起 Stx2 编码噬菌体转移到 EAECO104∶H4 菌株中。

我们对同一健康重要性的新认识正在促使我们做出更多努力,从错综复杂的关系中探索更深入的知识,这种认知有助于我们更好的管理人、动物、植物和环境卫生之间良好平衡的相互依存性。

参考文献

Aktan I, La Ragione RM, Woodward MJ (2007) Colonization, persistence, and tissue tropism of *Escherichia coli* O26 in conventionally reared weaned lambs. Appl Environ Microbiol 73(3):691–698

Badouei MA, Salehi TZ, Khorasgani MR, Tadjbakhsh H, Brujeni GN (2010) Occurrence and characterisation of enterohaemorrhagic *Escherichia coli* isolates from diarrhoeic calves. Comp Clin Pathol 19(3):295–300. doi:10.1007/s00580-009-0873-0

Bardiau M, Szalo M, Mainil JG (2010) Initial adherence of EPEC, EHEC and VTEC to host cells. Vet Res 41(5):57. doi:10.1051/vetres/2010029

Barlow RS, Mellor GE (2010) Prevalence of enterohemorrhagic *Escherichia coli* serotypes in Australian beef cattle. Foodborne Pathog Dis 7(10):1239–1245

Belanger L, Garenaux A, Harel J, Boulianne M, Nadeau E, Dozois CM (2011) *Escherichia coli* from animal reservoirs as a potential source of human extraintestinal pathogenic *E. coli*. FEMS Immunol Med Microbiol 62(1):1–10. doi:10.1111/j.1574-695X.2011.00797.x

Berry E, Wells J (2010) *Escherichia coli* O157:H7 recent advances in research on occurrence, transmission, and control in cattle and the production environment. Adv Food Nutr Res 60:67–117

Bettelheim KA (2007) The non-O157 Shiga-toxigenic (verocytotoxigenic) *Escherichia coli*; under-rated pathogens. Crit Rev Microbiol 33(1):67–87

Beuchat LR (2006) Vectors and conditions for preharvest contamination of fruits and vegetables with pathogens capable of causing enteric diseases. Br Food J 108(1):38–53. doi:10.1108/00070700610637625

Beutin L (1999) *Escherichia coli* as a pathogen in dogs and cats. Vet Res 30(2–3):285–298

Bielaszewska M, Idelevich EA, Zhang W, Bauwens A, Schaumburg F, Mellmann A, Peters G, Karch H (2012) Effects of antibiotics on Shiga toxin 2 production and bacteriophage induction by epidemic *Escherichia coli* O104:H4 strain. Antimicrob Agents Chemother 56(6):3277–3282. doi:10.1128/AAC.06315-11, AAC.06315-11 [pii]

CDC (2006) Ongoing multistate outbreak of *Escherichia coli* serotype O157:H7 infections associated with consumption of fresh spinach—United States, Sep 2006. MMWR Morb Mortal Wkly Rep 55(38):1045–1046. mm5538a4 [pii]

Centers for Disease Control and Prevention (1996) Lake-associated outbreak of *Escherichia coli* O157:H7—Illinois, 1995. MMWR Morb Mortal Wkly Rep 45(21):437–439

Chase-Topping M, Gally D, Low C, Matthews L, Woolhouse M (2008) Super-shedding and the link between human infection and livestock carriage of *Escherichia coli* O157. Nat Rev 6(12):904–912

Cobbold RN, Hancock DD, Rice DH, Berg J, Stilborn R, Hovde CJ, Besser TE (2007) Rectoanal junction colonization of feedlot cattle by *Escherichia coli* O157:H7 and its association with supershedders and excretion dynamics. Appl Environ Microbiol 73(5):1563–1568

Cody SH, Glynn MK, Farrar JA, Cairns KL, Griffin PM, Kobayashi J, Fyfe M, Hoffman R, King AS, Lewis JH, Swaminathan B, Bryant RG, Vugia DJ (1999) An outbreak of *Escherichia coli* O157:H7 infection from unpasteurized commercial apple juice. Ann Intern Med 130(3):202–209

Danon-Schaffer MN (2001) Walkerton's contaminated water supply system: a forensic approach to identifying the source. Environ Forensics 2(3):197–200. doi:10.1006/enfo.2001.0054

Doughty S, Sloan J, Bennett-Wood V, Robertson M, Robins-Browne RM, Hartland EL (2002) Identification of a novel fimbrial gene cluster related to long polar fimbriae in locus of enterocyte effacement-negative strains of enterohemorrhagic *Escherichia coli*. Infect Immun 70(12):6761–6769. doi:10.1128/iai.70.12.6761-6769.2002

Fegan N, Higgs G, Vanderlinde P, Desmarchelier P (2005) An investigation of *Escherichia coli* O157 contamination of cattle during slaughter at an abattoir. J Food Prot 68(3):451–457

Fegan N, Higgs G, Duffy LL, Barlow RS (2009) The effects of transport and lairage on counts of *Escherichia coli* O157 in the feces and on the hides of individual cattle. Foodborne Pathog Dis 6(9):1113–1120. doi:10.1089/fpd.2009.0338

Ferens WA, Hovde CJ (2011) *Escherichia coli* O157:H7: animal reservoir and sources of human infection. Foodborne Pathog Dis 8(4):465–487. doi:10.1089/fpd.2010.0673

Fremaux B, Prigent-Combaret C, Vernozy-Rozand C (2008) Long-term survival of Shiga toxin-producing *Escherichia coli* in cattle effluents and environment: an updated review. Vet Microbiol 132(1–2):1–18

Garcia A, Fox JG, Besser TE (2010) Zoonotic enterohemorrhagic *Escherichia coli*: a one health perspective. ILAR J 51(3):221–232

Gerjets I, Kemper N (2009) Coliform mastitis in sows: a review. J Swine Health Prod 17(2):97–105

Gilbert M, Monk C, Wang HL, Diplock K, Landry L (2008) Screening policies for daycare attendees—lessons learned from an outbreak of *E.coli* O157: H7 in a daycare in Waterloo, Ontario. Can J Public Health Rev Can Sante Publ 99(4):281–285

Goldwater PN, Bettelheim KA (2012) Treatment of enterohemorrhagic *Escherichia coli* (EHEC) infection and hemolytic uremic syndrome (HUS). BMC Med 10:12. doi:10.1186/1741-7015-10-12

Gormley FJ, Little CL, Rawal N, Gillespie IA, Lebaigue S, Adak GK (2011) A 17-year review of foodborne outbreaks: describing the continuing decline in England and Wales (1992–2008). Epidemiol Infect 139(5):688–699. doi:10.1017/s0950268810001858

Hara-Kudo Y, Takatori K (2011) Contamination level and ingestion dose of foodborne pathogens associated with infections. Epidemiol Infect 139(10):1505–1510. doi:10.1017/s095026881000292x

Hilborn ED, Mermin JH, Mshar PA, Hadler JL, Voetsch A, Wojtkunski C, Swartz M, Mshar R, Lambert-Fair MA, Farrar JA, Glynn MK, Slutsker L (1999) A multistate outbreak of

Escherichia coli O157:H7 infections associated with consumption of mesclun lettuce. Arch Intern Med 159(15):1758–1764

Hornitzky MA, Mercieca K, Bettelheim KA, Djordjevic SP (2005) Bovine feces from animals with gastrointestinal infections are a source of serologically diverse atypical enteropathogenic *Escherichia coli* and Shiga toxin-producing *E. coli* strains that commonly possess intimin. Appl Environ Microbiol 71(7):3405–3412

Hrudey SE, Payment P, Huck PM, Gillham RW, Hrudey EJ (2003) A fatal waterborne disease epidemic in Walkerton, Ontario: comparison with other waterborne outbreaks in the developed world. Water Sci Technol 47(3):7–14

Huang DB, Mohanty A, DuPont HL, Okhuysen PC, Chiang T (2006) A review of an emerging enteric pathogen: enteroaggregative *Escherichia coli*. J Med Microbiol 55(10):1303–1311. doi:10.1099/jmm.0.46674-0

Hussein HS (2007) Prevalence and pathogenicity of Shiga toxin-producing *Escherichia coli* in beef cattle and their products. J Anim Sci 85:E63–E72. doi:10.2527/jas.2006-421

Jay MT, Cooley M, Carychao D, Wiscomb GW, Sweitzer RA, Crawford-Miksza L, Farrar JA, Lau DK, O'Connell J, Millington A, Asmundson RV, Atwill ER, Mandrell RE (2007) *Escherichia coli* O157: H7 in feral swine near spinach fields and cattle, central California coast. Emerg Infect Dis 13(12):1908–1911

Jenkins C, Evans J, Chart H, Willshaw GA, Frankel G (2008) *Escherichia coli* serogroup O26—a new look at an old adversary. J Appl Microbiol 104(1):14–25. doi:10.1111/j.1365-2672.2007.03465.x

Karmali MA (1989) Infection by verocytotoxin-producing *Escherichia coli*. Clin Microbiol Rev 2(1):15–38

Karmali MA (2005) Use of comparative genomics as a tool to assess the clinical and public health significance of emerging shiga toxin-producing *Escherichia coli* serotypes. Meat Sci 71(1):62–71

Karmali MA, Gannon V, Sargeant JM (2010) Verocytotoxin-producing *Escherichia coli* (VTEC). Vet Microbiol 140(3–4):360–370. doi:10.1016/j.vetmic.2009.04.011

Keen JE, Elder RO (2002) Isolation of Shiga-toxigenic *Escherichia coli* O157 from hide surfaces and the oral cavity of finished beef feedlot cattle. J Am Vet Med Assoc 220(6):756–763

Khanna R, Waechter L, Sargeant J, Clark WF, Garg AX (2008) Environmental prevention of human disease from verocytotoxin-producing *Escherichia coli*. Nephrol Dial Transplant 23(6):1819–1822

Knight-Jones TJD, Mylrea GE, Kahn S (2010) Animal production food safety: priority pathogens for standard setting by the World Organisation for Animal Health. Rev Sci Tech Off Int Epizoot 29(3):523–535

Kobayashi H, Kanazaki M, Ogawa T, Iyoda S, Hara-Kudo Y (2009) Changing prevalence of O-serogroups and antimicrobial susceptibility among STEC strains isolated from healthy dairy cows over a decade in Japan between 1998 and 2007. J Vet Med Sci 71(3):363–366

Kuijper EJ, Soonawala D, Vermont C, van Dissel JT (2011) Household transmission of haemolytic uraemic syndrome associated with Escherichia coli O104:H4 in the Netherlands. Euro Surveill 16(25):7–9

Kulasekara BR, Jacobs M, Zhou Y, Wu ZN, Sims E, Saenphimmachak C, Rohmer L, Ritchie JM, Radey M, McKevitt M, Freeman TL, Hayden H, Haugen E, Gillett W, Fong C, Chang J, Beskhlebnaya V, Waldor MK, Samadpour M, Whittam TS, Kaul R, Brittnacher M, Miller SI (2009) Analysis of the genome of the *Escherichia coli* O157:H7 2006 spinach-associated outbreak isolate indicates candidate genes that may enhance virulence. Infect Immun 77(9):3713–3721. doi:10.1128/iai.00198-09

Lanier WA, Hall JM, Herlihy RK, Rolfs RT, Wagner JM, Smith LH, Hyytia-Trees EK (2011) Outbreak of Shiga-toxigenic *Escherichia coli* O157:H7 infections associated with rodeo attendance, Utah and Idaho, 2009. Foodborne Pathog Dis 8(10):1131–1133. doi:10.1089/fpd.2011.0884

Low JC, McKendrick IJ, McKechnie C, Fenlon D, Naylor SW, Currie C, Smith DG, Allison L,

Gally DL (2005) Rectal carriage of enterohemorrhagic *Escherichia coli* O157 in slaughtered cattle. Appl Environ Microbiol 71(1):93–97

Mainil J (2002) Pathogenic *Escherichia coli* strains from dogs and cats: IV)—general discussion. Ann Med Vet 146 (4):219–224

Manning SD, Motiwala AS, Springman AC, Qi W, Lacher DW, Ouellette LM, Mladonicky JM, Somsel P, Rudrik JT, Dietrich SE, Zhang W, Swaminathan B, Alland D, Whittam TS (2008) Variation in virulence among clades of *Escherichia coli* O157:H7 associated with disease outbreaks. Proc Nat Acad Sci USA 105(12):4868–4873

Masana M, Leotta G, Del Castillo L, D'Astek B, Palladino P, Galli L, Vilacoba E, Carbonari C, Rodriguez H, Rivas M (2010) Prevalence, characterization, and genotypic analysis of *Escherichia coli* O157:H7/NM from selected beef exporting abattoirs of Argentina. J Food Prot 73(4):649–656

Matthews L, McKendrick IJ, Ternent H, Gunn GJ, Synge B, Woolhouse ME (2006) Super-shedding cattle and the transmission dynamics of *Escherichia coli* O157. Epidemiol Infect 134(1):131–142

Menrath A, Wieler L, Heidemanns K, Semmler T, Fruth A, Kemper N (2010) Shiga toxin producing *Escherichia coli:* identification of non-O157:H7-super-shedding cows and related risk factors. Gut Pathog 2(1):7

Mundy R, Schuller S, Girard F, Fairbrother JM, Phillips AD, Frankel G (2007) Functional studies of intimin in vivo and ex vivo: implications for host specificity and tissue tropism. Microbiology-(UK) 153:959–967. doi:10.1099/mic.0.2006/003467-0

Muniesa M, Hammerl JA, Hertwig S, Appel B, Brussow H (2012) Shiga toxin-producing *Escherichia coli* O104:H4: a new challenge for microbiology. Appl Environ Microbiol 78(12):4065–4073. doi:10.1128/aem.00217-12

Nataro JP, Kaper JB (1998) Diarrheagenic *Escherichia coli*. Clin Microbiol Rev 11(1):142–201

Naylor SW, Low JC, Besser TE, Mahajan A, Gunn GJ, Pearce MC, McKendrick IJ, Smith DG, Gally DL (2003) Lymphoid follicle-dense mucosa at the terminal rectum is the principal site of colonization of enterohemorrhagic *Escherichia coli* O157:H7 in the bovine host. Infect Immun 71(3):1505–1512

Naylor SW, Roe AJ, Nart P, Spears K, Smith DG, Low JC, Gally DL (2005) *Escherichia coli* O157: H7 forms attaching and effacing lesions at the terminal rectum of cattle and colonization requires the LEE4 operon. Microbiology 151(Pt 8):2773–2781. doi:10.1099/mic.0.28060-0, 151/8/2773 [pii]

Neupane M, Abu-Ali GS, Mitra A, Lacher DW, Manning SD, Riordan JT (2011) Shiga toxin 2 overexpression in *Escherichia coli* O157:H7 strains associated with severe human disease. Microb Pathog 51(6):466–470. doi:10.1016/j.micpath.2011.07.009

Oliver SP, Boor KJ, Murphy SC, Murinda SE (2009) Food safety hazards associated with consumption of raw milk. Foodborne Pathog Dis 6(7):793–806. doi:10.1089/fpd.2009.0302

Olsen RH, Stockholm NM, Permin A, Christensen JP, Christensen H, Bisgaard M (2011) Multi-locus sequence typing and plasmid profile characterization of avian pathogenic *Escherichia coli* associated with increased mortality in free-range layer flocks. Avian Pathol 40(5):437–444. doi:10.1080/03079457.2011.592822

Olsen SJ, Miller G, Kennedy M, Higgins C, Walford J, McKee G, Fox K, Bibb W, Mead P (2002) A waterborne outbreak of *Escherichia coli* O157:H7 infections and hemolytic uremic syndrome: implications for rural water systems. Emerging Infect Dis 8(4):370–375

Omisakin F, MacRae M, Ogden ID, Strachan NJ (2003) Concentration and prevalence of *Escherichia coli* O157 in cattle feces at slaughter. Appl Environ Microbiol 69(5):2444–2447

Pennington H (2010) *Escherichia coli* O157. Lancet 376(9750):1428–1435. doi:10.1016/S0140-6736(10)60963-4, S0140-6736(10)60963-4 [pii]

Raffaelli RM, Paladini M, Hanson H, Kornstein L, Agasan A, Slavinski S, Weiss D, Fennelly GJ, Flynn JT (2007) Child care-associated outbreak of *Escherichia coli* O157: H7 and hemolytic uremic syndrome. Pediatr Infect Dis J 26(10):951–953. doi:10.1097/INF.0b013e31812571f6

Rhoades J, Duffy G, Koutsoumanis K (2009) Prevalence and concentration of verocytotoxigenic *Escherichia coli*, *Salmonella enterica* and *Listeria monocytogenes* in the beef production chain: a review. Food Microbiol 26(4):357–376

Robinson SE, Wright EJ, Hart CA, Bennett M, French NP (2004) Intermittent and persistent shedding of *Escherichia coli* O157 in cohorts of naturally infected calves. J Appl Microbiol 97(5):1045–1053

Rohde H, Qin J, Cui Y, Li D, Loman NJ, Hentschke M, Chen W, Pu F, Peng Y, Li J, Xi F, Li S, Li Y, Zhang Z, Yang X, Zhao M, Wang P, Guan Y, Cen Z, Zhao X, Christner M, Kobbe R, Loos S, Oh J, Yang L, Danchin A, Gao GF, Song Y, Yang H, Wang J, Xu J, Pallen MJ, Aepfelbacher M, Yang R (2011) Open-source genomic analysis of Shiga-toxin-producing *E. coli* O104:H4. N Engl J Med 365(8):718–724. doi:10.1056/NEJMoa1107643

Sheng H, Lim JY, Knecht HJ, Li J, Hovde CJ (2006) Role of *Escherichia coli* O157:H7 virulence factors in colonization at the bovine terminal rectal mucosa. Infect Immun 74(8):4685–4693

Shpigel NY, Elazar S, Rosenshine I (2008) Mammary pathogenic *Escherichia coli*. Curr Opin Microbiol 11(1):60–65. doi:10.1016/j.mib.2008.01.004

Sousa CP (2006) The versatile strategies of *Escherichia coli* pathotypes: a mini review. J Venom Anim Tox incl Trop Dis 12(3):363–373

Steinmuller N, Demma L, Bender JB, Eidson M, Angulo FJ (2006) Outbreaks of enteric disease associated with animal contact: not just a foodborne problem anymore. Clin Infect Dis 43(12):1596–1602. doi:10.1086/509576

Stirling J, Griffith M, Dooley JSG, Goldsmith CE, Loughrey A, Lowery CJ, McClurg R, McCorry K, McDowell D, McMahon A, Millar BC, Rao J, Rooney PJ, Snelling WJ, Matsuda M, Moore JE (2008) Zoonoses associated with petting farms and open zoos. Vector Borne Zoonotic Dis 8(1):85–92. doi:10.1089/vbz.2006.0639

Tarr PI, Gordon CA, Chandler WL (2005) Shiga-toxin-producing *Escherichia coli* and haemolytic uraemic syndrome. Lancet 365(9464):1073–1086. doi:10.1016/S0140-6736(05)71144-2, S0140-6736(05)71144-2 [pii]

Vojdani JD, Beuchat LR, Tauxe RV (2008) Juice-associated outbreaks of human illness in the United States, 1995 through 2005. J Food Prot 71(2):356–364

Wasteson Y (2002) Zoonotic *Escherichia coli*. Acta Vet Scand 43:79–84

Wong CS, Jelacic S, Habeeb RL, Watkins SL, Tarr PI (2000) The risk of the hemolytic–uremic syndrome after antibiotic treatment of *Escherichia coli* O157:H7 infections. N Engl J Med 342(26):1930–1936. doi:10.1056/NEJM200006293422601

Wu YL, Hinenoya A, Taguchi T, Nagita A, Shima K, Tsukamoto T, Sugimoto N, Asakura M, Yamasaki S (2010) Distribution of virulence genes related to adhesins and toxins in Shiga toxin-producing *Escherichia coli* strains isolated from healthy cattle and diarrheal patients in Japan. J Vet Med Sci 72(5):589–597

第二部分
发展同一健康的国家策略

National Plans for Developing a One Health Approach

联合国粮农组织与同一健康理念

Juan Lubroth

摘要 在联合国粮农组织(The Food and Agriculture Organization,FAO)看来,同一健康的理念极为广泛,包括人类、动物(家养和野生)和环境的健康。虽然同一健康理念起源于 FAO 的农业及消费者保护部门的动物健康服务项目,但是此领域相关工作的顺利完成仍需依赖于其他多个部门的合作,比如自然资源管理、环境、森林、渔业与水产养殖、经济与社会发展、法律服务等部门的沟通。FAO 与世界卫生组织(WHO)、世界动物卫生组织(OIE)密切合作,在人类—动物—生态环境层面致力于研究健康威胁的风险评估与风险缓解。FAO 动物健康服务项目认为,对同一健康的相关研究有助于实现联合国千年发展目标的 8 项目标,有助于让人们意识动物健康对人类健康、食品安全、营养与食品卫生、消除极端贫困与饥饿以及自然资源管理的重要作用。本章将举例介绍一些 FAO 贯彻同一健康理念与准则的相关举措。

1 引言

动物与人类的生存,包括与其周围环境的相互交织,这种关联性极其紧密,随着人们对这种联系的认识越发清晰,动物、人类与环境三者的健康被冠以"同一健康"的名称。当今全球人口及动物数量膨胀,一方面,动物数量的增加很大程度上是为了满足人类的食物需求;另一方面,人类活动对地球的繁衍和安全造成了极大压力。人类、农作物和牲畜同时给环境带来了严重的负担:农业及耕地开发对原始生态系统的侵占,导致了气候恶化、土壤资源耗竭、地貌变更以及土地荒漠化;随着城市化规模扩大以及国际贸易与运输的激增,病原体能迅速传播至世界各地,例如流行性感冒,这意味着要更好地保护全球人类健康,我们需要提高对生态环境和动物健康的关注。三分之二的新型人类疾病是由动物因素所导致的,特别是其中 70% 来自于野生动物(Jones et al. 2008),然而牲畜养殖业占全球农业 GDP 的 40%(FAO 2009)。而且牲畜的地位在发展中国家尤其重要,是近十亿的贫困农民赖以生存的基本蛋白质的食物来源,同时也是他们谋生的工具(Ashley et al. 1999)。

由于同一健康并不存在任何准确的定义,因此该理念在表达上存在一定困难。FAO 反对过于清晰地定义同一健康,并认为其与一系列有助于全球卫生的学科相关。该术语的重点在于其跨学科性,这是应对许多复杂挑战所必需的,譬如说从地方到全球层面的卫生问题。虽说迄今为止,同一健康的理念与努力方向主要注重于传染病方面,但是人们同样也意识到疾病的引发因素和总体健康的促进包含着更广阔的含义。为了维持健康状态,人们聚集了多方努力,来提升营养水平并深化对生态系统健康地位的认识,譬如通过采取一些保护生态系统的措施以维持生物多样性,这有利于提高生物圈的耐受能力,从而为极端事件提供有效的缓冲。

针对传染病,FAO 建立了一个能够在全球和地方层面有效地预防、监测、准备以及应对威胁(例如 H5N1 禽流感、手足口病、狂犬病、布鲁氏菌病等其他影响重大的传染病)的系统。FAO 与世界动物卫生组织(OIE)、世界卫生组织(WHO)等其他组织的合作对同一健康有重要作用,三方合作协同促进同一健康所涉及的一般领域的发展(如人兽共患病、抗生素耐药性和疾病情报信息)。这三方各自或合作性地制定标准,改善健康管理和质量控制机构,完善预防策略,建立世界范围内疾病的早期预警和快速反应系统,以及深入探索疾病出现、流行与扩散的驱动因子。人兽共患病和其他对人类健康、生产和贸易具有毁灭性影响的疾病是工作的首要重点。

FAO 作为一个多学科的组织,拥有雄厚的资源和专业知识,从而保证了同一健康理念的运行。它拥有超过 3000 名来自不同领域的员工,包括兽医、野生动物专家、微生物学家、营养学家、社会学家、律师、人类学家、生物信息专家、水务工程师、农作物经济学家、业务扩展及宣传人员、分子生物学家、应急和救援人员。FAO 是一个以同一健康为主旨的组织。

健康动物产品系统(包括水生和陆生产品、家畜和野生动物)致力于能持续地为全世界提供粮食并且开展自然资源的可持续性管理,和通过实施有助于提高人类食品安全和生计来源的合理的农业与发展政策来降低疾病暴发的风险。作为一个组织机构,FAO 在同一健康方面的工作主要是在城市与乡村中,促进资源、信息、货物、服务、决策权等方面的社区参与和男女平等。该方案要求增加公共和私人投资以强化现有的农业与开发系统,以及拥有能容许这些措施实施的有利环境。而向某些特定的城市提供健康的食物,对 FAO 和同一健康进程来说,无疑是一个巨大的挑战,因为在这些城市里有着大量生活在卫生条件差的、城市边缘区的人口。

虽然很多议题都在同一健康的范围之中,但 FAO 动物健康服务项目会对其中十种传染性疾病优先采取行动,因为这十种传染病对粮食安全、社会经济、跨界传播、食品安全和经济安全以及其他跨领域问题(如耐药性,在兽医、野生动物和公共卫生部门规划和准备之间的信息和监测系统)有着重要的影响。对于FAO,同一健康优先考虑的问题不单是新出现和再次出现的传染病,因为一些长期没有得到成功解决或遏制的古老疾病(比如肺结核和狂犬病),也将受益于这个跨学科、多领域的方法。然而从长远来看,解决单一疾病很可能不具有高性价比和高效率,更有效的做法可以是通过某物种或部门产品系统(例如小反刍动物、奶制品部门)促进整体健康。将卫生和生物安全当成老习惯一样进行实践可以消除许多疾病威胁,例如在羊群或牛群中可采取的健康措施就包括针对一些高风险、后果严重的疾病对幼畜进行疫苗接种或治疗。

　　人们已经认识到环境健康和生态系统服务是常被忽视的重要领域,因此,在人兽共患传染性疾病以外的开拓性工作将有助于我们完整地掌握同一健康的含义。人类与其他动物和所有的生物、非生物环境因素(包括病原体在内)共享同一个生物圈。而一个健康的生态系统是有弹性的,即在遭受冲击之后可以自我适应和恢复。这种生态恢复性依赖于高度的生态多样性,而不是那种可令致病菌长盛不衰的单一养殖系统(Keesing et al. 2010;Garrettand Mundt 1999;Polis et al. 1997)。生态系统服务的重要性包括自然资源的转化,这包括土壤、植物和动物、空气和水、碳封存和固氮作用。当自然资产下降时,其收益也随之减少(Boyd和Banzhaf 2006)。因此粮农组织与其他机构应该照料和维护这些自然资源,以期迎来更大的回报。一些关于自然生态系统服务的实例还包括:授粉、气候调节、遗传资源的保护和提供、栖息地的维护和再生、土壤侵蚀的预防和土壤肥力的维持、河流的沉淀过滤以及代谢物的分解和吸收。

　　千年发展目标(United Nations 2012)　　FAO为同一健康所做的不懈努力需要有效的回馈机制以解决贫困、卫生、饥饿和自然资源管理等问题。这意味着一个广泛的健康管理方法需要不断完善,也反映了不能孤立地看待卫生安全,而应结合与动物的生产、销售、社会经济学、管理和针对性投资发展有关的方面。食品安全和人类健康安全在很多发展中国家是相互依存的,因为它们两者都对社会弱势群体的生计至关重要。因此,同一健康理念和动物及动物产品的重要性,在推动实现千年发展目标(Millennium Development Goals,MDGs)时发挥重要作用。

- MDG1:消除极端贫困和饥饿
  - 这是FAO主要使命之一。牲畜是营养丰富的食物来源,还可以为耕作提供畜力以进行作物生产,并且帮助完成从收割到运输至市场这一过程。牲畜还能提供肥料作为土壤养分,提供动物纤维和兽皮作为衣料,还有其他的动物产品可用于住房和遮蔽物用料以及生产黏合剂。饲养牲畜的经济价值还在于在洪水、干旱时它们可被转移,因而可以作为摆脱贫困的途径,而野生动物是很多人获得优质营养的重要来源。

- MDG2:实现初等教育的普及
  - 在弱势家庭,优质营养能满足儿童认知发展所需的能量、蛋白质和微量营养素,以确保他们的子女在校园学习中发挥全部的潜力。

- MDG3:促进两性平等并赋予妇女权力
  - 这是动物健康和营养的一个重要方面,因为大多数时候家庭妇女负责饲养和照顾动物。因此只能通过赋予妇女权力来改善动物健康和提高产量。

- MDG4:降低儿童死亡率
  - 贫困家庭收入的提高和稳定意味着在紧急突发的事件中,这些家庭可以应付意外的医疗费用。从牛奶、乳制品、蛋和肉中获取优质营养的可能性提高也意味着,成长中的孩子将建立更强的免疫系统,抵御食源性疾病与介水传染病。牲畜乳产品是一些游牧地区的唯一奶源,也是五岁以下儿童生存的关键。

- MDG5:改善孕产妇健康
  - 孕产妇的健康取决于微量营养素,孕妇在孕期与哺乳期对维生素和矿物质的需求量都很大,牲畜和其他动物产品如牛奶、奶制品、蛋和肉类往往是整个孕期所需营养的主要来源。

- MDG6:防治 HIV/AIDS、疟疾和其他疾病
  - 正如上面 MDG4 所提到的,人体抵抗疾病的能力在一定程度上是由面临感染期间个人的健康状况所决定的。从传染病的角度来看,许多人会辩称同一健康只是(如果不是完全唯一的话)涉及人兽共患病和其他在动物—人类层面的健康威胁。FAO 拓宽了这种观念,认为除人兽共患病之外的其他动物疾病也确实会影响人类的健康、营养和生计。

- MDG7:确保环境的可持续性
  - FAO 的另一个支柱是自然资源管理和恰当的环境管理工作。MDG 非常重视合理的农业和土地利用政策、有适应力的生态系统服务以及有效的生产参数,根据这一参数,食用性动物的负面影响将降到最低,并且自然保护工作将得以改善或至少得到维持。此外,应当维护与有效利用由大自然提供的自然服务(如授粉,空气和水质量)。

- MDG8:建立促进发展的全球合作关系,无论是地区性的还是全球性的合作关系,我们认识到没有任何一个组织、国家或机构能够独自完成这项发展。

FAO 行动计划（Food and Agriculture Organisation 2011b）　FAO 计划委员会于 2011 年 3 月批准了此项行动计划，并明确了 FAO 在多方面的相对优势，如多学科的处理和应用、资金设立，以及 H5N1 型高致病性禽流感危机的经验教训（H5N1 疫情于 2003 年末开始在东南亚暴发，并在 2006 年达到高峰，超过 60 个国家报告了感染病例）。该行动计划指出，各国政府、地区、洲际和全球组织间的协同合作，以及捐助机构的参与是必需的。

指导该行动计划的战略前景是通过改善预防措施、及早发现、及时应对、遏制和消除，将由危害严重的人兽共患和非人兽共患疾病引起的动物和动物有关的人类健康风险，及其相关的粮食安全、生计、贸易和经济发展的影响最小化。该战略的主要目标是建立一个强大的全球动物卫生体系，它能有效管理重大动物健康风险，尤其关注动物—人类—生态系统层面的问题，并把疾病动态变化置于农业、社会经济发展和环境的可持续发展的大背景中，同时认识到充足的营养保健的重要作用。

FAO 行动计划（FAO's Action Plan）提出了五个技术工作领域的具体行动：①理解健康危害的跨部门性质；②开发核心技术能力，以应对在国家、区域和全球的各级动物疫病；③加强卫生系统（制度建设和政策制定）；④促进为社会接受和经济上可行的动物健康策略的制定；⑤促进动物、人类和环境健康领域之间的合作。此行动计划是由三个基本职能领域组成：（A）保证充足的人力资源；（B）恰当的宣传行动计划；（C）建立监管与评估制度。行动计划提出帮助较落后的国家建立早期预警、早期检测和快速应对疾病暴发的能力。建议采取的行动是以风险为基础，并针对当地的情况进行调整，鼓励大家参与其中。该计划的所有措施旨在于维护各个国家和区域的可持续性与主权，包括从发展角度出发的从暂时到长期行动的一系列行动计划。

该行动计划与 FAO 目前的战略框架下属的若干倡议一致，包括完善跨界动物疾病方面的紧急预防系统（EMPRES），该系统创建于 1994 年，专门应对那些对生产、健康和环境的威胁。自签署以来，FAO 计划委员会已经提出了两次行动计划更新的要求。目前有计划将于 2014 年 5 月向农业委员会提交审议，以获得 FAO 领导机构进一步支持。

同一健康运行（Operationalising One Health）　FAO 参与了世界各地的数百个项目以促进和引导食品生产、营养、政策，支持林业的可持续发展和环境问题，减轻和适应气候变化的影响和应对突发事件和危机。在其庞大的实地项目中，能力建设和拓展是关键。例如农民学校和牧场学校传授最新的作物生产和动物健康知识，当课程发展到卫生和健康已经成为农场业的一个不可或缺的部分时，在对参与式方法和社区充分了解的医生的帮助下，同一健康理念也可以很容易地被整合其中（疾病与预防控制中心 2012；FAO 2011a）。这项工作基于社区,历时较长,人们将学习的知识付诸实践,且将这些积极的体验作为习惯传授给下一代。同一健康组织则是另一个例子,同样是在村庄或社区层面开展,这里的人类健康被认为是动物健康和环境卫生的一种更宽泛的表现。同一健康组织可能会专注于狂犬病和提高养狗人的责任意识。这些农民学校和同一健康组织需要被监控,FAO 可以通过基线资料或参与式农村评估来评估他们的影响,而该评估平台也得以改进、调整并推广到其他地方。在专业能力素养上,跨学科的职业培训将有利于获得更多知识,并建立部门间的联系。在专业水平上,为了培训兽医实验室专家,医师教学模组和现场流行病学培训的相关课程可以并且已经在亚洲、非洲开展。目前也已存在较新的兽医现场流行病学培训项目(包括为除了健康和农业外的其他机构的野生动物专家准备的课程),作为(那些受训人员)提高能力和素质的同时保持在公共部门就业的成熟模式(Minjauw et al. 2002;Food and Agriculture Organization 2009)。在这种继续教育项目中,学员参加 2 年的培训,其中约 25%的时间在课堂上、自学或进行导师组会议,用他们社区或国家内的相关问题锻炼自己的技能,同时仍然活跃在自己的工作中。该培训项目使用队列系统,即让那些第二年的学生协助教导那些第一年的新生(在一位经验丰富的指导员、辅导员和流行病学家的监督之下进行)。此外,专业人士和决策者可以通过参与模拟练习促进同一健康发展,例如处理潜在的人兽共患疾病的暴发,需要公共卫生、私人部门、旅游部门、国家安全和兽医服务之间的协作,可能就会涉及专业人员在模拟危机形势下的互相交流和召开模拟的记者会。最后,在对于即将从事通信、林业和环境以及生物医学科学方向的专业人员的学术课程中,应尽早引入可操作化的同一健康理念。

2　结论

FAO 的动物健康相关文件中,强调广泛的、多学科、多部门协同合作的方法的重要性。协同合作的方法被旨在应对人—兽生态系统层面健康风险的行动计划所采纳,同时有助于联合国粮农组织(FAO)、世界动物卫生组织(OIE)、世界卫生组织(WHO)三方共同愿景的实现。联合国粮农组织(FAO)在行动计划的首要活动中发挥作用;采取以人为中心、能体现并有助于八个千年目标实现的方法,在国际、区域、国家,以及最重要的本地层面,保证定期监测以保障动物疾病风险管理行动的效能。联合国粮农组织(FAO)的同一健康行动将延伸至动物健康服务之外;在企业级的赞助之下推动本地、本国及国际层面的实践行动,以保证全球健康安全。

参考文献

Ashley S, Beazely P, Holden S (1999) Livestock in poverty-focused development. Livestock in Development, Crewkerne

Boyd J, Banzhaf S (2006). What are ecosystem services? Discussion paper 06–02. Resources for the Future, Washington, 26 pp

Centres for Disease Control and Prevention (2010) http://www.cdc.gov/globalhealth/fetp/. Accessed 1 June 2012

Food and Agriculture Organization (2009) State of food and agriculture: livestock in the balance. FAO, Rome

Food and Agriculture Organization (2011a) Emergency centre for transboundary animal diseases—RAP newsletter. http://www.fao.org/docrep/014/al909e/al909e00.pdf. Accessed 1 June 2012

Food and Agriculture Organization (2011b) Sustainable animal health and contained animal-related human health risks–in support of the emerging One-Health agenda. 106th Programme committee item 3, 12 pp. http://www.fao.org/docrep/meeting/021/ma145e.pdf. Accessed 10 May 2012

Food and Agriculture Organization, Vétérinaires Sans Frontières Belgium (2009) Pastoralist field school—guidelines for facilitation. FAO, Rome

Garrett KA, Mundt CC (1999) Epidemiology in mixed host populations. Phytopathology 89:984–990

Jones KE, Patel NG, Levy MA, Storeygard A, Balk D, Gittleman JL, Daszak P (2008) Global trends in emerging infectious diseases. Nature 451:990–993

Keesing F, Belden LK, Daszak P, Dobson A, Harvell CD, Holt RD, Hudson P, Jolles A, Jones KE, Mitchell CE, Myers SS, Bogich T, Ostfeld RS (2010) Impacts of biodiversity on the emergence and transmission of infectious diseases. Nature 468:647–652

Minjauw B, Muriuki HG, Romney D (2002) Adaptation of the farmer field school methodology to improve adoption of livestock health and production interventions. In: Responding to the increasing global demand for animal products. Proceedings of the British Society of Animal Science International Conference, Merida, Mexico, 12–15 Nov 2002

Polis GA, Anderson WB, Holt RD (1997) Toward an integration of landscape and food web ecology: the dynamics of spatially subsidized food webs. Annu Rev Ecol Syst 28:289–316

United Nations (2012) Millennium development goals. http://www.un.org/millenniumgoals/bkgd.shtml. Accessed 10 March 2012

同一健康力量在非洲国家的发展

南部非洲传染病监测中心——同一健康实际上的核心模型

Mark Rweyemamu, Dominic Kambarage, Esron Karimuribo, Philemon Wambura, Mecky Matee, Jean-Marie Kayembe, Aaron Mweene, Luis Neves, Justin Masumu, Christopher Kasanga, Bernard Hang'ombe, Kim Kayunze, Gerald Misinzo, Martin Simuunza, Janusz T. Paweska

摘要 在面临的诸多健康难题之中,传染性疾病尤为重要,因为它对动物和人类的健康有着深远影响。近年来有证据表明新型的传染病数量不断增加。大量来源于动物的传染病实例提示我们,人兽共患病病原库是新发疾病中一个重要且潜在的丰富来源。由于在动物和人群中的病原体,尤其是特殊的人兽共患病原体,不可预测地产生或再现,传染性疾病将成为21世纪公共卫生和动物群体健康的一个重大挑战。非洲大陆承受着世界上来自动物和人类传染病最严峻的负担,但同时其所具备的检测、识别、监测传染病的能力却是最欠缺的。在近期从非洲及其他地区的人兽共患病疫情中所得到的经验教训里,清晰地预示着合作研究、跨学科研究中心、响应系统、基础设施建设、综合监测系统以及人力发展战略都是十分必要的。为了应对今后传染病带来的挑战,我们需要在国内和国际多部门(人类健康、动物健康笔环境部门)、多学科(自然科学和社会科学)之间建立更多更强的合作,还需要加强涉及公众、学术以及私人组织和机构之间的共同合作关系。为了提高早期预警系统、流行趋势监测、传染病预测以及传染病暴发早期干预的效率,每个国家都有必要提高其自身的传染病识别和实验室检测能力。南部非洲传染病监测中心(The Southern African Centre for Infectious Disease Surveillance, SACIDS)根据同一健康非洲倡议,将南部非洲学术及科研机构与工业化国家的优秀科技中心,还有国际研究中心以一种合作伙伴的关系联结在一起。它致力于增强非洲国家发现、识别、监测动物和人类传染性疾病的能力,以更好地管理由传染性疾病所带来的健康威胁及社会—经济风险,进一步提高非洲国家调查研究与传染性疾病出现和再现有关的生物学、社会—经济学、生态学及人文因素的科研能力。

1 引言

在 HealthMap、EMPRES-i 和 ProMed 等数据库所记载的官方或非官方报道的疾病事件中进行粗略检索，可以发现北美、欧洲和东南亚的疾病事件存在着聚集趋势。Jones 等人（2008）将这一现象称作流行/新发传染病（EID）事件的地域来源的全球丰度地图。但它并不总是反映疾病流行的来源和地域，尤其不能反映流行病学特征或跨境特性。有关 EID 传播风险的研究（Brownlie et al. 2006,2005；King et al. 2006；Rweyemamu et al. 2006；Jones et al. 2008；Woolhouse et al. Woolhouse 2008；FAO/OIE/WHO 2008；World Bank 2010）指出，亚洲、非洲很有可能为常见传染病或新发传染病的地方性流行提供藏匿之所，特别是人类—牲畜—野生动物的交界区。近期许多政府间会议，如 2006 年在北京、2008 年在 Sharm El-Sheikh、2009 年在 Winnipeg 以及 2011 年在 Stone Mountain 举行的会议均强调了该观点。欧盟委员会在对同一健康的阐述中也含蓄地表达了同样的观点，即"通过预防和降低来自人类、动物与多样化生态环境的相互作用过程中的风险和危害，提升健康和幸福水平"。更为普遍的结论是大多数新发人类致病原来源于动物和动物制品，而全球化、气候变化和不以阻断病原体及地源性疾病（如在发展中国家或动物间特定的地方性流行）为目标的管理体系等因素均会加剧疾病的传播风险。此外，越来越多的证据验证了这种定向调查可带来的经济效益（Rushton et al. 2012；Jonas 2012）。

另一项观察结果表明，非洲可能是传染病负担最严重的地区。其中72%的疾病负担是由贫穷、社会经济机遇和动物健康的相互作用，和人类与生态系统等因素造成的，而世界上的其他地区这一比重仅占27%（Smith et al. 1999；Lopez et al. 2006；Kock et al. 2010；Muyembe et al. 2012）。此外，诸如干旱和洪水等气候变化、自然灾害或社会动荡导致的内部迁徙等不利因素，使得非洲疾病患病率、疾病传播和社会—经济影响逐渐恶化，也使许多群体陷入长期贫困的境地。

基于以上考量，人们呼吁南部非洲发展共同体（Southern African Development Community，SADC）的学术科研机构建立起南部非洲传染病监测中心（SACIDS）。

2 SACIDS 的简史

这项关于人类、动物和植物传染病的前瞻性计划旨在鉴别未来（至 2030

年)传染病传播风险的驱动因素(经济和气候变化)、未来疾病的威胁和未来科学/技术的发展,从而有助于在文化、政治、经济发展和人类活动等社会环境的综合考量下评估传染病发生的风险(http://www. bis. gov. uk/foresight/our-work/projects/published-projects/infectious-diseases)。这项计划中的以下结论与非洲的现况密切相关:

- 许多现有疾病的形势依旧严峻,同时将会有新的疾病出现——应当注意在过去 25~30 年间,75%的新型/新发人类传染病是来源于动物的。
- 大多数传染病是非洲和亚洲特有的。这也增加了非洲即将面临的被边缘化的风险。
- 非洲的传染病流行可能会严重限制人口迁移和非洲动、植物产品在国际市场的销售。
- 多部门间(涉及人、动物和植物)和多学科间(自然科学和社会科学)的研究会使传染病在预防和管理方面取得极大进展。
- 早期检测、识别和监测传染病的新技术体系能够提高我们控制未来疾病风险的能力,尤其是在应对来自国际化发展的挑战方面。检测、识别和监测技术的融合为运用创新性方法来控制非洲传染病风险提供了新思路。
- 社会环境对发挥新技术体系的优点至关重要。

鉴于以上这些结论,非洲召开的一系列会议均指出:为了提升非洲研究机构对传染病检测、识别和监测的能力,需要采取紧急措施来调动部门间的积极性。而主要的举措应是在国家疾病监测系统的基础上,培养和加强公共卫生和动物健康领域之间跨部门的合作。这些会议包括在 Entebbe 召开的非洲展望研讨会(Brownlie et al. 2005),2004 年于 Kigali 召开的畜牧业发展非盟董事会,2006 年在埃及 Alexandria 召开的非洲科学家与决策人大会(Congress of African Scientists and Policy Makers,CASP),2007 年 9 月在 Pretoria 召开的非盟展望会议,2007 年 8 月在坦桑尼亚(Tanzania)的 Arusha FAO-SADC-OIE 联合召开的由南部非洲发展共同体的首席兽医官员(Chief Veterinary Officers,CVO)以及地区性牲畜、野生动植物和人类传染病(人兽共患病)领域相关专家参与的会议。

这些会议的提议和磋商在 2008 年 1 月 22 日到 25 日 Pretoria 召开的研讨会上达到了顶峰。此次研讨会首次提出了将非洲南部传染病监测中心(SAC-IDS)作为一个学术研究机构的愿景,也同时呼吁每个参与国都应建立一套正式的体制来促进传染病的跨部门合作,例如国家传染病虚拟中心或国家传染病监测中心(The National Centres for Disease Surveillance,NatCIDS)。

建立了 SACIDS 联盟的成员(即刚果共和国、莫桑比克(Mozambique)、坦桑尼亚和南非的医学和兽医学术研究机构)在 2008 年 1 月的研讨会上携同北部潜在的合作伙伴和技术与经济支持者,以及两位非洲植物病害研究专家一起,拟定了 SACIDS 的愿景、任务和主要目标。

3　SACIDS 的同一健康模型

SACIDS 是同一健康的一个虚拟中心。它促使南部非洲学术研究机构在涉及人类、动物及生态系统的传染病时与工业化国家的优秀科技中心,还有国际研究中心拥有了良好的合作关系。中心创始的非洲科研机构来自坦桑尼亚、刚果(金)共和国、莫桑比克、南非和赞比亚这些国家;而其共同创办的联合机构是伦敦国际发展中心属下的伦敦大学相关学院,包括伦敦卫生与热带医学学院、皇家兽医学院、亚非研究院以及位于肯尼亚的国际畜牧研究所(International Livestock Centre,ILRI)。

该中心的使命是:提高非洲检测、识别和监测(detect,identify and monitor,DIM)人类、动物和生态系统间传染病以及其相互作用的能力,以期更好地控制传染病带来的风险。

它旨在通过发挥其同一健康精神来完成此项任务,SACIDS 将这项任务定义为:通过自然科学和社会科学的合作,解决撒哈拉以南非洲地区的地方性环境中的传染病问题,从而促进对人类、动物和生态系统间相互作用的了解,最终提升公共卫生和动物健康水平(Rweyemamu et al. 2012)。这种关注与促进"同一世界,同一健康"发展理念的定义或假说相一致(King 2008;FAO/OIE/WHO 2008;European Commission 2010;Parkes et al. 2005;Zinsstag et al. 2011)。

SACIDS 主要为机构能力发展的目标所驱动。它通过以下三个不同方向的假设来促成这一目标,即:

- 虚拟中心的理念会比单一从事传染病检测、识别和监控的实体中心带来更高的经济效益。
- 主题驱动计划相比独立个体计划在影响力上有着更为快速的覆盖能力。
- 实践团队能够促进监督/指导受训者的质量和众多研究机构、项目和主题研究合作的质量。

3.1　SACIDS 虚拟中心的基本结构

组织结构原则中最重要的一点就是公共卫生和动物(包括野生生物)卫生部门之间的平衡。这一点也反映在 SACIDS 的管理结构中,有两名非执行副理事协助一名执行理事的工作。其中一名副理事负责人类健康的相关事宜,另一名则侧重于动物卫生。

在发起该体系的四个成员国中,每一个国家都建有国家传染病监测虚拟中心(NatCIDS)。它将国内科研机构和负责人类卫生、动物卫生和环境卫生的政府部门联系在一起。每个国家的统筹者来自人类卫生部门,副统筹来自动物卫生部门(或统筹者来自动物卫生部门,副统筹来自人类卫生部门)。图1显示 SACIDS 的设置规划,其核心统筹单位是由 Sokoine 农业大学和参与国的NatCIDS 构成的 SACIDS 秘书处,合作伙伴和联盟机构也都参与了 SACIDS 项目的执行(见图2与图3)。

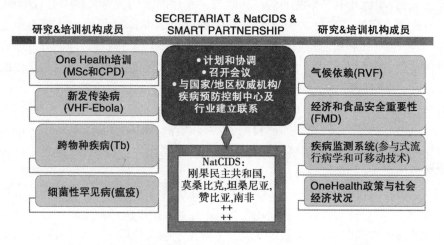

图1　非洲南部传染病监测中心(SACIDS)设置规划

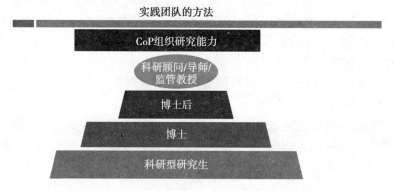

图2　通过实践团队的方式进行研究学习

3.2　NatCIDS 的作用

国家传染病监测中心(NatCIDS)在引领、指导、培训和产生创新科技以应用于监测和风险管理对策的过程中发挥着关键的国家作用,这些管理对策包括早期预警系统、为迅速抑制或控制人类和动物传染病采取的应急准备和干

刚果盆地丝状病毒生态学研究
(共享科研资源和专家学者)

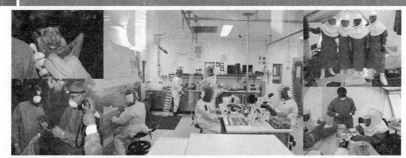

| 在刚果Luebo镇,从 | 在约翰内斯堡NICD的 | 在Luebo的现场实验 |
| 蝙蝠中采集样本 | BSL-4级实验室 | 室进行样本预处理 |

图3　丝状病毒项目的实践团队

预措施。NatCIDS 由相关专家、流行病学家、国内利益相关者组成。为了完成共同项目并实现 SACIDS 的战略目标,NatCIDS 的主要作用是促进多机构、多部门的合作以及国家和国际层面的协作。

简言之,NatCIDS 的主要内容可以概括为以下几点:

- 创建一个国家级平台,以便共享不同资源信息和协调关于传染病监测和风险管理的事项;
- 通过明确参考同一健康理念来评估和加强医学和兽医学的监测体系,从而协助国家疾病监测项目;
- 与利益相关者共同致力于在疾病流行或新发疾病发生时期做好早期准备、协调和应急响应;
- 在疾病暴发期间利用最先进的介入和调查手段更好地了解传染病发生的细节;
- 通过在国家层面申请经费,保证机构拥有长期的自足性;
- 在应用同一健康解决问题时,更有效地与其他非洲国家和北方的合作伙伴进行合作。

3.3　同一健康的培训

无论是富有或贫穷的国家,都不能避免微生物威胁的风险。尽管在特定情形下新产生或再次出现的传染源会有所不同,但事实上控制疾病传播的挑战并没有差别。但不是所有的国家都有相同的能力去应对这种挑战。在"地球村"里,各个国家/地区有不同的优先发展顺序,尤其在经济和基础建设资源上有所不同。然而在这些国家/地区里,人类、动物和动物制品数量的空前增长,隐藏着对各个国家/地区和整个国际社会的生物风险。越来越多的事实表明,病原体不再按照传统的认知进行划分,这一现象促使同一健康紧急倡导健康相关学科进行广泛的合作,并在健康教育方面提出了新议程。与人兽共患病有关的项目使人们不仅意识到这需要各学科的参与(Marcotty et al. 2009;Roth et al. 2003;Zinsstag et al. 2007),同时也开始意识到应该改变卫生专家的培养模式(Marcotty et al. 2009;Zinsstag et al. 2011)。与此背景相反的是,SACIDS 将两个同一健康培养的为期两年的理学硕士(MSc)计划纳入其能力发展计划中。一个是赞比亚大学兽医学院的分析流行病学研究,另一个是坦桑尼亚 Sokoine 农业大学的分子生物学研究(见图4)。

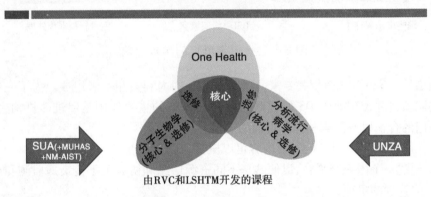

图4 SACIDS 赞助索科伊内农业大学和赞比亚大学第一年硕士课程
(第二年致力于研究项目)

3.4 同一健康研究能力的发展

SACIDS 联盟用来刺激研究的实践团队方法(Wenger et al. 2002;Rweyemamu et al. 2010),被用于提升七种主题的能力,每一个主题都有其特定的实例。这些主题是①新发病毒性疾病——以埃博拉病毒(ebola)和马尔堡病毒(marburg)为代表;②依赖气候的媒介传播疾病(里夫特裂谷热(Rift Valley fever));③可能在野生动物、家畜和人类种间传播的疾病——以肺结核为代表;④与经济和重大食品安全相关的疾病——以口蹄疫为代表;⑤罕见细菌性疾病——以鼠疫为代表;⑥疾病监测和预警分析系统——关注参与性流行病学和对现场数据收集和传送的移动技术的应用;⑦用于同一健康政策研究的社会经济学方法。

本研究的地理学关注点处在人—牲畜—野生生物高度交叉的生态系统和跨边界区域。每个主题的实践团队由一名职业发展型的博士后研究员(3~5年制),两到三名4年制的哲学博士学生以及相同数目的2年制的哲学硕士或理科硕士组成,所有人员都由南非、英国和国际家畜研究所(ILRI)的专家们进行监督管理。研究鼓励每个实践团队寻求本国拥有相近目标的其他小组的协作。

4　案例研究

4.1　非洲新型沙粒病毒的发现和特性

新发疾病尤其是负链 RNA 病毒介导的人兽共患病,仍旧是危害全球公共卫生和动物群体的可怕难题。沙粒病毒(arenavirus)是一种主要由啮齿类动物传播的病原体,能够引起人类严重的病毒性出血热(VHF)综合征。沙粒病毒科(arenaviridae)已经分离出 23 个可识别的物种,其中 6 种能引起高病死率 VHF 的暴发。目前拉沙病毒(lassa virus)是唯一一种已知在西非能够引起人类 VHF 的沙粒病毒(Buchmeier et al. 2007;Charrel et al. 2008)。但 2008 年 9 月,一名先前未知的感染了沙粒病毒的危重患者从赞比亚的 Lusaka 入境,病毒经空气传播导致约翰内斯堡发生了院内 VHF 惊人的暴发感染,其病死率达到 80%。在暴发期间,国际合作使得这种新型病毒得以迅速识别。这一事实证明卫生和科学团体是可靠的,并且他们有强大的工具来快速检测,可以应对新型未知病原体的挑战。这次的暴发历史是高致病性沙粒病毒可以在非洲更广泛地流行的一个严峻的预警(Paweska et al. 2009)。该事件也表明,跨国活动的患者会造成高危病原体以不可预知的方式扩散并造成严重的公共卫生后果。包括无偏高通量测序应用在内的基因组分子学研究可以快速了解沙粒病毒家族新成员(Briese et al. 2009)的特性。它被暂时命名为 Lujo 病毒(LUJV),但我们对它的生态学、流行病学、宿主范围、自然传播周期和分布并没有足够的认知。鉴于感染 LUJV 的患者有不同寻常的高死亡率,所以需要对病毒的组织趋性、复制和传播、对啮齿类宿主和其他潜在的包括灵长类在内的脊椎动物宿主的致病机制进行研究。

LUJV 的自然储存宿主仍未明确,首例(记录)病例的传染源和感染途径同样也无法获知。她(首例病例)在其农田里饲养宠物和马匹,有证据表明在马厩里有啮齿类动物活动,啮齿类动物尿液中的排泄物能够污染地面上被丢弃的物品,这些物品可能包含了碎玻璃,这块碎玻璃在她被医疗中心护送到南非的 10 天前曾割破了她的足部(Paweska et al. 2009)。因为她被割伤后在沙粒病毒的潜伏期内表现出了首发症状,所以上述情况可能有着潜在的流行病学相关性。非洲沙粒病毒的自然宿主是鼠科的啮齿类动物,尤其是多乳鼠类。目前只有非致病性沙粒病毒在赞比亚周边地区被发现。赞比亚在 LUJV 暴发后的一年内开展一项关于多乳鼠类间沙粒病毒流行现况的研究，这项研究从2009年5月到8月对 Lusaka、Namwala 和 Mfuwe 周边地区进行调查，但并没有局限在病例所在的农场。然而在捕获的总共263只啮齿类动物中，仅有5只出现沙粒病毒的肾脏感染，在 Lusaka 附近捕获的23只啮齿类动物中17%呈沙粒病毒阳性；在 Namwala 捕获的24只啮齿类动物中仅有4%为阳性，但是在 Mfuwe 捕获的143只啮齿类动物并未发现阳性。对4种赞比亚沙粒病毒分离株的进化分析显示，东半球和西半球的沙粒病毒序列存在不同之处。Lusaka 和 Namwala 的新型病毒种被共同定义为 Luna 病毒（LUNV）。LUNV 与 LUJV 有明显的遗传学差异，但 LUNV 与非洲中部到东部的非致病性沙粒病毒有密切关系（Ishii et al. 2011）。

4.2 2008—2011 年南非里夫特裂谷热的再发

1950 至 1951 年间首次报道里夫特裂谷热（RVF）在南非的大暴发，随后在1953年、1974—1976年以及1999年均有确诊的人类感染病例，在2008至2009年间出现了局域性和相对独立的暴发疫情，但是在2010—2011年却出现了大暴发，影响范围广泛。2008到2011年期间，超过2000个疑似人类 RVF 病例样本被提交给国家特殊病原体研究所的国家传染病卫生实验室进行检测确诊。2008至2009年，共有24例非致死性人感染 RVF 病例得到实验室确诊。2010年，有241例人感染病例确诊，其中25例致死。2011年37名记录在册的确诊病例中没有死亡病例。以上暴发与驯养的反刍动物的疫情暴发有地理相关关系。暴发大多数发生在国家的内陆高原，尤其以 Free State、Northern Cape、North-West、Eastern Cape 和 Western Cape 为主。RVF 的人群暴发在2010年3月达到高峰，有超过100名病例得到实验室确认，从2012年截至目前没有报告新病例。同一时期，共有13 902个动物病例得到确诊，其中8581例已经死亡。动物病例主要是圈养反刍动物，但是包括水牛、黑貂、白斑羚、羊驼、美洲驼和亚洲水牛等在内的野生动物也有感染。动物和人感染病例在地理上的重合表明大多数人类通过与感染动物的直接接触而被感染。事实上，254例（89%）确诊病例均有与动物组织或体液的接触史。所有死亡病例均发生在2010年（病死率为10%）。2008到2010年总的病死率为8%（Jansen van Vuren et al. 2012）。C 系病毒的遗传变异体导致了2008—2009年疫情暴发。C 系病毒包含津巴布韦（Zimbabwe, 1978—1979）、马达加斯加（Madagascar, 1991）、肯尼亚（Kenya, 1997—1998, 2006—2007）、南非（1999）和马达加斯加（2003）的病毒分离株。2010至2011年的暴发是由2004年首次发现的 H 系纳米比亚（Namibian）分离株相关的病毒变异株造成的。但在2010年的暴发的病毒分离株中，其中一株在遗传学特征上截然不同，它与 Smithburn 嗜神经疫苗株的变异株密切相关。此病毒从一名兽医身上分离出来,兽医可能是在给可能已被病毒野生株感染的牲畜接种疫苗时被针头刺伤而被感染,因此这个分离株可能是野生株与 RVFV 毒株的重组体(Grobbelaar et al. 2011)。

4.3　刚果盆地丝状病毒(Filoviruses)的生态学研究

研究认为人类感染丝状病毒的散发病例是由于与感染动物接触,或直接接触被感染者的血液或体液进行传播。被丝状病毒感染的个体通过病毒介导的早期固有免疫应答产生损伤作用,这造成丝状病毒感染后病情的快速发展。由于缺乏有效的抗病毒疗法和经审核可用的疫苗,以及丝状病毒从宿主到人类的特性也未曾掌握,因而束缚了人们对丝状病毒疾病发生和传播的有效控制。丝状病毒属中的马尔堡病毒(marburg virus(Saijo et al. 2006))和埃博拉病毒(Ebola virus(WHO 1978a,b))分别在 1967 年和 1976 年被首次发现。流行病学研究表明蝙蝠可能是人类和非人灵长类动物长期以来发生丝状病毒的疫情暴发的主要来源。尽管人们为控制丝状病毒疫情地区成千上万的脊椎动物和无脊椎动物宿主而付出了深入细致的努力,可现场隔离埃博拉病毒(ebola virus)并不成功,丝状病毒的生态学及流行病学机制也尚不完全清楚。这主要是因为丝状病毒的无规律暴发发生在资源紧缺、地理位置偏远的非洲。因此,每次疫情暴发时流行病学调查很滞后,并且主要依靠国际支援。另外,要处理丝状病毒需要用到这些非洲国家所不具备的四级生物安全实验室(BSL 4)。因此,当丝状病毒暴发的时候,获取病毒的生物学、生态学及流行病学的信息需要国内外专家的共同努力,只有这样才能确保所需的资金、培训、诊断材料和实验室支持。

南非传染性疾病监测中心(SACIDS)对刚果盆地及刚果国内丝状病毒暴发的地区进行了生态学研究。这次共同合作研究的组织包括几家刚果国内机构(比如国家生物医学研究所、Kinshasa 兽医学实验室、Kinshasa 大学)和南非国家特殊病原体中心分支中的国家传染病研究中心(NICD)以及世界卫生组织(WHO)。在这次联合行动中,刚果的机构提供现场采样的管理和人力资源,国际组织(SACIDS、NICD/NHLS、WHO)提供最好的安全实验室设备、培训、资金和统计支持。此次联合行动的目标包括从 DRC 地区假定的线性病毒宿主中采集样本,特别是蝙蝠类,并且在 NICD/NHLS 的四级生物安全实验室对样本进行分析(见图 2)。这些研究是基于"蝙蝠是埃博拉病毒宿主"这一假设。所以这次的目的是要从蝙蝠器官组织中分离出埃博拉病毒。

SACIDS 组织的 1 名博士后、2 名博士生和 2 名理学硕士进行了此项目中一些其他研究,以期提高对埃博拉病毒病流行病学的了解,从而发展疾病的快速监测技术,并运用蝙蝠细胞培养技术来分离病原体,评定宿主体内的致病机制。研究结果将有助于改善预防和应急政策从而控制该疾病。

4.4　调查赞比亚和坦桑尼亚啮齿类动物和跳蚤中鼠疫杆菌的存在状况

　　分散在世界各处生态疫源地的啮齿类动物和它们的体外寄生跳蚤常带有病毒和细菌性病原体。人类和啮齿类动物及跳蚤的密切接触被认为是病原体传播的一种途径。人口密度的增加使人不断地迁移到新的领域，从而提高人类感染啮齿类动物和跳蚤传播病原体的风险。一个经典的例子是鼠疫耶尔森菌（Yersinia pestis），这类杆菌通常通过跳蚤传播。其所引起的人兽共患病发生在亚洲、非洲和美洲的许多地方（Stenseth et al. 2008；WHO 2000）。有记录记载主要的暴发发生在非洲，因为那里的生活条件使人们跟啮齿类动物跳蚤能够密切接触。居住地周围环境外的啮齿类动物是很重要的，它们可能在森林宿主和人类之间起到中间宿主的作用。我们在赞比亚和坦桑尼亚实施了现场实验，目的就是了解鼠疫杆菌在这样的环境中的传播途径。因为耶尔森氏菌需要合适的生物保存环境（Hinnebusch et al. 1998），所以这个研究侧重于通过运用更简便、更安全的分子生物学方法来分析鼠疫耶尔森氏菌（Yersinia pestis）在啮齿类动物和跳蚤中的感染情况（Hang'ombe et al. 2012）。已知鼠疫病例流行的地区被列为监测区，在这些地区里，潜在的患者、啮齿类动物和跳蚤均进行耶尔森氏菌监测。另外，我们设计了有利于在这些偏远且难以接近的地区进行样本采集的最佳方案。研究结果将对疾病控制策略产生直接的影响。

　　基于相同生态系统内一致的研究模板，我们对其他病原体的感染状况也同时进行了调查研究。目前为止，该研究已经在啮齿类动物中发现了新型沙粒病毒的感染（Ishii et al. 2011）。此外关于鼠疫耶尔森菌的研究协议已经成功地运用于控制赞比亚炭疽杆菌感染的暴发。

4.5　关于威胁食品安全及国民生计疾病的合作研究

　　口蹄疫（FMD）是一个运用同一健康方法重点研究威胁食品安全及国民生计的典例（Perry et al. 2008）。FMD 是一种在驯养或野生偶蹄动物中，具很高的接触传染性和经济毁坏性的疾病。FMD 可引起幼年动物的死亡，并造成成年动物的产量降低，从而威胁食品安全和国民生计。FMD 的致病因子是 FMD 病毒（FMDV），该病毒属于微小核糖核酸病毒科，口蹄疫病毒属。共有 7 种免疫血清型（O、A、C，以及南非地区的 SAT1，SAT2，SAT3 和 Asia1），在全球范围内有着不同的流行集群分布（Rweyemamu et al. 2008），每种血清型中也有不同的地区分布（Knowles et al. 2003；Vosloo et al. 2002）。在南非，因为有逐级管理的区域协议和承诺,FMD 被认为是一种具有战略性意义的疾病。因此,该地区开展了与 FAO、OIE 和 AU-IBAR 的合作,即 SADC FMD 逐级控制途径(SADC 报告,2011)。南非十分依赖家畜产业作为其经济增长来源,偏远贫困地区近 50%的南非人口的生计来自于家畜养殖(Perry 和 Rich 2007)。虽然在南非 FMDV 的流行病学研究是重要的,但是在 SADC 区域并没有对其进行持续且深入的研究。SACIDS 正在开展一项关于南非 FMD 地方性流行的复杂流行病学和分子决定因素的调查,关键的研究问题是"什么造成了 FMD 在南非的流行,以及如何进行危险控制?"该研究采用了社区实践方法,与东非的其他倡议如有资金资助的 FMD 项目—SADCTAD、BBSRC-CIDLID 和 DANIDA 合作。目前为止,在坦桑尼亚不同地理区域采用 ELISA 抗体,NSP ELISA、RT-PCR 和 FMDV 衣壳蛋白的基因测序的方法,已鉴定出四种血清型(A、O、SAT 1 和 SAT 2)及各自的地区型(Kasanga et al. 2012;提交中的手稿)。这些研究结果将揭示流行的 FMDV 毒株的地理分布、基因多态性和抗原性,FMD 地方性流行的流行病学和分子决定因素,及 FMDV 野生株的进化特征。该信息有助于制定及推荐适宜于预防和控制非洲 FMD 的策略,从而促使动物产量增长并加强食品安全和改善国民生计。在未来可以采用类似的方法,对其他威胁此区域食品安全和国民生计的疾病如小反刍兽疫(Peste des Petits Ruminants,PPR)和非洲猪热病(African Swine Fever,ASF)进行研究。

4.6　人类—家畜—野生动物间及跨境疾病监测系统的发展

我们采用参与式的方法,设计了一个监控系统运用于三个生态系统的动物和人群的疾病监测是系统,这三个系统分别为 Ngorongoro、Kagera 河流域和 Zambezi 河流域中。在非传染病监测中心(SACIDS)、东非一体化疾病监测网络(EAIDSNet)与坦桑尼亚和赞比亚的国家传染病疾病监测中心(NatCIDS)的协调与共同努力下,造就了同一健康在这三个生态系统的疾病监测策略的发展。Ngorongoro 生态系统代表了最大的人类—野生动物—家畜的相互作用区域。这个生态系统是由马赛人居住为主的牧区,他们主要以牧牛、山羊和绵羊为生,并与 Ngorongoro 的野生动物保护区极为接近(NCA)。其他的两个监测点(Kagera 和 Zambezi 河流域)代表着跨境的生态系统,这样的同一健康监测对诊断和管理跨境的传染病可能具有潜在影响。Kagera 河流域生态系统位于东部非洲大湖区,是乌干达、卢旺达、布隆迪和坦桑尼亚的接壤之地。Zambezi 河盆地位于非洲南部,是赞比亚、安哥拉、纳米比亚、博茨瓦纳和津巴布韦的接壤之地。在同一健康的疾病监测策略中应该包括两个互补系统,即:(A)旨在积极调查收集疾病资料并以社区为单位的主动监测(CAS)系统,使用简单的临床症状作为病例定义对动物和人群进行症候群监测。该系统采用社区的健康报告者(CHRS),由其主动筛查发生在人群、野生动物和家畜种群中的疾病事件。在调查收集时,这些事件的数据将通过使用 Epicollect 数据的安卓手机进行实时记录与传输。(B)以社区为单位的被动监测(DPS)系统,该系统在动物和人类卫生部门通过现有的监测方法(IDSR),应用移动技术传输两个卫生部门间的实时数据来增强监测效能。

SACIDS 通过与英国其他机构(皇家兽医学院和帝国理工学院)以及东南亚的卫生机构(BIOPHICS、泰国卫生部门、MBDS 和 InSTEDD,柬埔寨)的合作以协助改善同一健康的监控策略。这两个系统(CAS 和 DPS)的数据分析是相关联的。通过从远程站点 CAS 和 DPS 系统收集的数据集中存储于 SACIDS 总部的服务器上(用于 Ngorongoro 生态系统),而那些来自 Zambezi 河生态系统的数据则存储在赞比亚大学(UNZA)的中央服务器里。数据存储点由部委担任托管者,并负责为各自国家的人类和动物卫生部门存储数据。对这些数据进行分析并总结后所得出的报告,将在这两个部委和区总部中基于现场的疾病管理单位中共享。

4.7   同一健康的政策研究

最近,同一健康的概念在地区和国际极中获得了极为广泛的关注,这推进了同一健康倡议的形成,并促进了部门间协作模式的发展。同一健康理念在人群和动物健康计划的主流化有望推进综合性和有效性风险管理策略的发展,实现人、动物、植物和环境最佳健康的目标。为实现这些目标,SACIDS 采用了的七个研究主题之一的基于社会经济研究方法的实践团队项目(包括卫生政策研究)。项目主题包括①非洲各国内同一健康的发展,卫生政策、计划/战略和管理结构,以及它们将如何影响人类和动物卫生服务系统;②范围、性质和影响部门间协作的因素,特别是对人兽共患疾病的监测和控制方面;③传染病的社会经济影响及其控制;④医疗卫生行为的影响,以及寻求关于人类和动物健康的卫生政策和服务系统。按照设想,COP 的推动将产生一些额外的信息,会有利于为加强部门间在感染性疾病的检测、识别、监视和控制的协作创造一个良好的平台。

5   同一非洲,同一健康

作为一个现实中的中心,SACIDS 一开始仅是专注于非洲的南部发展共同体(SADC)的地区,并展望类似区域实际中心将出现在同隶属于非洲联盟的东非(EACIDS)和西非(WACIDS)等地区。在 2005 年于恩德培举行的非洲传染病会议中,专家们呼吁以泛非洲的角度对传染病进行疾病管理(Brownlie et al.

2006）：

　　"通过泛非洲地区的共同努力，由非盟成员国政府共享，反映非洲社会需求，得到国际社会支持，达到一个人类健康或生计、农业和经济发展不再受传染病危害影响的社会的目标。"

　　以上论点是 Rweyemamu 等人（2006）对非洲的人类、动物、植物传染病的未来风险评估的进一步阐述。2007 年 9 月蒙巴萨的非洲科技部第三次常规会议上进一步讨论了这一理念。从 2008 年后，非盟就已经开始详述包含此理念的一个政策架构。在 EACIDS 和 WACIDS 都处于萌芽期时，非洲就已经有了几个同一健康导向的发展项目，比如韦尔科姆基金会资助的非洲项目、美国国际开发署资助和激励的中非和东非的兽医和公共卫生学院院长组织促进同一健康培训的机构项目（OHCEA）、着重于同一健康的非洲现场流行病学网络（AFENET），以及东非共同体的东非疾病监控网络（EAIDSNet）。在非洲联盟内部架构中，非盟内部的非洲动物资源局（AU-IBAR）则通过禽流感项目获得的经验，正在研究一种基于同一健康的、能推动上述理念发展的关键方法。

　　同时让人鼓舞的是，国际家畜研究所（ILRI）的其中一个新项目与同一健康的研究方法有关。ILRI 的总部设在肯尼亚。一些对非洲项目进行捐助资助者也聚焦于同一健康主题。与此同时，SACIDS 的任务除原来在南非以及东非的重点项目外，现在也延伸到了整个撒哈拉沙漠以南的非洲地区。

　　"同一非洲，同一健康"项目的目标是建立一个可以让不同领域的研究人员共同参与的研讨平台。为了实现该宗旨，SACIDS 在 2011 年 7 月召开了非洲第一届"同一健康"会议（http://www.ojvr.org/index.php/ojvr/issue/view/33）。但无论是 SACIDS 还是任何上述提及的初步举措，在此阶段都没有充足的资金定期召开会议。

　　致谢　我们感谢威康信托基金会，洛克菲勒基金会，谷歌基金会和英国的展望计划的财政支持。作为一个实际上的中心，SACIDS 很大程度上取决于主办机构（索科伊农业大学）的允诺和支持，包括在刚果（金）、莫桑比克、南非、坦桑尼亚和赞比亚所有的成员机构，以及我们技术团队和合作伙伴的辅导支持，尤其是伦敦卫生与热带医学学院、皇家兽医学院和伦敦国际发展中心以及国际家畜研究所（ILRI）。

参考文献

Ishii A, Thomas Y, Moonga L, Nakamura I, Ohnuma A, Hang'ombe BM, Takada A, Mweene A, Sawa H (2011) Novel arena virus, Zambia. Emerging infectious diseases, 17:1921–1924

Brett NA, Weyer J, Paweska J, Nkosi D, Leman P, Tint KS, Blumberg L (2011) Outbreak of Rift Valley fever virus affecting veterinarians and farmers in South Africa, 2008, S Afr Med J 101:263–266

Briese T, Paweska JT, McMullan LK, Hutchison SK, Street C, Palacios G, Khristova ML, Weyer

J, Swanepoel R, Egholm M, Nichol ST, Lipkin WI (2009) Genetic detection and characterization of Lujo virus, a new hemorrhagic fever-associated arenavirus from southern Africa. PLoS Pathog 5:e1000455

Buchmeier MJ, de la Torre J.-C, Peters CJ (2007) Arenaviridae: the viruses and their replication. In: Knipe DM, Howley PM (eds) Fields Virology, 5th ed. Philadelphia: Lippencott Williams & Wilkins, Hagerstown pp1791–1827

Brownlie J, Peckham C, Waage J, Woolhouse M, Lyall C, Meagher L. Tait J, Baylis M, Nicoll A (2006) Foresight. Infectious diseases: preparing for the future. Future Threats. Office of Science and Innovation, London p 1–83. http://www.bis.gov.uk/assets/bispartners/foresight/docs/infectious-diseases/t1.pdf. Accessed January 2012

Brownlie J, Morgan D, Otim-Nape W, Rweyemamu M, Serwadda D, Waage J (2005) Infectious diseases in Africa: using science to fight the evolving threat report of a pan-African workshop in Entebbe, Uganda, August 2005. Office of Science and Innovation, London. http://www.bis.gov.uk/assets/bispartners/foresight/docs/infectious-diseases/a4.pdf (Accessed May 2012)

Charrel RN, de Lamballerie X, Emonet S (2008) Phylogeny of the genus Arenavirus. Curr Opin Microbiol 11:362–368

European Commission (2010) Outcome and impact assessment of the global response to the avian influenza crisis 2005–2010. Publications Office of the European Union, Luxembourg

FAO/OIE/WHO (2008) Contributing to one world, one health: a strategic framework for reducing the risks of infectious diseases at the animal-human-ecosystems Interface. OIE/WHO/UNICEF/World Bank and UN system influenza coordination, international ministerial conference on avian and pandemic influenza. Sharm El-Sheikh, October 14, 2008. http://un-influenza.org/files/OWOH_14Oct08.pdf Accessed January, 2012

Grobbelaar AA, Weyer J, Leman PA, Kemp A, Paweska JT, Swanepoel R (2011) Molecular epidemiology of Rift Valley fever virus. Emerg Infect Dis 17:2270–2276

Hang'ombe BM, Nakamura I, Samui KL, Kaile D, Mweene AS, Kilonzo BS, Sawa H, Sugimoto C, Wren BW (2012) Evidence of Yersinia pestis DNA from fleas in an endemic plague area of Zambia. BMC research notes. 5:72

Hinnebusch JB, Gage KL, Schwan TG (1998) Estimation of vector infectivity rates for plague by means of a standard curve-based competitive polymerase chain reaction method to quantify Yersinia pestis in fleas. 1998. Am J Trop Med Hyg, 58:562–569

Ishii A, Thomas Y, Moonga L, Nakamura I, Ohnuma A, Hang'omebe A, Takada A, Mweene B, Sawa H (2011) Novel arenavirus, Zambia. Emerg Infect Dis 17:1921–1924

Jansen van Vuren P, WeyerJ, Kemp A, le Roux C, Leman P, Grobbelaar A, Lekhuleni P, Dermaux-Msimang V, Archer B, Thomas J, Blumberg L, Paweska J (2012) Viral haemorrhagic fever outbreaks, South Africa, 2011. National Health Laboratory Service, National Institute for Communicable Diseases 1 April, 2012, Commun Dis Surveill Bull 10(1):1–5

Jonas O (2012) Economics of one health. Presentation to the one health summit 2012. Davos, 19–23 February, 2012

Jones KE, Patel N, Levy MA, Storeygard AD, Balk JL, Gittleman, Daszak P (2008) Global trends in emerging infectious diseases. Nature 451:990–993

Kasanga CJ, Sallu R, Kivaria F, Mkama M, Masambu J, Yongolo M et al (2012) Foot-and-mouth disease virus serotypes detected in Tanzania from 2003 to 2010: Conjectured status and future prospects', Onderstepoort J Vet Res 79(2), Art. #462, 4 pages. http://dx.doi.org/10.4102/ ojvr.v79i2.462

King DA, Peckham C, Waage JK, Brownlie J, Woolhouse M (2006) Infectious diseases—Preparing for the future, 8th Sept 2006. Science 303:1392–1393

King L (2008) The convergence of human and animal health one world–one health. UMN Workshop; Minneapolis, 14 May 2008

Knowles NJ, Samuel AR (2003) Molecular epidemiology of foot-and-mouth disease virus. Virus Res 91:65–80

Kock RA, Kock MD, Cleaveland S, Thomson G (2010) Health and disease in wild rangelands. In: Wild Rangelands Conserving wildlife while maintaining livestock in semi-arid ecosystems. Du Toit JT, Kock RA, Deutsch JC (eds). Wiley Blackwell Oxford pp 98–128

Lopez AD, Mathers CD, Ezzati M, Jamison DT, Murray CJL (2006) Global and Regional Burden of Disease and Risk Factors, 2001: systematic analysis of population health data. The Lancet 367:1747–1757

Marcotty T, Matthys F, Godfroid J, Rigouts L, Ameni G, van Pittius NG, Kazwala R, Muma J, van Helden P, Walravens K, de Klerk LM, Geoghegan C, Mbotha D, Otte M, Amenu K, bu Samra N, Botha C, Ekron M, Jenkins A, Jori F, Kriek N, McCrindle C, Michel A, Morar D, Roger F, Thys E, van den Bossche P (2009) Zoonotic tuberculosis and brucellosis in Africa: neglected zoonoses or minor public-health issues? The outcomes of amulti-disciplinary workshop. Ann Trop Med Parasitol 103:401–411

Muyembe-Tamfum JJ, Mulangu S, Masumu J, Kayembe JM, Paweska JT (2012) Ebola virus outbreaks in Africa: past and present. Onderstepoort J vet Res 79(2), Art. #451, 8 pages. http://dx.doi.org/10.4102/ojvr.v79i2.451

Parkes MW, Bienen L, Breilh J, Hsu L-N, McDonald M, Patz JA, Rosenthal JP, Sahani M, Sleigh A, Waltner-Toews D, Yassi A (2005) All hands on deck: transdisciplinary approaches to emerging infectious disease. EcoHealth 2:258–272

Paweska JT, Sewlall NH, Ksiazek TG, Blumberg LH, Hale MJ, Lipkin WI, Weyer J, Nichol PE, Rollin LK, McMullan CD, Paddock T, Briese J, Mnyaluza T -H., Dinh V, Mukonka P, Ching A, Duse G, Richards G, de Jong C, Cohen B, Ikalafeng C, Mugero C, Asomugha MM, Malotle DM, Nteo E, Misiani R, Swanepoel SR, Zaki, Members of the outbreak control, and investigation teams (2009) Nosocomial outbreak of novel arenavirus infection, Southern Africa. Emerg Infect Dis 15:1598–1602

Pepin M, Bouloy M, Bird B, Kemp A, Paweska J (2010) Rift Valley fever virus (*Bunyaviridae: Phlebovirus*): an update on pathogenesis, molecular epidemiology, vectors, diagnostics and prevention. Vet Res 41:61. doi:10.1051/vetres/2010033

Perry BD, Rich KM (2007) Poverty impacts of foot-and-mouth disease and the poverty reduction implications of its control, Veterinary Record 2007;160:238–241

Rushton J, Häsler B, de Haan N, Rushton R (2012). Economic benefits/drivers of a "one health" approach: why should anyone invest? Onderstepoort J vet Res 79(2), Art. #461, 5 pages. http://dx.doi.org/10.4102/ojvr.v79i2.461

Rweyemamu M, Otim-Nape W, Serwadda D (2006) Foresight. infectious diseases: preparing for the future, Africa Office of Science and Innovation, London p1–120. http://www.bis.gov.uk/assets/bispartners/foresight/docs/infectious-diseases/a1_id_africa.pdf. Accessed January 2012

Rweyemamu M, Roeder P, MacKay D, Sumption K, Brownlie J, Leforban Y (2008) Planning for the progressive control of foot-and-mouth disease worldwide. transboundary and emerging diseases.55:73–87

Rweyemamu MM, Paweska J, Kambarage D, Namuba F (2012) Towards One Africa, One Health: the SACIDS one health focus on infectious diseases. Onderstepoort J vet Res 79(2), Art. #449, 2 pages. http://dx.doi.org/10.4102/ojvr.v79i2.449

Stenseth NC, Atshabar BB, Begon M, Belmain SR, Bertherat E, Carniel E, Gage KL, Leirs H, Rahalison L (2008) Plague: past, present and future. PLoS Med 5:e3. doi:10.1371/journal.pmed.005003

Swanepoel R, Paweska JT (2011) Rift Valley fever. Oxford textbook of zoonoses: biology, clinical practise, and public health control 2nd edn. In: Palmer SR, Soulsby L, Torgerson PR, Brown DWG (eds), Oxford University Press, Oxford, pp 421–431

Saijo M, Niikura M, Ikegami T, Kurane I, Kurata T, Morikawa S (2006) Laboratory diagnostic systems for Ebola and Marburg hemorrhagic fevers developed with recombinant proteins. Clin Vaccine Immunol 13:444–51

Smith KR, Corvalan CF, Kjellstrom T (1999) How much ill health is attributable to environmental factors? Epidemiology 10:573–584

Vosloo W, Baston ADS, Sangare O, Hargreaves SK, Thomas GR (2002) Review of the status and control of foot and mouth disease in sub-saharan Africa. Rev. Sci. Tech. Off. Int. Epizoot. 21:437–449

Wenger E, McDermott R, Synder W (2002) Cultivating Communities of Practice: a guide to managing knowledge. Harvard Business School Press, Boston

WHO (1978a) Ebola haemorrhagic fever in Sudan. 1976. Bull World Health Organ 56:247–270

WHO (1978b) Ebola haemorrhagic fever in Zaire. 1976. Bull World Health Organ 56:271–293

WHO (2000) Human plague in 1998 and 1999. Weekly Epidemiol Rec 75:338–343

Woolhouse MEJ (2008) Epidemiology: Emerging diseases go global. Nature 451:898–899

World Bank (2010) People, pathogens, and our planet. Volume one: towards a one health approach for controlling zoonotic diseases. © World Bank

Zinsstag J, Schelling E, Roth F, Bonfoh B, de Savigny D (2007) And Tanner, M. Emerg Infect Dis 13:527–531

Zinsstag J, Schelling E, Waltner-Toews D, Tanner M (2011) From "one medicine" to "one health" and systemic approaches to health and well-being. Prev Vet Med 101:148–56

同一健康方法在西太平洋地区的发展

Ben Coghlan，David Hall

　　摘要　西太平洋地区是世界卫生组织（WHO）六个成员区域中人口最多的,在过去十年内西太平洋地区发现了多种新发人兽共患病的感染。这使得人们开始关注如何在人类、动物和环境复杂的交互作用中处理潜在风险,并以此作为一个更好的方式来应对新发疾病。同一健康方法很适合该领域,因为它是野生动物引起新发疾病的一个受关注的"热点",并由于人兽共患病意料之外的复燃已引起城市和城郊地区市民的发病和死亡。而这些人兽共患疾病复燃的原因还没有被人所了解。在本章,我们对不同区域间、多国家间、国家内部使用唯一健康方法的情况展开讨论。当某地出现新发疾病暴发时,不同协会、捐助者、研究机构和联合国组织提出的一系列不相关的、重复的倡议,这在一定程度上阻碍了有利于地区、区域和全球新旧疾病管理方法的发展。

1　引言

　　西太平洋地区是世界卫生组织（WHO）六大成员区域之一。这是一个人

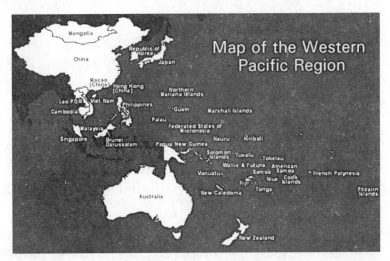

口最为稠密的地区,拥有居住着全球四分之一人口的 37 个国家(World Health Organization,Western Pacific Region 2012)。这些国家有各自的特点:从世界上人口最多的国家——中国,到世界上面积最小的地区如太平洋岛屿纽埃岛、托克劳群、瑙鲁岛和图瓦卢岛等(Population Reference Bureau 2011);从世界上人口密度最大的国家——新加坡,到世界上人口密度最小的国家——蒙古(Population Reference Bureau 2011);从经济高度发达的国家如澳大利亚、日本、韩国,到经济欠发达的国家如巴布亚新几内亚、所罗门群岛(UNDP 2011)(表 1)。

过去的十年间,这个区域暴发了一系列人兽共患传染病。这触发了国际公共卫生领域针对处理这些问题史无前例的行动。2003 年 SARS 的暴发暴露了疫区各国在识别、切断和控制新型感染性疾病传播的不足。若不消除这些不足之处,全球性危机将一直持续。1997 年和 2004 年暴发的禽流感疫情(H5N1 亚型禽流感)是迄今为止世界上有记录的最大规模的人兽共患病暴发。此次疫情给全球敲响了警钟。它不仅警示着人类卫生服务系统的缺陷,也提示着我们在动物卫生、动物产品以及食品供应链中所面临的持续性挑战。该病毒目前还在中国和越南的家禽间流行,所以我们需要的不仅仅是应急响应。

在人类、动物和环境复杂的交互作用过程中,或者说在人类和生态系统间,存在着导致疾病的潜在危险因素和易感因素。通过处理这些因素来减少疾病暴发和传播的可能性,是一种对抗新发疾病更好的方法。在许多提及环境因素作用的资料里,这种方式被称为生态健康(Charron 2012),或者被称为同一健康。同一健康方法就是多种健康理念的综合而非单一理念的应用。同一健康方法已经被西太平洋地区所广泛接受,原因如下:

第一,由于来源于野生动物的新型疾病的发生,西太平洋湄公河下游地区已经成为一个备受关注的地区。疾病的发生是由人类社会许多因素造成的,这些因素包括:经济的快速发展、城市化进程、不断发展的农业、不断增高的畜牧产品需求、植被不断减少,以及人口的增长和老龄化(Jones et al. 2008)。单靠人类和动物卫生部门是不能够解决这些问题的,我们需要多个部门或团体的合作。

第二,人兽共患病包括狂犬病、炭疽和钩端螺旋体病等,该疾病在西太平洋地区出乎意料地死灰复燃,已导致了城市内和城市周边的社区人群发病和死亡。同一健康方法可以用以控制其中一些疾病的流行,并且预示着当我们制定新发传染病的响应预案时与其他部门共同协作以及提高公众意识是非常重要的。

第三,该领域并没有涉及一些众所周知的人兽共患病,如布氏杆菌病。虽然在全球许多地方它们都已经被消除,但事实上我们仍可以考虑运用更有效

表1　西太平洋的国家和地区

1. 美属萨摩亚（American Samoa）	20. 新喀里多尼亚（法国）（New Caledonia（France））
2. 澳大利亚（Australia）	21. 新西兰（New Zealand）
3. 文莱（Brunei Darussalam）	22. 纽埃岛（Niue）
4. 柬埔寨（Cambodia）	23. 北马里亚纳群岛（Commonwealth of the Northern Mariana Islands）
5. 中国（不包括中国台湾、香港和澳门地区）（PR China）	24. 帕劳群岛（Palau）
6. 库克群岛（Cook Islands）	25. 巴布亚新几内亚（Papua New Guinea）
7. 斐济（Fiji）	26. 菲律宾（Philippines）
8. 法属玻利尼西亚（French Polynesia（France））	27. 皮特凯恩群岛（英国）（Pitcairn Islands（UK））
9. 关岛（Guam（USA））	28. 韩国（Republic of Korea）
10. 中国香港（Hong Kong（China））	29. 萨摩亚（Samoa）
11. 日本（Japan）	30. 新加坡（Singapore）
12. 基里巴斯（Kiribati）	31. 所罗门群岛（Solomon Islands）
13. 老挝（Lao People's Democratic Republic）	32. 托克劳（新西兰）（Tokelau（New Zealand））
14. 中国澳门（Macao（China））	33. 汤加（Tonga）
15. 马来西亚（Malaysia）	34. 图瓦卢（Tuvalu）
16. 马绍尔群岛（Marshall Islands）	35. 瓦努阿图（Vanuatu）
17. 密克罗尼西亚联邦（Federated States of Micronesia）	36. 越南（Vietnam）
18. 蒙古（Mongolia）	37. 沃利斯 & 富图纳群岛（Wallis & Futuna）
19. 瑙鲁（Nauru）	

的方法来处理这些复杂的现实问题(World Bank 2009)。

　　于是在 2010 年,我们在河内就同一健康这一新兴方法作出了合理而郑重的全球性承诺:动物疾病和流感大流行的国际部长级会议宣称"我们要建立一个可持续的、相互合作的、多边的、多学科的并以社区为基础的联合行动,来处理动物—人类—环境之间发生的威胁人类健康的疾病",并决定在"未来 20 年,建立一个全球共同努力的联合行动"(UNSIC 2010)。

2　西太平洋地区全球和国际同一健康的目标

　　来自各联盟、捐助者、研究机构以及联合国(UN)机构大量重叠的全球性和国际性倡议正在西太平洋地区落实。虽然一些倡议致力于通过系统性措施加强关于人类与动物交互作用的健康风险的协作,如"同一世界,同一健康"倡议(FAO et al. 2008)和"粮农组织—世界动物卫生组织—世界卫生组织协作理念"(WHO et al. 2008),但是在对同一健康的广泛解释中,该区域正在实施的众多活动没有达成整体协作。最近,达沃斯同一健康峰会的一个重要结论强调了"在更广泛的同一健康区域,加大主要机构与相关机构之间合作与协调"的必要性(Ammann 2012)。总体来说,同一健康与其他全球范围的目标也没有直接的关联,如千禧年发展目标(UN Web Services Section 2010)和千禧年生态系统评估(Millennium Ecosystem Assessment 2005)。

　　一些在西太平洋地区实施这些活动的全球/国际性倡议和组织的清单如下(表 2)。在本章中只讨论部分倡议和组织。这是一个不完整的清单,但是说明了众多参与者和机构处理着各种各样的工作,以及在更广泛的同一健康平台上运行着大量的(独立的)网络系统。

表 2　西太平洋地区的部分同一健康倡议和实施同一健康活动的组织

查塔姆全球卫生安全研究中心(Chatham House Centre on Global Health Security)

疾病预防控制中心,同一健康办公室(Centers for Disease Control and Prevention (CDC) 同一健康 Office (OHO))

区域性疾病监测连接组织(Connecting Organizations for Regional Disease Surveillance (CHORDS))

关键生态系统合作基金(Critical Ecosystem Partnership Fund (CEPF))

DISCONTOOLS

国际生态与卫生协会(International Association for Ecology and Health)

生态健康联盟(EcoHealth Alliance)

生态健康网络(EcoHealth Network)

续表

生态健康国际生态与卫生协会（EcoHealth International Association for Ecology and Health）

清迈大学和加札马达大学，EcoHealth-同一健康资源中心（EcoHealth-同一健康 Resource Centers，Chiang Mai University and Gadja Mada University）

美国国际开发署，新发威胁性流行病计划（Emerging Pandemic Threats（EPT）Program，USAID）

浅成带欧洲研究小组（Epizone European Research Group）

联合国粮食及农业组织（Food and Agriculture Organization of the United Nations（FAO））

全球动物疾病早期预警系统（含人兽共患病）（Global Early Warning System for Animal Diseases，Including Zoonoses（GLEWS））

跨界动物疾病控制的全球性框架（Global Framework for the Progressive Control of Transboundary Animal Diseases（GF-TAD））

全球粮食计划系统领导机构（Global Initiative for Food Systems Leadership（GIFSL））

卫生与生态系统：关联性分析（Health and Ecosystems：Analysis of Linkages（HEAL））

国际发展研究中心（International Development Research Centre（IDRC））

国际家畜研究所（International Livestock Research Institute（ILRI））

国际兽疫局（OIE）兽医服务项目（Office International des Epizooties（OIE）Performance of Veterinary Services）

同一健康委员会（One Health Commission）

同一健康倡议（One Health Initiative）

One World，同一健康倡议（One World，One Health Initiative）

瑞士热带与公共卫生研究所（Swiss Tropical and Public Health Institute（Swiss TPH））

"为了一个更安全的世界"（Towards a Safer World）

加拿大无国界兽医（Veterinarians Without Borders/Vétérinaires sans Frontières-Canada）

世界银行禽流感信托基金（World Bank Trust Fund for Avian Influenza）

世界卫生组织人兽共患病与食品安全部（World Health Organization（WHO）Department of Food Safety and Zoonoses）

世界动物卫生组织（World Organization for Animal Health（OIE））

世界小型动物兽医协会（World Small Animal Veterinary Association（WSAVA））

3 同一健康在选定地区和国家实施的步骤

西太平洋卫生部和农业部都有类似的经验,为攻克某种新发疾病,他们不得不突然硬生生地采用新方式进行协作。但并非所有互相合作都获得成功,而且到目前为止也并没有完全运用同一健康方法,因为大部分的利益相关者现在才了解该方法。当然,大部分方案仍将继续努力攻克关键的新发传染病,我们也已经为达成同一健康而付诸行动。尽管大部分举措目前并非基于国家或者社会的层面,而是处于地区性层面上。

3.1 区域性战略

3.1.1 亚洲太平洋地区应对新发疾病的策略

亚太地区抗击新发疾病的策略(APSED)是区域性计划的基石(WHO 2010;WHO,Western Pacific Region 2010)。这是一个重要的"卫生安全"构想,其目的是按照 2005 年国际卫生条例(World Health Organization 2005)的要求加强国家系统,并提高国家抗击新发传染病的能力。该战略的最新版本(2010)重点强调了从 2009 年甲型 H1N1 流感大流行中获得的经验,以及使各国制定灵活的决策来达成以下 8 个重点领域的目标:①监测、风险评估、应急响应;②实验室检测;③人兽共患病;④感染的预防和控制;⑤风险沟通;⑥公共卫生应急预案;⑦区域性预案、预警、响应;⑧监测和评估。该新发传染病监测和响应策略是 WHO 的一个分支,其负责协助各个国家实施"亚太地区新发疾病防治策略(APSED)"。然而 APSED 策略并未显示出同一健康理念,因为它缺乏卫生相关部门之间的协作。

3.1.2 亚太经济合作组织

亚太经济合作组织(APEC)非常重视新发疾病,因为近几年新发疾病对 21 个成员方造成了大量直接经济损失(如治疗与住院)或间接经济损失(如耽误工作时间和贸易制裁),但大部分都是可以预防的。自 1996 年,APEC 开始支持亚太经合组织新发传染病网络(APEC EINet 2012)的开发和运作,该网络致力于收集和传递与成员国新发传染病的相关信息,促进学术机构、政府、商业组织之间新发传染病相关的合作,加强区域间生物安全防护。虽然交流程度和观点分享并未达到同一健康支持者所倡导的跨学科性,但此机制能促进动物和人类卫生部门之外的其他机构之间的合作。

APEC 资助了一个新兴技术项目(Technology Foresight Project)(2006—

2007)(亚太经济合作组织国家科技前瞻与发展机构,2008;Damrongchai et al.
2010),该项目将一大批政策制定、技术开发、病毒学和经济学领域的专家集合
到一起,提供了一个促进新技术快速发展的机会,从而降低新发疾病造成的人
力和财力负担。虽然此项目仅关注疾病预防及控制方面的技术,而不是一个
持续发展的固有进程,但是该工作促使新疫苗、治疗、诊断、模型模拟以及人类
和动物的健康追踪策略得到发展。

APEC 曾起草过一项"同一健康行动计划(One Health Action Plan)"(Asia-
Pacific Economic Cooperation 2011),根据成员国的能力及参与程度,为它们实
施同一健康提出一个共同的愿景。该计划旨在促进政策和领导层面加强跨部
门合作,并强化指导和培训,提高预防、调查、反馈、疾病控制乃至跨境协作的
能力。该组织被认为是疾病预防和控制的重要参与者,也是跨部门方式可持
续性发展的必要保障。

3.1.3　东南亚国家联盟

东南亚国家联盟(The Association of Southeast Asian Nations,ASEAN)明确
了一个发展蓝图,即在 2020 年之际,各成员国采用基于风险的方法来解决各
国内的高致病性禽流感(HPAI)及其他高致病性新发疾病的主要传播途径,以
达到预防、控制和消除目的(ASEAN Secretariat 2010a)。该路线图诠释了同一
健康系统根除 HPAI 的方法,同时解决其他跨物种疾病和人兽共患病问题。虽
然其重点在于动物及其产品的卫生,但也同样提及了与多学科、多部门、多机
构合作的优势。

这是从 ASEAN 得到的令人欢欣鼓舞的结果,但也是其中少有记载的、在
进展中或已完成的与同一健康相关的 ASEAN 的行动实例之一。此外,仅是针
对 HPAI 而非对更广泛的同一健康方法的重视,这可能会让我们无法体会到更
宽泛的同一健康理念,包括野生动物的作用、各类卫生与非卫生部门资源的整
合以及卫生相关学科之间定期交流的具体计划。ASEAN 是亚太地区协作独
一无二的首要机构,它为西太平洋地区制定了同一健康方法起到协调、影响甚
至是一定程度的管理作用。HPAI 发展蓝图引领了一个正确的方向,而
ASEAN 若想成为同一健康的领航者还有许多工作要做。ASEAN 最大的挑战
可能是成员国不愿意对其他成员国家的行动提出建议。然而这是使同一健康
网络在各成员国间有效运行的必要条件。

ASEAN 的三个新发传染病项目促进了国家联合的疾病暴发调查,并且发
展了区域间风险沟通的策略(ASEAN Secretariat 2010b)。由日本政府资助的
一个新项目则致力于提高实验室能力和网络化建设(ASEAN Secretariat
2009),延续了日本资助开发诊断和研究工作实验室悠久且成功的历史。

3.1.4 联合国粮食和农业组织

联合国粮食和农业组织(FAO)针对 2010 至 2015 年亚洲和太平洋地区高致病性禽流感和其他动物性新发传染病的区域性战略(Emergency Centre For Transboundary Animal Diseases 2010),提出了应对 HPAI 流行和处理新发与再发疾病的通用办法。这个策略也计划把该领域内多方面的合伙人和捐赠代理机构提供的支持联合起来。这是最近由 FAO 和其抗击东南亚首次 HPAI 暴发的合作者领导的一系列举措,是以同一健康理念的其他相关工作效应为先导,包括联合国粮农组织紧急预防系统和跨界动物疾病逐级控制的全球框架。

3.1.5 捐赠策略

太平洋主要周边地区的大多数捐助者为新发疾病应对方案做出了卓越的贡献。加拿大公共卫生机构所领导的加拿大-亚洲地区性新发传染病(the Canada-Asia Regional Emerging Infectious Disease,CAREID)项目,旨在加强柬埔寨、老挝、菲律宾和越南发现与应对新发疾病的能力(Public Health Agency of Canada 2012)。同样,为加强卫生系统更广泛地应对新发传染病,澳大利亚政府的国际发展援助机构制定了区域战略:2010—2015 年新发传染病的大流行和新发传染病框架(AusAID 2010)。亚洲开发银行已经在大湄公沿河地区实施了一系列传染病控制项目,以加强对包括新发传染病在内的地方病和流行病的社区监测(Asian Development Bank 2012)。美国国际开发署的新发大流行威胁项目(U.S. Agency for International Development 2010),在东南亚地区全面地开展针对以下四个项目领域的活动:野生动物病原体检测、风险的确定和减低、疫情应对能力和同一健康方法的制度化。最后一个领域将在下文详细说明(学术项目)。

欧盟(EU)也一直通过一系列的努力积极支持同一健康倡议。其范例是亚洲计划(2009—2013)中的欧盟地区性高致病性新兴疾病(HPED)(European Commission 2012),它横跨西太平洋和东南亚区域这两个世界卫生组织区域办事处,旨在帮助东盟和南亚区域合作联盟(南盟)对这些疾病作出控制、反应和准备。它经由 OIE、FAO 和 WHO 的独立项目实施,与这三个联合国组织的具体倡议相一致。

最近,欧盟对外行动署发表了一篇同一健康案例研究的全面检查和总结,其中许多范例活跃在这一地区,还建立了一个同一健康倡议、研究和实践的互补数据库(Hall 和 Coghlan 2011)。此出版物将作为指南识别那些可以作为同一健康焦点区域的个体,也为同一健康区域活动的实施和网络的建设提供了一个依据。

值得注意的是欧盟已在许多论坛发表意见称,同一健康方法需要根据社会需求来定位。这个关乎健康危害的"全社会"方法将呼吁卫生专业人员对风险管理的态度和观点发生重大转变。

3.2　学术倡议

3.2.1　东南亚地区的同一健康大学网络

目前东南亚地区许多大学有涉及同一健康领域的合作,例如东盟大学网络、亚洲新发传染性疾病合作研究、亚太地区公共卫生协会、亚洲地区生态健康网络以及东南亚兽医学校协会等。通过应对新发流行性疾病威胁项目(U. S. Agency for International Development 2010),USAID 正在支持建立一个新的同一健康方面的学术合作网络——东南亚同一健康高校网(Southeast Asia One Health University Network,SEAOHUN)(Fenwick 2011),它集合了整个地区大学中包括医学、兽医学、公共卫生以及自然科学等多个院系。而参与到这个网络的国家与地区有柬埔寨、老挝、印度尼西亚、马来西亚、泰国、越南、缅甸和中国,其中缅甸、中国、菲律宾在 2013 年加入。该合作网络的宗旨是提升调查和控制新发疾病的跨学科能力,并且通过研究为同一健康建立循证基础。希望通过这些努力评估同一健康运用能力,发展一个普遍性的区域方法,并把同一健康纳入到正规教育和专业全职培训的领域。

3.3　监测和实验室倡议

3.3.1　湄公河流域疾病监测倡议

湄公河流域疾病监测倡议(Mekong Basin Disease Surveillance Initiative, MBDS)(Mekong Basin Disease Surveillance 2007a)是 1999 年建立的。该网络的目的是促进湄公河流域的六个国家在感染性疾病监测和暴发响应方面的协作。该倡议的目的是"减少湄公河流域边缘地区人群传染性疾病的发病率和死亡率"(Mekong Basin Disease Surveillance 2007b)。

从 2003 年共享四个边界地区的监测点数据开始,到 2007 年进一步通过签署第二次协议(MOU)扩大合作范围,该合作网络涉及以社区为基础的监测、流行病学研究能力、信息和交流技术、风险交流、实验室能力、政策研究以及扩大的跨境合作。这七个领域的新策略将会有利于国际卫生规章里规定的国家鉴别能力(World Health Organization 2005),即针对公共卫生威胁的监测、调查、报告和响应的能力。虽然 MBDS 最初的设想并不是一种同一健康活动,也缺乏同一健康网络的一些属性,但是 MBDS 为同一健康方法的补充和成型提供了一个成功的框架。

3.4 计划和项目

3.4.1 东南亚地区手足口病计划

国际兽疫局(The Office International des Epizooties,OIE)和东南亚地区口蹄疫组织(Southeast Asia Foot and Mouth Disease,SEAFMD)等八个国家合作项目(OiE 2002),在国际上被视为地区间合作动物性疾病的模范。虽然口蹄疫(FMD)并不是真正意义上的人兽共患性疾病(它很少引起人类轻度皮肤损伤),但是该项目是政府机构、国际组织、乡村社区和捐赠者通力合作控制某一疾病的范例。独立的国家计划已经融入到区域性策略中,这些政策得到了行政的大力支持,并且采取长期的、渐进的方法来彻底消除口蹄疫。在东南亚许多地区,如马来西亚、泰国等,通过密切合作和不断引入新技术如分区的方法减少口蹄疫的扩散,该项目已经取得了成功。

3.4.2 国际畜牧研究中心

国际畜牧研究中心(International Livestock Research Institute,ILRI)与许多合作者一起参与到众多与同一健康相关的活动中。"更好地管理东南亚地区新发人兽共患感染性疾病的生态健康方法(Ecohealth approaches to the better management of zoonotic emerging infectious diseases in the Southeast Asia Region,EcoZEID)"被六个国家所采用(Gilbert 2011),该方法旨在论证如何提高研究和疾病控制能力,从而处理新发传染性疾病的特定风险和影响。国际畜牧研究中心也负责现场建设领导行动(Field Building Leadership Initiative,FBLI):在东南亚地区促进同一健康理念(包括中国大陆、中国台湾省、印度尼西亚和越南)(Tung DX 2011)。该项目通过教育和全职培训将研究和能力培养结合起来,并与制定农业可持续实践方案的决策者合作,传播促进人类、家畜和环境卫生的知识。

3.4.3 以社区为基础的降低禽流感风险的项目

为加强疾病的监测同时减少与禽流感相关的危险行为的发生,2007—2009年期间,澳大利亚援外合作署(CARE Australia)在老挝、越南和柬埔寨实施了切合当地情况的社区级试点项目(AusAID 2008)。该项目虽已结束,但却为西太平洋地区同一健康工作的开展提供了一些借鉴经验:各种政策、组织和社区努力地将经验转化为实践的重要性;资源的持续应用能够激发持久的文化变革;多学科和机构的结合能够有效地克服竞争优先权的难题,以便制定可以接受的,有效的解决方案。

3.5 研究倡议

3.5.1 新发传染病研究和建设生态健康能力亚洲项目合作伙伴

在加拿大国际发展研究中心(Canada's International Development Research Centre, IDRC)的支持下,新发传染病研究亚洲合作伙伴建立了一个主要致力于对抗禽流感的研究早期网络(APEIR 2012),即禽流感研究亚洲合作伙伴(APAIR)。为了开展基于更广的生态健康而不局限于同一健康理念的多学科研究,中国科学院、泰国公共卫生部和国家研究理事会、越南科学技术部、柬埔寨科学技术部及卫生部建立了合作伙伴关系。

在该区域,加拿大国际发展研究中心还与澳大利亚国际发展署(Aus AID)共同资助一个规模较小的相关项目:亚洲建设生态健康能力(Building Eco-health Capacity in Asia, BECA)项目(Halletal. 2012),其目的是促使研究人员参与到生态健康和同一健康倡议中。尽管这是一个相对较小的项目,但它已经促成建立了一个研究人员网络,共同致力于本章节所提及的一些倡议工作。

3.5.2 生态健康新发传染病的研究倡议

沿着类似的路线,加拿大和澳大利亚政府共同资助生态健康新发传染病研究计划(IDRC CRDI 2012),这是一个多国支持的项目,该项目旨在研究东南亚和中国地区疾病的发生和传播,并提高研究能力,将研究运用于政策中。

3.5.3 南北地区国家能力研究中心

一种罕见的非注重疾病的方法也被贴上了同一健康的标签,国家能力研究中心(National Center of Competence in Research, NCCR)(2012)在老挝和越南策划了土地使用模式的改变和农业转型,并研究其对小农场主公共卫生和经济的影响。同时 NCRR 也证明了越南人民健康问题面临着由于经济的快速增长而引起的人口流动和就业变化的威胁。这些都表明同一健康方法可能超过了传统健康理念的广度。

3.5.4 中国、马来西亚人兽共患病研究网络

1940 年以来大多数新发疾病都是人兽共患性疾病,且大多数病原体来自野生动物(Jones et al. 2008)。这种病毒外溢使人们关注野生动物和环境的相互作用。在东南亚地区野生动物的养殖数量也不断地增加。为检测经常暴露于野生动物的人群(猎人、原住民和市场工作者)感染病毒的风险,一个研究团

队分别在中国和马来西亚开展了 SARS 冠状病毒和尼帕病毒的研究项目(Eco-Health Alliance 2012)。该项目的合作伙伴包括生态健康联盟、全球病毒预测组织、马来西亚卫生部和野生动物国家公园兽医服务部、广东省昆虫研究所和广东省疾病控制中心,以及中国动物研究所。该网络汇集了人类和动物健康的参与者,主要研究的是基于同一健康理念探讨动物、人类和环境的交互作用。

4 选定的国家级同一健康活动

除了少数例外,国家级计划在为特定疾病作出针对性计划的同时也加强了一些一般疾病大流行的响应工作,而不是公开运用同一健康的方法。

4.1 柬埔寨

在柬埔寨,国家灾害管理委员会(National Committee for Disaster Management,NCDM)具有处理突发自然灾害的最终责任,并且该机构在协调应对禽流感暴发的时候起了关键性作用。在突发事件期间,它整合了各部门的计划,使其形成一个多部门合作的具体计划(Sovann 2006)。与该地区的其他国家不同,国家当局在突发事件框架之内部署对人兽共患病的响应工作,然而,原则上同一健康的方法包括 2005—2015 Hyogo 工作纲领(Hyogo Framework for Action)中提及的降低灾害风险(United Nations International Strategy for Disaster Reduction 2007)。

4.2 中国

全球环境保护组织(Global Environmental Institute)是一所位于北京的非政府组织。该组织希望与当地社区、政府组织、研究机构、民间组织和私营机构共同合作,建立一个以市场为基础的可持续发展的模型,以解决国内环境健康问题(The Global Environmental Institute 2012)。与西太平洋地区大多数倡议不同,它并不是由特定的传染性疾病促成的,而是体现了一个与民营企业密切联系的更广的同一健康理念。出于相似的目的,昆明医学院和世界农林研究中心正在昆明开展解决国家生态健康问题的项目。这两个组织在同一健康和生态健康在中国(尤其是山区)的研究起关键作用。

4.3 老挝

老挝国家新发传染病研究合作办公室最近建立了一个应对人兽共患病的协同机制,该机制使卫生部、农业部、林业部门能够在控制人兽共患病方面协同合作(Lao Voices 2011)。

4.4　马来西亚

　　一种新型疾病——尼帕病毒的暴发促使防控人兽共患病的部际委员会的成立,该委员会主要目的是让人类健康工作者和兽医直接联系在一起,协同合作。尼帕病毒为研究人员提供了一个案例,即在没有敏感监测系统和快速响应的情况下,从野生动物传播过来的疾病是如何被人类的活动放大并快速扩散。中国和马来西亚在人兽共患病协作网络(ZEN)的指导下继续进行研究。该部际委员会已经起草了一个相应感染性疾病暴发的快速响应手册(Ministry of Health Malaysia 2003)。

4.5　太平洋岛国及地区

　　由于畜牧业规模更小,且高致病性禽流感在该地区的影响较有限,与亚洲地区相比,太平洋地区联系兽医和卫生工作人员的需求并不紧迫。而人口密度低,市场价值体系中牲畜很少退回给供应商,以及与 HPAI 相关的候鸟迁徙少可能是同一健康理念在太平洋地区发展较慢的一些其他原因。然而太平洋岛国及地区是此地域共同的关注对象,因为任何薄弱环节都能增加对新发或再发传染病的地区易感性。在国际和地区性项目的保护下,各个部门防控疾病的能力渐渐提高了,如动物健康相关的 GF-TADs(OIE Regional Representation for Asia and the Pacific 2012)以及人类健康相关的国际卫生条例(IHR)和 APSED。但是我们仍未能建立起一个地区性的同一健康策略。同一健康的方法已经在太平洋地区一些较大的国家控制动物传染病的流行发挥了明显作用,并且人们正努力运用这些方法来保护动物的多样性。

4.6　菲律宾

　　菲律宾政府已经成立了包括卫生部、农业部、环境和自然资源部的跨机构防控人兽共患病委员会(Aquino III BS 2011)。

4.7　越南

　　越南是受高致病性禽流感 HPAI(A/H5N1)威胁最严重的国家之一,该疾病对农业和人类生命都产生了巨大影响。为了对抗 H5N1,越南政府组织卫生部、农业部和农村发展中心迅速制订了联合行动项目。该项目形成了一个新的战略高度,即关于 2011—2015 年越南禽流感、大流行防范以及新发传染病的国家综合实践项目(The Vietnam Integrated National Operational Program on Avian Influenza,Pandemic Preparedness And Emerging Infectious Diseases,AIPED),旨在运用同一健康的方法增强对疾病的响应和预防能力(Vietnam Ministry of Agriculture and Rural Development and Ministry of Health 2011)。虽然该战略的关注点仍然在于如何消灭 H5N1,但是它采用基于风险的方法来探讨疾病发生的动因,以预防和控制已知或未知的传染病。该项目涉及政府和非政府、社区团体和私人机构的联合行动,它实施的效果还有待观察。然而这是第一个在国家层面上遵循同一健康原则的合作计划。

在美国国际开发署(USAID)的支持下,越南正在积极地建立支持同一健康培训和研究的学术网络。越南同一健康大学网络(The Vietnam One Health University Network, VOHUNET)就是东南亚同一健康大学网络(SEAOHUN)的一部分。

5 结论

同一健康在西太平洋地区的运用尚处于早期阶段,成功的案例很少。现有的几个成功的例子也依然呈现出许多的重复与不协调。尽管如此,我们认为尝试在地区的策略和文件中明确表达同一健康理念,郑重承诺实施同一健康方法是相当重要的。这表明我们在面临新发疾病的威胁时,快速转变对疾病预防和控制方法的观念,促使更多部门和社区广泛参与,这对于平衡不同观点并产生创新性的响应措施是非常重要的。我们重新审视了一个旧的观念,即人类的作为(和不作为)在疾病的发生上起了基础性的作用。这使我们将关注点侧重于可预防性,包括病因的预防。然而,这些需要我们通过更广泛的交流和互动来应对复杂的人类与自然生态系统。

西太平洋地区能够很好地利用最近新发疾病暴发带来的契机,加速开发更好的方案管理新旧传染病,这将有利于本地、区域以及全球的健康。这也有利于我们将人类健康工作者,农业方面的参与者和致力于社会经济发展的倡议者联合起来。在尚未涉及的政府管理层面,我们还可以发挥起领导、指挥和协调的作用从而提高该地区的工作效率,建立合作网络,促进知识的传播,加速能力发展和预案建立。

参考文献

Ammann WJ (2012) Chairman's summary remarks, GRF One Health summit 2012. In: Proceedings of global risk forum One Health summit Davos 2012 "One Health, One Planet, One Future", Davos, Switzerland

APEC EINet (2012) Public Health Informatics, University of Washington School of Public Health. https://www.cphi.washington.edu/projects/foundational-research/apec-einet. Accessed 13 June 2012

APEIR (2012) Asian partnership on emerging infectious disease research. http://www.apeiresearch.

net/main.php. Accessed 12 April 2012

Aquino III BS (2011) Administrative order no. 10, April 11, 2011: creating the Philippine Inter-agency Committee on Zoonoses, defining its powers, functions, responsibilities, other related matters and providing funds thereof. Supreme Court E-Library. http://elibrary.judiciary.gov.ph/index10.php?doctype=Administrative%20Orders&docid=13267651001687696250. Accessed 12 April 2012

ASEAN Secretariat (2010a) Crossing borders and traversing bridges of partnerships—roadmap for an HPAI-Free ASEAN community by 2020. ASEAN Secretariat, Jakarta

ASEAN Secretariat (2010b) The official website of the Association of Southeast Asian Nations. Joint statement of the 4th ASEAN+3 Health Ministers Meeting Singapore, 23 July 2010. http://www.aseansec.org/24936.htm. Accessed 12 April 2012

Asian Development Bank (2012) Greater Mekong Subregion (GMS) regional communicable diseases control (CDC) project: Cambodia, Lao PDR, Viet Nam. http://www2.adb.org/Documents/IndigenousPeoples/VIE/38017-VIE-IPDP.asp. Accessed 12 April 2012

Asia–Pacific Economic Cooperation (2011) APEC One Health Action Plan: a framework to assist APEC economies strengthen cross-sectoral networks and functioning against the threat of emerging and zoonotic infectious diseases. http://www.zoonoses.csiro.au/Resource.aspx?id=24. Accessed 22 July 2012

AusAID (2008) Community-based avian influenza risk reduction program for the Mekong Region Phase 2: mid-term review report. www.ausaid.gov.au/Publications/Documents/cbairrp-mtr.pdf. Accessed 12 April 2012

AusAID (2010) Pandemics and emerging infectious diseases framework 2010–2015. Common-wealth of Australia, Canberra

Charron DF (2012) In: Charron DF (ed) Ecohealth research in practice. Innovative applications of an ecosystem approach to health. International Development Research Centre, Ottawa

Damrongchai N, Satangput P, Tegart G et al (2010) Future technology analysis for biosecurity and emerging infectious diseases in Asia–Pacific. Sci Public Policy 37(1):41–50

EcoHealth Alliance (2012) Zoonotic Emergence Network (ZEN), China and Malaysia. http://www.ecohealthalliance.org/health/22-zoonotic_emergence_network_zen_in_malaysia_china. Accessed 12 June 2012

Emergency Centre For Transboundary Animal Diseases, Regional office for Asia and the Pacific and the Food and Agriculture Organization of the United Nations (2010) FAO regional strategy for highly pathogenic avian influenza and emerging disease of animals in Asia and the Pacific 2010–2015. FAO, Rome. www.fao.org/docrep/012/i1474e/i1474e00.pdf. Accessed 12 April 2012

European Commission (2012) Development and cooperation — EuropeAID. Highly pathogenic emerging diseases (HPED) in Asia. http://ec.europa.eu/europeaid/where/asia/regional-cooperation/animal-human-health/hped_en.htm. Accessed 1 July 2012

FAO, OIE, WHO, UNSIC, UNICEF and World Bank (2008) Contributing to One World, One Health: a strategic framework for reducing risks of infectious diseases at the animal-human-ecosystems interface. FAO, OIE, WHO, UNSIC, UNICEF, World Bank. http://www.fao.org/docrep/011/aj137e/aj137e00.htm. Accessed 1 July 2012

Fenwick S (2011) Development of a One Health University Network in South East Asia. Presented to the progress meeting on ecosystem approaches to the better management of zoonotic emerging infectious diseases in the South East Asian region, Bangkok, 10–13 December 2011. Bangkok, DAI Thailand. http://www.slideshare.net/ILRI/development-of-aonehealthuniversitynetworkinseasia. Accessed 1 July, 2012

Gilbert J (2011) One Health approaches to prevent and control zoonoses. Presented to the Agriculture, Fisheries & Conservation Department (AFCD) workshop on "One Health: Past, Present, and Future". Hong Kong, 27 September 2011. http://www.slideshare.net/ILRI/one-health-approaches-to-prevent-and-control-zoonoses. Accessed 12 April 2012

Hall DC, Coghlan B (2011) Implementation of the One Health approach in Asia and Europe: how to set-up a common basis for action and exchange of experience. European Union: European External Action Service, Brussels. http://eeas.europa.eu/health/docs/index_en.htm. Accessed 1 July 2012

Hall DC, Nguyen-Viet H, Willyanto I et al (2012) Improving food safety in Asia through increased capacity in ecohealth. J Public Health Epidemiol (In Press)

IDRC CRDI (2012) Ecosystems and human health. Canada–Australia research partnership for the prevention of emerging diseases. http://www.idrc.ca/EN/Programs/Agriculture_and_the_Environment/Ecosystem_Approaches_to_Human_Health/Pages/Eco-EID.aspx. Accessed 12 June 2012

Jones KE, Patel NG, Levy MA et al (2008) Global trends in emerging infectious diseases. Nat 451:990–993

Lao Voices (2011) Laos discusses zoonotic disease co-ordination mechanism. http://laovoices.com/laos-discusses-zoonotic-disease-co-ordination-mechanism/. Accessed 12 June 2012

Mekong Basin Disease Surveillance (2007a) http://www.mbdsoffice.com/. Accessed 1 July 2012

Mekong Basin Disease Surveillance (2007b) http://www.mbdsoffice.com/aboutus.php. Accessed 1 July 2012

Millennium Ecosystem Assessment (2005) http://www.maweb.org/. Accessed 13 June 2012

Ministry of Health Malaysia, Disease Control Division (2003) Infectious diseases outbreak rapid response manual. http://jknns.moh.gov.my/doc/cdc/Infectious%20Diseases%20Outbreak-Rapid%20Response%20Manual.pdf. Accessed 12 April 2012

National Center of Competence in Research North–South (2012) Newsletters. No.8 February 2012. www.north-south.unibe.ch/content.php/page/id/251. Accessed 12 June 2012

OiE (2002) SEAFMD Campaign—Home Page. http://www.seafmd-rcu.oie.int/index.php. Accessed 12 April 2012

OiE Regional Representation for Asia and the Pacific (2012) Global framework for the progressive control of transboundary animal diseases (GF-TADs). http://www.rr-asia.oie.int/representation/programmes/programme_g/index.html. Accessed 12 April 2012

Population Reference Bureau (2011) World population data sheet. http://www.prb.org/DataFinder/Topic/Rankings.aspx?ind=30. Accessed 12 April 2012

Public Health Agency of Canada (2012) Canada–Asia regional emerging infectious disease (CAREID) project. http://www.phac-aspc.gc.ca/id-mi/careid-eng.php. Accessed 1 July 2012

Sovann R (2006) Mainstreaming disaster risk management into local and national development planning. Presented at the 6th meeting of the ADPC regional consultative committee on disaster management, 9–11 November, Kunming, PRChina. http://www.rccdm.net/index.php?option=com_docman&task=doc_view&gid=123&Itemid=215. Accessed 12 June 2012

The APEC Center for Technology Foresight National Science and Development Technology Agency (2008) Roadmapping converging technologies to combat emerging infectious diseases: a project of the Asia–Pacific Economic Cooperation (APEC) and the Industrial Science and Technology Working Group (ISTWG). APEC Secretariat, Singapore. http://publications.apec.org/publication-detail.php?pub_id=117. Accessed 13 June 2012

The Global Environmental Institute (2012) http://www.geichina.org/index.php?controller=Default&action=index. Accessed 12 June 2012

Tung DX (2011) Field building leadership initiative: advancing eco-health in Southeast Asia. Presented to the progress meeting on ecosystem approaches to the better management of zoonotic emerging infectious diseases in the South EastAsian region, Bangkok, 10–13 December 2011. http://www.slideshare.net/ILRI/field-building-leadership-initiative-advancing-ecohealth-in-southeast-asia. Accessed 12 April 2012

UN Web Services Section (2010) A gateway to the UN system's work on the MDGs. Department of Public Information, United Nations. http://www.un.org/millenniumgoals/. Accessed 13 June 2012

UNDP (2011) Human development reports. International human development indicators. http://

hdr.undp.org/en/data/map/. Accessed 12 April 2012

United Nations International Strategy for Disaster Reduction (2007) Hyogo framework for action: building the resilience of nations and communities to disasters. 2005–2015, Geneva. http://www.unisdr.org/we/coordinate/hfa. Accessed 12 April 2012

UNSIC (2010) International ministerial conference on animal and pandemic influenza, Hanoi, 20–21 April 2010. Summary, achievements and next steps. Report prepared by UNSIC

U.S. Agency for International Development (2010) Emerging pandemic threats: program overview. http://pdf.usaid.gov/pdf_docs/PDACP822.pdf. Accessed 12 April 2012

Vietnam Ministry of Agriculture and Rural Development and Ministry of Health (2011) The Vietnam integrated national operational program on avian influenza, pandemic preparedness and emerging infectious diseases (AIPED), 2011–2015: strengthening responses and improving prevention through a One Health approach. Vietnam Ministry of Agriculture and Rural Development and Ministry of Health, Hanoi. http://www.avianinfluenza.org.vn/index.php?option=com_remository&Itemid=228&func=fileinfo&id=168. Accessed 1 July 2012

World Bank (2009) People, pathogens and our planet Vol 1: towards a One Health approach for controlling zoonotic diseases. World Bank, Washington

World Health Organization (2005) International health regulations (2005). http://www.who.int/ihr/en/. Accessed 12 April 2012

World Health Organization (2010) Securing our region's health: Asia Pacific strategy for emerging diseases. World Health Organization, Geneva. http://www.wpro.who.int/emerging_diseases/documents/SecuringsRegHealth15/en/index.html. Accessed 12 April 2012

World Health Organization, the Food and Agriculture Organization of the United Nations and the World Organisation for Animal Health (2008) Zoonotic diseases: a guide to establishing collaboration between animal and human health sectors at the country level. World Health Organization, Geneva

World Health Organization, Western Pacific Region (2010) Asia Pacific strategy for emerging diseases (APSED, 2010). http://www.wpro.who.int/emerging_diseases/APSED2010/en/index.html. Accessed 12 April 2012

World Health Organization, Western Pacific Region (2012). http://www.wpro.who.int/countries/en/index.html. Accessed 12 April 2012

同一健康方法之于东南亚地区: 是机遇,亦是挑战

Gyanendra Gongal

摘要 非典、禽流感、尼帕病毒在亚洲国家的暴发,明确显示了新发高传染性病原体周期性地出现于人—动物接触层面。地域性国家预防和控制禽流感、SARS 的经历,加强了致力于以社区为基础,具有持久性、良好的合作性以及多部门和多学科性的行动解决新兴的疾病威胁必要性。同一健康可用于解答那些需要全面、多学科探讨的问题,其具有良好的成本效益以及可持续性和实用性,尤其适合资源紧张的国家。人们对同一健康的认可日益增长,其已经从概念水平转变为与某些特殊情况相关的国家级的行动水平。

1 引言

同一健康是一项国际性行动,旨在促进"动物—人类—生态系统"层面上多学科整体性方法的发展。同一健康并非一个全新的理念或准则,它仅仅是对某种需求的认知,这种需求是为了发展一种能解决人—动物接触层面的健康危害的可持续发展文化,尤其是在资源紧张的国家。

亚洲国家非典、禽流感和尼帕病毒的暴发明确阐明了新发的高传染性和/或高致病性病原体周期性地出现于人—动物接触层面,并将在未来持续地出现。此类疾病前所未有的暴发对旅游和贸易产生了严重影响,人们因此也意识到预防并控制新兴的和具有巨大影响力的传染性疾病需要一种全面的、多学科的方法。区域性的多国家禽流感以及 2009 年 H1N1 流感大流行的经历增加了致力于解决新发疾病威胁的行动的必要性,这些行动应以社区为基础,具有持久性、良好的合作性以及多部门和多学科性。

2 背景

国际防控禽流感部长级会议(The International Ministerial Conference on

Avian and Pandemic Influenza, IMCAPI）于 2007 年 12 月在新德里举办，会议指出高致病性禽流感（HPAI）在一些国家依然牢不可破，而且大多数亚洲、非洲国家当前的兽医服务和准备状况对 HPAI 和其他传染性疾病的预防、控制造成了极大的威胁。因此，新德里会议呼吁全球社会团体通过国际合作伙伴关系（Press Information Bureau of the Government of India 2007），开始解决更多关于 HPAI 及其他新发传染病的出现和流行问题。当各个政府为预防和控制对动物产生重要影响的疾病而投入可持续发展能力时，应该会促进人类与动物健康系统的功能性链接。

新德里的路线图为国家机关的预先准备提供了有价值的基准点，并提出了关于人类与动物健康系统的趋同情况。该会议还要求国际合作伙伴为实现同一健康，应当发展战略框架，并在 2008 年 10 月由 Sharm Al Sheikh 举办的第六届 IMCAPI 上提出该观点。该战略框架是六个主要联合国组织的共同产物：联合国粮食和农业组织（Food and Agriculture Organization, FAO）、世界卫生组织（World Health Organization, WHO）、世界动物卫生组织（World Organisation for Animal Health, OIE）、联合国儿童基金会（United Nations Children's Fund, UNICEF）、世界银行（World Bank）、联合国系统流感协调会（United Nations System Influenza Coordination, UNSIC）。在部长会议中展示了为减少"人类—动物—生态系统"之间的传染病而提出的战略框架。该文件设立了六个首要目标供各国考虑，例如发展监管力度、促进跨部门合作伙伴关系、保证国家应急反应体系的功能（Contributing to One World 2008）。应用同一健康方法旨在不仅使新发传染病所致的流行、大流行对各地方和全球的影响最小化，而且用于研究更多整体而全面的方法来解决符合国际卫生条例的健康相关问题（2005）。

2010 年 4 月在河内举办第七届动物与人类流感大流行国际部长级会议，此次会议再次申明将在国家水平推动同一健康方法（http://www.imcapi-hanoi-2010.org/home/en/）。由于公共卫生和动物卫生组织的范围、优先次序、方法可能不同，为实现同一健康而提出整体的和/或协调的方法是必要的。众所周知，就监测并应对新兴的、高影响力的疾病而言，动物卫生部门较为薄弱，因此需要更多的投资用于提升发展中国家的动物卫生服务。诚然，在大部分发展中国家的兽医公共卫生服务还不成熟。据估计，2020 年之前 USD 每年会投入 13 亿用于同一健康方法的实施（http://siteresources.worldbank.org/EXTAVI-ANFLU/Resources/3124440-1172616490974/Fifth_Global_Progress_Report_July_2010.pdf）。在 2009 年 Winnipeg 和 2010 年 Stone Moutain 举行的技术性讨论会旨在从理论到行动实施同一健康方法，并促使学术界、捐赠方、合作伙伴共同达成了具体的将同一健康推动至更高水准的行动要点上。于 2011 年 12 月在坎昆举办的由 FAO、OIE 和 WHO 共同组织的高水平技术性会议致力于解决"人类—动物—生态系统"之间的健康危害,并确定了可促进跨部门的合作、协调和交流的关键要素、优选的技术行动以及相关的、实际的后续步骤(World Bank 2010)。

3　现实依据

同一健康是一种自发性行动,因此同一健康的定义并未达成一致,甚至于2011 年在墨尔本举办的同一健康会议上也未曾有明确的定义。同一健康大致的概念是广为接受的,但如何实施同一健康理念始终未明确(http://www. who. int/influenza/human_animal_interface/HLTM_human_animal_ecosystems_nov_2011)。每个利益相关者对同一健康都有不同理解,彼此之间缺乏协调与合作,一些国际捐赠者与合作伙伴通过在亚洲国家实施(小规模)试验项目来推动同一健康理念,这确实有助于在知识分子和专业团队中倡导同一健康方法,但至今未达成任何政治性的承诺或者获得政府部门的参与。

如今在某种程度上,同一健康行动的开展借助具吸引力的假想即对野生动物进行"微生物搜寻",这并不意味着主办国就必须优先执行该项目,或者该项目在改变公共卫生或动物卫生政策方面就至关重要。然而,发现野生动物体内的全新的病原体并不意味着它与人或牲畜疾病相关,只有当疾病突然暴发或者流行病出现且它们是病因时,我们才承认它们在疾病中发挥的作用,诸如线状病毒、SARS 病毒、尼帕病毒及流感病毒等。因此,人们往往很难证实新发现的和之前未被识别的病原体的重要性。

欧盟、世界银行、USAID、洛克菲勒基金会、亚特兰大疾病预防控制中心、加拿大公共卫生机构及其他的合作伙伴积极投身于创办区域性论坛,但是所有国际合作伙伴间的协调配合很有必要。他们彼此独立工作,没有任何配合和互动,相反却经常互相竞争。多数专题讨论会、研讨会和大型会议以同一健康之名被组织,但是它们仅限于大量的漫谈。少数在亚洲进行的同一健康网络体系如下所示:

- 由 USAID 下属的"传染病大流行威胁项目"赞助的东南亚同一健康大学网络
- 由生态健康联盟赞助的南亚同一健康联盟(OHASA)
- 位于南亚地区的同一健康中心网络。世界银行赞助了梅西大学的项目,该项目是通过共同疾病调查研究的发展和与南亚其他专家相关联的同一健康网络中心来抵抗人兽共患病。迄今为止,来自印度、巴基斯坦、斯里兰卡、孟加拉、阿富汗和尼泊尔的 67 位卫生专业人员经过流行病学训练,并取得该大学的硕士学位。

有趣的是,这些网络有着共同的议程,但彼此之间并没有任何配合或者合作。

FAO、OIE、WHO 指出他们各部门之间试图紧密地联系,按照 2010 年 4 月的发布的三方协议(http://www. oie. int/fileadmin/Home/eng/Current_Scientific_Issues/docs/pdf/FINAL_CONCEPT_NOTE_Hanoi. pdf)共同解决存在于"人类—动物—生态系统"之间的健康危害。这些组织已经于 2011 年在亚洲建立了一个区域性水准的三方合作机制,他们通过许多国家级的联合活动共同工作,在人与动物卫生部门间发展了功能性合作机制。

4　应考虑的问题

4.1　优先次序

每个部门都有自己的授权、职责、特权和限制。动物健康部门的首要职责是控制在经济上影响重大的、跨界的以及可影响食用性动物和畜牧业产品的动物性疾病。禽流感、布氏杆菌病、炭疽病、沙门氏菌病也许是动物健康部门最为关注的领域,因为它们对畜牧产品的品质(食品安全)和数量(食品保障)以及公共卫生有着主要影响。同样通过狗和啮齿目动物传播的狂犬病、鼠疫、钩端螺旋体病是公共卫生关注的人兽共患病,但是它们对畜牧业产品和动物健康影响甚小。因此,定义那些协同工作中可产生共同利益的疾病的优先顺序十分重要。根据其技术能力、经济发展水平和畜牧业产品出口潜能,人兽共患病、食品安全和抗生素耐药性是两个部门在相互合作时的优先领域。

4.2　机构能力

大多数亚洲国家的动物健康和公共卫生系统都存在明显差距,需要通过国际间合作伙伴关系和具体行动计划的帮助将它们连接起来。我们应该考虑各部门的优点,如兽医部门实验室能力突出,而公共卫生部门流行病学能力更强,根据各国具体情况,每个部门或多或少都有可取之处。所有国家正尝试建立人类和动物卫生部门之间的协调配合机制,那些成功的案例应该被重点突出来。人类卫生部门和动物卫生部门需要同等的可用基金,这一想法也许是明智的,因为在任何国家,无论经济和发展状况如何,人类卫生部门往往会优先获得基金赞助。然而最实际且可行的方法是通过为机构发展和技术能力建设分配必要的资源,创建一个混合基金用以支持对人兽共患病的预防和控制。

4.3   所有权

我们应当合作、共事,这一想法知易行难,尤其是在没有达到共识或者不存在共同利益的情况下更难实行。人们常觉得同一健康属于某一特定专业团队,而与之合作的其他专业团队可能会有不舒服的感觉。因此,寻求政治委托,从而支持专业所有权是值得主张的。同一健康的主动权必须来自社区,且必须考虑当地需求和流行情况。

4.4   可持续发展

虽然同一健康方案关注于预防和控制高致病性的、新兴的、再发的、影响力大的人类与动物性疾病,但是这一方案在可持续性和生态友好发展中也同时有着深远影响。一个经典案例是通过发展可持续农业可确保食品安全和食品保障。抗菌和农用化学品物质被随意地用于促进农业和畜牧业的生产,以满足日益增长的人口、牲畜和家禽养殖业,它们不仅造成自然资源的减少,还产生耐药问题和危及人类、动物、植物和环境的化学物质。因为农业用地的拓展、农业生产体系的强化、森林砍伐和工业化导致全球变暖、环境恶化,人们意识到全面的、多学科的方法对于减缓人为灾害的不良影响是必不可少的。而社区参与对持续贫困国家的同一健康行动是必要的先决条件。

同一健康行动在一些国家方兴未艾,它们可作为其他国家学习的模范,以下是一些具体实例。

4.5   孟加拉共和国

在人类卫生部门和动物卫生部门之间已有的控制人兽共患病的协调配合机制是过去为防控禽流感而建立的。近期暴发的炭疽病毒和尼帕病毒提示我们急需建立更好的跨部门合作,WHO 和 FAO 支持了一些试点项目及专题讨论会,从而分享信息并定义协作活动。人类卫生部门、动物卫生部门以及学术机构共同合作,以促进同一健康方法对人兽共患病的预防和控制。

卫生与家庭福利部、渔业与畜牧业部、环境与林业部三个部门在 UNICEF、FAO 和 WHO 的帮助下已经建立了一个同一健康方法的战略框架,用于预防和控制孟加拉共和国内的新兴的、再发的以及高影响力的疾病。捐赠者和合作伙伴能够尊重当地同一健康拥护者的期望,并支持在战略框架内专门举办多种活动,这一点是很重要的。孟加拉的成功模式将鼓励其他国家运行相似的、适合当地需求的模式。

4.6　不丹

为防控全国性人兽共患病,该国已建立起明确的协调合作机制,同时也为应对禽流感和狂犬病开展了多项共同活动。通过联合活动、网络及多学科的研究,针对人类卫生部门和动物卫生部门提出了一个同一健康方法提出了一个项目提议。在不丹这样的小国能够有一些忠实的同一健康支持者,这是相当令人鼓舞的。国际合作伙伴关系将会帮助不丹在"人类—动物—生态系统"之间践行同一健康方法,并发展出具有本土特色的模式。

4.7　印度

目前,印度有国家级联合监测工作组协调禽流感防控工作。为防控州级、区级的人兽共患病,卫生与家庭福利部正在通过联合培训项目来促进人类卫生、动物卫生、市政机构之间的合作,从而主动建立起协调机制。依据 FAO/OIE/WHO 指导方针中的建立人类和动物卫生部门之间的协作,第十二次五年计划(The 12th Five Year Plan 2012—2016)同意扩展防控洲级和区级人兽共患病的协作机制。

为了人类卫生部门和动物卫生部门的协调配合,人们已确定优先针对五种动物性疾病展开工作,即炭疽、布氏杆菌病、细螺旋体病、鼠疫和狂犬病。在印度,由于人兽共患病的实验室诊断能力得到提升,一些特殊的医学或兽医实验室可用作特定的人兽共患病的科研基地。印度国家疾病控制中心和世界卫生组织(WHO)为医学和兽医专业人士的联合训练开设了一门课程,主要内容包括跨部门协作在内的人兽共患病防控。通过联合研究活动的赞助,印度医学研究理事会和农业研究理事会共同工作,加强对人兽共患病和食品安全多学科的研究。他们决定在人类卫生部门和动物卫生部门中指定一个关键机构来推动联合研究活动,并创建机构网络。印度公共健康基金会参与了推动同一健康理念在操作性研究和训练过程中的应用。

4.8　印度尼西亚

考虑到新发传染病和人兽共患病日益增长的威胁,印度尼西亚的全国人兽共患病委员会重组了禽流感应对部际协调委员会(KOMNAS)。为了使该委员会发挥作用需要更多的准备工作,在区级有禽流感监测和暴发调查信息的共享机制,在省级则举办跨部门会议,以探讨禽流感、狂犬病和其他被共同关注的疾病。通过 FAO 和 WHO 的强化跨部门合作和协调的催化剂作用,EU、USAID 和 AUSAID 都对活禽贸易相关的禽流感控制和狂犬病控制活动提供了支持。

2011 年,WHO 在 Maumere 发起了一个区域性狂犬病协调会议,讨论并确定了"2017 年东努沙登加拉省(East Nusa Tenggara Province)消除狂犬病"的路线图。出席此次会议的有来自公共卫生、动物卫生、安全部门、当地政府以及 FAO、WHO 和 UN 的代表。会议结束后,多部门就工作任务达成一致协议并签署合同。

4.9　缅甸

由人类卫生部门和动物健康部门为禽流感和流感大流行的准备工作而合作建立的国家协调机制在过去禽流感暴发中有效地发挥作用。为了像暴发调查、现场流行病学培训和信息共享等联合活动的发展,WHO 和 FAO 分别支持了卫生部、畜牧及兽医部。从 2008 年起,为了提高州、区和镇的公共卫生和兽医专业工作水平,卫生部、畜牧及兽医部门共同组织了现场流行病学培训。为增强跨部门协作,组织召开了动物—人类卫生联合部门技术性会议。于 2011 年 3 月举行全国性人兽共患病专题讨论会,并确定了五种应优先考虑的疾病,即禽流感(H5N1)、炭疽、狂犬病、钩端螺旋体病和鼠疫。此次讨论会建议,在考虑国家需求的前提下,应建立技术工作小组以推进同一健康议程,同时应组织相关者的会议制定实施同一健康方法的路线图。

4.10　斯里兰卡

虽然在面对禽流感时,斯里兰卡暂时免受其害,但与其他亚洲国家相似的是,人类卫生部门和动物健康部门协作应对 2006 年斯里兰卡境内的禽流感和流感大流行的主要原因仍然是高致病性禽流感造成的威胁。当局政府计划应用跨部门的协调配合机制及同一健康理念来消除狂犬病和控制钩端螺旋体病。世界银行将在未来 5 年持续给斯里兰卡政府提供巨大帮助以支持同一健康活动的发展。

4.11　泰国

幸运的是,许多支持国家级、地区级、国际级同一健康倡议的国际机构和合作伙伴都驻扎于曼谷,当地的一些研究机构(政府和非政府部门)也有同一健康的支持者。公共卫生部门组织同一健康训练员研习班将与国内和国际合作伙伴协作,从而加强省、区级水平的同一健康流行病学团队建设。有许多倡议在不同水平地运用到包括大学水平的同一健康硕士培训的多学科培训项目。泰国在政策和专业水平上有着极高的同一健康意识,并于2013年主办了第二届同一健康会议。

5　总结

　　预防和控制新发传染病可以带来国际共同利益。对于解答那些需要全面的、多学科探讨的问题,同一健康是一个具有成本效益、可持续、实用的方案,尤其是在那些资源紧张的国家。我们必须理解这一理念,即每个人均能通过理解人兽之间的互动和互联以推动同一健康的发展。虽然人们对同一健康的认知日益增加,但仍需在全国范围内与特殊情况相关的活动中,将其从理念转变为实践。国家层面的活动应该重点关注基础措施,预先准备措施来应对新兴的疾病和其他突发公共卫生问题。

　　一些人开始认为同一健康理念不切实际,常局限于空谈。在每月(或更长)由一些国际组织协调的专题讨论会和学术会议过程中,大学以及某些部门例如公共卫生、自然资源、野生生物、农业等部门对参与同一健康任务保持高度热情。然而这些会议常是为了获取资金预算,并非为了提高公众的意识和参与度而设计举办的。多数医学生和兽医学生并未意识到这些进展,仍需公共教育来提高公众意识。

　　为应对和控制人兽共患病,当局政府的政治承诺是促进同一健康方法的基础,且应该给予政策保护。我们仍需通过那些在政府、非政府组织以及学术机构工作的拥护者的支持来发展组织,借以实施和维持同一健康的实际应用。

　　　　他不懂,谴责即是重生——《奥义书》

　　He who does not understand the whole, is condemned to be reborn—*The Upanishad*

　　致谢　我很感激 Thiravat Hemachudha 教授和其他的同事在同一健康行动中的批判性思维,毫无疑问,它们在同一健康的操作中发挥了正确作用,并保障了参与国的利益。

参考文献

Press Information Bureau of the Government of India (2007) "Vision and road map" released at the International Ministerial Conference on Avian and Pandemic Influenza, New Delhi; December 2007

Contributing to One World (2008) One health. http://un-influenza.org/files/OWOH_14Oct08.pdf Accessed 25 Jan 2012

http://www.imcapi-hanoi-2010.org/home/en/Accessed 25 Jan 2012

http://siteresources.worldbank.org/EXTAVIANFLU/Resources/3124440-1172616490974/Fifth_Global_Progress_Report_July_2010.pdf Accessed 20 Mar 2012

World Bank (2010) People, pathogens and our planet. Volume 1: towards a one health approach for controlling zoonotic diseases. Accessed 25 Jan 2012

http://www.who.int/influenza/human_animal_interface/HLTM_human_animal_ecosystems_nov_2011.pdf Accessed 25 Jan 2012

http://www.oie.int/fileadmin/Home/eng/Current_Scientific_Issues/docs/pdf/FINAL_CONCEPT_NOTE_Hanoi.pdf Accessed 25 Jan 2012

同一健康在蒙古国的发展

Zayat Batsukh,B. Tsolmon,Dashdavaa Otgonbaatar,Baatar Undraa,Adyadorj Dolgorkhand, Ochirpurev Ariuntuya

摘要 亚太地区新发疾病防治战略(APSED)规定,凡是与新发疾病有关的各个部门都要相互协调、相互合作并达成共识。在 APSED 的指导下,蒙古国已经在动物卫生部门和人类健康部门之间建立了一种职能协调的体制。人们认为监测与信息交流、危险评估与降低疾病风险、协调应对疾病的能力以及相互合作进行科学研究是人兽共患病研究框架的四个支柱。部门之间相互合作已经是预防和控制新发人兽共患病至关重要的方法。在"健康动物—健康食物—健康人类"理念的指导下,已经开始实施同一健康。这种在兽医和公共卫生之间建立起的相互协调体制功能已有所扩大,并纳入了与人兽共患病相关的食品安全、突发公共卫生事件管理以及气候变化等更多的工作之中。该体制中涉及的组成部门包括:人类健康部门、动物疾病管理部门、国家突发事件管理部门、环境部门、突发事件管理监督机构以及世界卫生组织(WHO)。这种相互协调机制的主要成果是提高了疾病监测、疫情应对的行动能力以及实验室研究技术。同时它也巩固加强了对那些被忽略的人兽共患病(如布鲁氏菌病、炭疽和蜱虫病等)的检测和应对能力。通过例会和集体研讨会,各个部门已经达成了执行计划——降低疾病风险的五年长期计划(2011—2015)。该计划启动对 29 种人兽共患病进行优先度排序及危险度评估,并形成审查和修订的评价标准、程序和交流机制。2011 年,来自不同部门的人兽共患病专家组成了一个研究小组,重点研究狂犬病、布鲁氏菌病和媒介传播性疾病。由此,疾病控制策略已经与科学研究和流行病学专业知识紧密相连。

1 背景

1.1 国家概况

蒙古国是一个拥有 270 万人口(2011 年数据)的亚洲中东部内陆国家,位

于中国和俄罗斯之间并与之接壤。蒙古国是世界人口密度最低的国家,平均
$1.57km^2$/人。采矿业和农业是蒙古两个主要的经济支柱。多个世纪以来,蒙
古国一直在发展畜牧业——养殖马、绵羊、山羊、牛和骆驼。农业(主要是畜牧
业)是蒙古传统的经济基础,占国家 GDP 的 20% 并且提供 40% 的国民工作岗
位。畜牧业是主要的经济支柱,对公共利益和出口收入均至关重要。

最近几年,由于快速的城市化以及社会经济的发展,农村和郊区向城镇的
移民数量急速增加。2010 年,只有 36.7% 的人居住在农村地区,这些人口中大
约有 30% 是游牧或半游牧民族。蒙古的行政区划包括 21 个省,首都为乌兰巴
托(Ulaanbaatar)。

1.2 气候

蒙古国有着极端的大陆性气候:冬天长而寒冷,夏天短且多雨。冬天气温
可低至-45~-50℃,而夏天又可达 25~30℃。而且这种气候模式已经深受全
球气候变化的影响,蒙古国的年平均气温在过去 65 年内上升了 1.94℃,而且
在过去 30 年里气温上升加速,同时森林及草原地区的降雨量都出现减少。在
过去几年,由于环境变化和人类活动的影响,许多江河、溪流和湖泊已经干枯,
牧地覆盖率减少了 20%~30%,牧草的种类也在减少,种种变化加速了土地的
退化和沙漠化进程。自然灾害如干旱、暴雪、洪水、暴风雪、暴风、极端寒冷和
炎热天气以及地震等在全年频繁发生。由于一年四季都是传统的游牧生活方
式,蒙古人十分依赖于自然和气候。

人数较多的游牧人群很容易感染人兽共患病。由于蒙古的经济收入极度
依赖于畜牧业和农业,所以严寒的冬季和周期性干旱对牧群、农业以及人群健
康状况均会造成不利影响。

1.3 人兽共患病形势

2009 年末到 2011 年,蒙古国的牧群数量由 4400 万降至 3630 万,而猪和
家禽类的数量并未发生明显变化。包括布鲁氏菌病、炭疽、狂犬病、鼠疫和蜱
媒病等地方性疾病对蒙古国造成了严重的公共卫生问题。

近几年,动物和人群中都呈现出地方性的动物源性传染病蔓延扩散,跨国
界疾病的发病数量暴发性增长的现象。气候变化和极端天气的出现会使生物
多样性锐减,动物和微生物群落的地域分布发生改变,进而可导致人兽共患病
传播媒介的出现,并为人兽共患病的暴发创造了良好条件。关于动物疫病已经
报道了超过 20 种细菌性和病毒性疾病以及 18 种寄生虫性疾病。而在 15
种必须向国际兽医局(OIE)报告的传染病中,蒙古国总共报告了 6 种,并且有
4 种疾病存在潜在扩散的危险性。

　　由于畜牧业产量的提高,气候的改变,土地荒漠化和矿业的发展等现实情况,控制人兽共患病有着越来越重要的意义。尽管目前的工作已取得一些进展,但是炭疽、布鲁氏菌病、蜱媒病以及狂犬病仍然对人类健康和社会公益事业造成威胁。

2　人类和动物卫生部门之间的协调体制

　　亚太地区新发疾病防治战略(The Asia Pacific Strategy on Emerging Diseases,APSED)强调多部门间密切合作对防控人兽共患病有着重要意义。在世界卫生组织(WHO)的支持下,2010 年 2 月,蒙古国正式成立了关于人兽共患病的跨部门协调委员会(事实上自 2006 年,许多合作项目就已经开始实施)。委员会的主席既不是卫生部的副部长,也不是粮农、轻工业部门的副部长,而是让他们每年轮流担任。委员会成员分别是来自卫生部(the Ministry of Health,MoH)、粮农轻工业部门的兽医与动物饲养机构(Veterinary and Animal Breeding Agency of Ministry of Food and Agriculture and Light Industry,MoFALI)、国家应急事件管理部门(National Emergency Management Agency,NEMA)、自然环境部门、特殊检查机构以及世界卫生组织(WHO)的代表们。

　　"拥有一个强大的人类和动物卫生部门,与国家应急检验机构相互合作构建一个更健康的社会"是协调委员会的总体构想。协调委员会的责任有:在人兽共患病的预防和控制上制定联合政策;批准科技工作组制定的行动方案;在危险评估中提出建议、对疾病提出早期预警并在暴发时提出应急计划方案;评估修改人兽共患病的标准操作程序(SOPs)和指导方针以体现跨部门之间的相互协作;在国家和地方水平上,提供方法学以帮助提高专业机构的能力;促使各部门在早期发现疾病和应急反应方面的相互合作;监测并评价人兽共患病的总体防控效果。蒙古国人兽共患病中心的总干事在卫生部中担任秘书,负责常规协调和管理工作。

　　在协调委员会成立之前,卫生部(MoH)和粮农轻工业部(MoFALI)在2007—2009 年成立了学术合作备忘录,通过相互交换每年的数据统计报告和血清学调查数据,对人兽共患病进行联合指导性调查。这些调查结果使那些对人和动物健康非常重要的人兽共患病的分布更加明确。联合调查促进了两个部门的合作,也确认了蒙古国出现了新疾病,如由蜱传播的乙型脑炎、西尼罗热、莱姆病、立克次体伤寒和 Q 热,这些新确认的疾病已经被列入法定传染病的名单中,以反映它们当前对蒙古国人民健康的威胁。然而,大多数行动的目标仅仅在于收集人兽共患病的病原体信息。在调查开展的期间可以看出两个部门之间最显著的变化是：联合工作使他们转变为连续地、系统地收集信息，以明确疾病的严重程度，并向公众宣传这些信息以提高其健康意识，做到早预警、早诊断、早预防和早控制。

2010 年 3 月召开了跨部门协调委员会的首次会议，参会的有各组成部门、秘书、科技工作小组和评估小组，还有世界卫生组织（WHO）和联合国粮农组织（FAO）的代表。这次会议旨在讨论联合工作计划并起草方案。第一项工作是考核评估人和动物卫生部门目前的工作能力、监测系统、对事件的反应能力以及降低风险的措施。基于评估结果，制定出工作计划以应对不足之处和完善人兽共患病控制措施。

季会已经召开，并且优先制定了行动计划和干预措施。动物医学和公共卫生专家之间的例会是促进跨部门合作的一项重要活动。发生突发事件时，双方联合召开技术工作小组会议并进行及时沟通交流。这方面的实例之一是：炭疽于人群和动物中暴发之后，兽医与人类健康专家于 2010 年 9 月，与世界卫生组织和其他国际性组织合作召开了一次联合应对的研讨会。而组织联合会议的费用可通过协调立法、实施联合计划和共享资源得以汇报，这包括了共享信息与监测数据，以及在地方水平上联合应对疾病暴发。这种合作模式在疾病暴发时已得到考验，并且从中汲取经验以便完善应急措施。

2010 年 6 月，协调委员会组织了关于人兽共患病的首次国际性会议，来自各国家和地区的兽医学专家及卫生部专家参加了此次会议。是两个部门首次在专业水平上举办联合会议。这次会议就以下几个方面对现有的应对突发事件的能力以及监测系统的联合评估结果进行了评价：

- 人力资源
- 应对能力
- 信息收集和监测
- 实验室
- 后勤和物资供应

国际会议之后，在蒙古国的各个方面中都正式建立了跨部门的协调体制。在社区层面上，社会意识、教育水平、媒体宣传都扮演着重要的角色，这也使社区间能够更好地进行风险交流和实施健康教育策略。在当地政府的帮助下，蒙古国得以实现风险交流并推广针对职业危险人群和学校儿童的活动；在国家水平上，协调体制的目的是增进信息交流、促进专业知识共享、技术相互支持和协调立法。2011 年，卫生部和粮农部制定了一个联合策略，旨在于2011—2015 年做到降低重点人兽共患病的长期危害。

3　信息共享、疾病监测、风险评估和降低风险

3.1　评定疾病级别

2011 年 1 月,跨部门协调委员会对 29 种人兽共患病进行了重要性级别评定和风险评估,包括在人群中报道的地方性人兽共患病、出现在动物中的人兽共患病、蜱媒病以及有境外输入危险的疾病。目前确定的对人和动物卫生部门非常重要的人兽共患病总共有 16 种。由动物医学、公共卫生、实验室、研究机构和学术部门的专家们组成的技术工作小组召开了一系列研讨会进行详细的危险评估。这次重要性级别评定活动采用了世界卫生组织(WHO)的优先级评定方法以及其他国家的方法和工具。评出的重要疾病有:鼠疫、禽流感、炭疽、布鲁氏菌病、狂犬病、蜱传播性乙型脑炎、包虫病和兔热病,这些疾病都需要协同监测和应对。地方性疾病,如布鲁氏菌病和炭疽等曾被世界卫生组织忽略的疾病,也被蒙古国卫生部和粮农部门列入重点疾病名单中。这项计划尤其将疟疾、登革热、鼻疽病、弓形虫病、西尼罗河热、流行性乙型脑炎、肾综合征出血热及隐孢子虫病等列为需要合作研究的重要疾病。

3.2　共享监测数据

对于禽流感及大流行性流感、炭疽、蜱传播疾病、狂犬病、布鲁氏菌病、鼠疫和一些寄生虫病等重点疾病,协调委员会制定了信息共享、疾病监测和突发事件的应急的标准操作程序(SOPs)。基于标准操作程序,兽医学部和卫生部会常规定期地进行部门间交流及信息交换。除监测信息共享外,两个部门应该在 24 小时内互相通知疫情暴发信息,并且在每月都要交换实验室数据和事件信息(如人群免疫水平、病例集中情况、牲畜死亡情况、动物突发死亡及食源性疾病的调查结果)。从 2010 年 3 月开始,每周的疾病信息就已经以电子简讯的形式在卫生部、粮农部门、世界卫生组织、联合国粮食以及农业组织及其他合作单位之间共享。

3.3　蒙古国布鲁氏菌病控制情况

蒙古国是世界上人布鲁氏菌病发病率最高的国家之一,其布鲁氏菌病监测系统成立于 1950 年。1960 年开始实施与屠宰经检测、确诊的患病动物有关的政策。1973—1983 年,政府实行疫苗接种政策,使布鲁氏菌病的患病率由 10% 降低到 0.5%。然而在 20 世纪 90 年代,由于向自由市场经济的转变、监测公共卫生问题的系统面临崩溃以及由此造成的持续监测资源的缺乏,人感

染布鲁氏菌病的事件再次发生。蒙古国曾于2000年引进一项新的免疫接种计划,其目的是在2010年根除布鲁氏菌病,但是由于牲畜疫苗接种、诊断及杀灭被感染动物之间相互矛盾的政策,导致这种尝试最终以失败告终。

在瑞士发展机构的帮助下,Sukhbaatar和Zavkhan两地建立了试点项目,对人、牲畜和狗的布鲁氏菌血清学阳性率进行调查研究。兽医学和医学流行病学专家将研究结果作为评估和监测2010年结膜疫苗接种效果的基线。另外,结膜疫苗接种运动也有助于国家控制布鲁氏菌病和牲畜出口的新策略发展。

尽管记录的动物布鲁氏菌病例数量在增加,但卫生部并没有报告人布鲁氏菌病病例数的增加。蒙古布鲁氏菌病的确切发病率很大程度上是个未知数,因为市级以下的地方缺少诊断布鲁氏菌病的设备仪器,从而导致不可计数的病例被漏诊。只有2%~3%的急性布鲁氏菌病患者被报告,即估计每40例病例中仅有1例被报告,这些数据均显示其报告率严重低于实际情况。动物部门的监测数据有助于卫生部门重新审视监测系统和实验室能力以提高报告率。两部门都把布鲁氏菌病确定为重点研究的人兽共患病之一。2011年,他们开始了基线患病率的调查,根据世界动物卫生组织(OIE)的推荐方法,他们采集了来自5种主要动物的20万份血清样本,以及2333份人血清样本进行实验室分析研究。自此,一项大规模的疫苗接种计划已经启动,其目标是在2020年控制并且根除布鲁氏菌病。这项计划将蒙古国划分为三个区域,2011年第一个区域中有1470万动物进行了疫苗接种,剩下两个区域也将对动物进行疫苗接种,在此之后每年对新生动物进行疫苗接种。

3.4　联合风险评估以及降低风险

为了应对日益严重的炭疽威胁,蒙古技术工作小组就人和动物炭疽的防控制定了一项政策。这也是第一个涉及人、动物、突发事件管理、监查机构、食品安全、情报部门以及国际合作伙伴的降低疾病风险政策。这项政策基于过去30年全世界应对炭疽暴发流行和散发的优秀方法和经验。他们也为炭疽核定了基于地理信息系统的风险地图作为公共平台。此外还成立了一个联合技术工作小组,该小组成员包括来自动物医学研究所、国家人兽共患病中心、中央动物疾病诊断实验室的专家们,它将作为专业咨询中心和技术实施主体去提供方法建议及政策方案并使之得到相关部门批准。

为了应对野生动物中日益增加的狂犬病病例,在过去2年中兽医学部和卫生部门联合当地政府在学校、工作场地和普通人群中进行宣传教育活动以提高公众意识。2011年的世界狂犬病日,卫生部组织了一次认识和预防狂犬病的活动,并且组织培训卫生保健工作人员,兽医和学校卫生人员;卫生部门也给儿童及其父母和养狗者分发宣传册,张贴海报来预防狂犬病;同时媒体也制作并播放视频和卡通动画来进行宣传;兽医部门也开始给狗接种疫苗,并且对四个地区的街头流浪狗进行了宰杀处理。

兽医学部门和卫生部门已经成立了野生鸟类禽流感监测项目,其目的是建立早期预警系统,改善目前的监测网络。监测小组是多部门协调合作的典范,其成员包括来自兽医部门、卫生部门、环境部门、监督部门以及其他相关单位的代表们。

2011年,蒙古国卫生部和动物部门绘制了人兽共患病的流行病学地图集,这份地图集包含了大约50张地图,描述重点、稀有或被忽略的人兽共患病的分布情况。每张地图都有传染源的关键信息,包括ICD-10编码、流行病学特征、动物流行病学特征、气候资料、植被覆盖情况、传播途径、潜伏期、临床表现、治疗方法以及主要参考文献。另外,地图集还包括人口密度、牲畜密度、抗生素使用情况、免疫覆盖率以及其他相关因素,并且这些信息将会定期更新。到2012年地图集就可以在线使用。地理信息系统(GIS)、地理参照数据以及地方流行病学资料的应用,使得新地图集比旧地图集的疾病空间分布质量得以提高。该地图集显示了有些疾病如布鲁氏菌病、牛白血病和马鼻疽病已经通过牛群迁移传播到了先前未感染的地区。这个地图集为评估人群的疾病风险和负担提供了创新的、有据可循的方法,最终使干预措施更有目的性,数据采集更加现代化。

4　协调应对突发人兽共患病

在跨部门通告了口蹄疫、新城疫、人和动物炭疽、狂犬病和禽流感的暴发信息后,联合风险评估及调查得以实施。

炭疽暴发期间,由动物医学家、医学流行病学专家、监测及突发事件应对人员组成的应急小组隔离患者,限制疫区人员流动的措施,同时利用地理信息系统更新地图集。对动物进行疫苗接种,加强对食品市场的监测,对人群进行健康教育以及信息交流都是应对疾病暴发的有效措施。快速应急小组第一次诊断了亚临床型及胃肠道型炭疽。现有的应急反应基础设施已经提高到可以在地方级和省级操作运行的多部门联合应急反应小组水平。经过培训后,21个省成立了应急小组。

多部门之间的协作能够实现人兽共患病的早期预防而不仅仅是对人兽共患病的紧急应对。同时,实验室的综合水平、监督行动以及对风险评估重要性的认知均有所提高。

5 实验室合作

在亚太地区新发疾病防治战略的基本框架下，兽医学部和卫生部的实验室交流和合作在过去 3 年有显著增强。为了顺利开展监测、应对和研究行动，实验室共享了信息、经验、诊断试剂盒、实验标本和实验设备。卫生部的实验室受益于先进的动物医学实验室资源及人力资源。2011 年，在一次不寻常的人炭疽病暴发期间，动物医学实验室协助验证结果和进行确诊检验。21 个省的地方级动物医学实验室已经配备了 PCR 设备和试剂材料。

动物医学实验室还在 Uvurkhangi 暴发狂犬病和 Khord 暴发炭疽时提供了实验室诊断帮助。根据年度血清学调查，兽医学部和卫生部实验室的工作人员联合分析实验室结果，两部门所用的分析方法都经过评估，他们之间也共同分享经验。

由于人类和动物卫生部门间的相互合作，人类卫生部实验室的诊断能力得到显著提高。隔离、诊断和确认人兽共患病病毒及寄生虫病原体的先进方法和技术已经在国家水平上开始推广。有许多商业试剂盒已经用于疾病的诊断，并且分子实验诊断的疾病数量已经达到 17 种。血清学和分子诊断工具现可用于诊断森林脑炎、莱姆病、立克次体病，而这些疾病之前只能靠临床表现诊断。然而在蒙古，如汉坦病毒、西尼罗河热病毒、乙型脑炎病毒、克里米亚刚果出血热病毒、登革热病毒以及其他许多病毒由于技术局限性而无法被诊断，因此其疾病负担和流行病学资料至今是个未知数。

除了和动物医学实验室合作外，在发达国家进行人员培训对于提高实验室诊断水平也非常重要。从 2010 年以来，超过 30 名专家在俄罗斯、哈萨克斯坦、中国、德国和日本接受了实验室生物安全培训，接受过实验室培训的专家中约 23% 来自地方性兽医学部和医学诊断实验室。

通过来自俄罗斯、中国、美国、德国和日本专家合作进行的分子生物学研究，许多种技术如 CRISPR、PCR、VNTR 和 MLVA 被引进并用于人和动物疾病实验室诊断研究，从而确定某些疾病独特和明确的基因型，如 Y 型鼠疫、B 型炭疽杆菌、狂犬病毒、蜱传播的乙型脑炎病毒以及立克次体的一些种类。此外，利用这些技术新确定了汉坦病毒、西尼罗河病毒、无形体病、旋毛虫病和弓形虫病病原体。

复杂的情况仍然存在，这使人和动物诊断实验室的资源共享受到限制，人兽共患病跨部门协调委员会的最大挑战是改变法律和伦理环境。

蒙古打算在 2012—2013 年间，在公共卫生、临床、兽医学部以及食品实验室之间成立一个实验室工作网。

6　风险交流

之前处理疾病暴发的经验教训强调了宣传和公众教育的重要性。2010年,协调委员会评价了一项交流和行为改变的策略。该策略强调对高危人群进行宣传和公共教育活动。同时也强调积极主动地与媒体建立有效的沟通。由于公众意识的缺乏,地方性人兽共患病如鼠疫、炭疽和媒介传播疾病经常出现,并且布鲁氏菌病在牧民和兽医人群中具有较高的传染性。不健康的文化传统在人群中非常普遍,如喝生牛奶、吃未煮熟的羊肝、食用由生牛奶制作的酸奶。公众健康教育活动需要针对特定的社会团体、学龄儿童、职业人群,并且考虑文化、信仰、传统、教育水平、社会地位、职业和年龄。由社区和当地政府在学校和工作场所组织的健康教育活动,如在蜱流行的季节到来之前,宣传与怎样预防蜱传播疾病有关的健康信息、发放传单、张贴海报,均被证明是有效的。此外,卫生部组织每月新闻发布会确保重要的公共卫生信息被及时、广泛地公布;2011年3月,新闻发布会上首次提出了公共卫生领域中的"同一世界,同一健康"理念。

国家动物医学部、动物繁殖部门、动物医学研究所和卫生部通过电视节目,分发小册子,观看视频录像,给儿童制作卡通动画和新闻发布会的形式定期组织和开展强化全民疾病防控意识的活动。

为了防控炭疽、牙菌斑、蜱传播疾病、布鲁氏菌病和禽流感,动物和人类卫生部门合作发展了与降低风险的方法和干预措施有关的训练材料和课程。医学和动物医学流行病学专家、生物学家、实验室工作人员和气象专家接受了一些职工的联合培训活动和短期培训课程,这些活动和课程是针对蚊媒的生物学特征及监测数据库的设计以及病媒传播疾病方面的。

7　合作研究

在蒙古国,像蜱媒性乙型脑炎、莱姆病和立克次体病这类蜱传播疾病越来越受到人们的关注,因为这类疾病在新地区持续流行扩张且呈增长趋势。畜牧业、气候变化、土地沙漠化、矿业的发展、新种类蜱的出现及虫媒的遍布等造成了严重的公共卫生问题。为了降低这些风险,一项由韩国国际合作部门(KOICA)资助的工程进行了虫媒和气候的监测以及对高危人群进行社区教育。这个项目是由来自不同背景的多部门人员合作参与的。在区域范围内,突发事件的监测应急部门与疟疾、媒介传播疾病及寄生虫病部门一起合作。

对气候变化的研究非常复杂,并且需要多部门协作。在跨部门协调体制取得成就的基础上,建立了媒介传播疾病的综合监测系统。该系统已经制定了监测程序应用于边虫病、Q 热、蜱传播的乙型脑炎、蜱传播的疏螺旋体病、立克次体病和旋毛虫病的研究。该系统同时监测蜱的分布及种类、相关的微小气候和人类感染情况,并首次发现了旋毛虫病、边虫病、弓形体病和克里米亚刚果出血热能感染人,还发现无形体虫可存在于蜱体内。同时,动物医学实验室正进行蜱基因的研究。

结合受感染的蜱的密度和人发病率的变异情况以及气候因素分析,可以帮助人们识别与疾病传播有关的因素。针对蜱的流行情况、密度、生物型以及气候数据和植被覆盖情况的风险评估地图为早期预警提供了有用的公共卫生信息。逐渐增加的风险交流和员工培训提高了游牧人群的防护行为。

8 国际合作关系

国家人兽共患病中心与包括中国、哈萨克斯坦、俄罗斯、日本、瑞士、美国和德国在内的许多国际组织和国家机构建立了良好的合作伙伴关系。自 2007 年以来,人兽共患病方面的流行病学专家与中国检验检疫研究院合作,研究了解两国边界的自然疫源地以及环境对发病率的影响。这种合作研究包括中国卫生检验检疫局为 NCIDNF 捐赠了大量病毒学实验室设备,强化了实验室能力。实验室将以此为基础进行跨边界监测疾病,培训在职实验室工作人员,以及确认重要的公共卫生事件和疾病。

NCIDNF 和慕尼黑国防部微生物学研究所联合进行鼠疫和蜱传播疾病的研究。两个机构每年都联合进行牧场研究和考察。他们的研究结果已经发表,并且在蒙古召开的国际人兽共患病会议上进行了展示。他们还与加马利亚的流行病学和微生物研究所合作进行关于细菌、寄生虫和病毒性疾病的研究和跨边界监测工作,并且第一次在蒙古国发现钩端螺旋体病、隐孢子虫病和弓形虫病的自然疫源地。

动物医学和公共卫生专家以及一些来自佛罗里达大学的同事已经开始着手鼠疫,蜱传播疾病和其他新兴疾病的分子生物学的研究。与佛罗里达大学合作最重要的部分始于 2011 年同一健康理念的培训课程,该课程吸引了来自动物医学研究所和卫生部的许多人员。他们希望该课程能吸引到美国学生和留学生。课程的内容包括:环境卫生、现代实验室技术、流行病学、生物统计学、食品安全、气候变化、地理信息系统、毒理学和人兽共患病的研究。

9　面临的挑战和经验教训

亚太地区新发疾病防治战略促进了卫生部门和其他部门间的跨部门合作体制。然而,尽管在疾病暴发期间进行持续的风险评估,但仍缺乏对重点人兽共患病的跨部门综合风险评估。而基于经验的决策和应对能力,以及风险评估结果的利用能力也需要进一步提高。另外,人们意识到授予跨部门合作体制合法权利对于有效控制人兽共患病非常关键。每年跨部门的模拟演练对评估应急反应能力和更新修订合作应急指导手册是非常有用的。然而动物医学和流行病学家在省市级水平上的合作和信息共享仍然很薄弱。在地方水平上,动物医学卫生部门的参与对于有效监测野生和家养动物的人兽共患病起着关键作用,动物部门也需要提高实验室和流行病学调查能力。2011 年工作总结会议中强调,需要发展和贯彻一套通用的监测评估框架,改善动物部门、卫生部门、食品安全检查局之间职责角色混淆和合作力度薄弱的局面,加强入出境的控制。

财政资助是成功控制人兽共患病的关键,因此需要粮农部,轻工业部门以及卫生部门共同努力寻找更加有效的方法(如为人兽共患病领域的活动吸引潜在的捐助者)以提高财政资助、协调分配国际捐助资源。

我们相信,动物医学和卫生部门之间已经建立了协调体制的坚固基础,防控人兽共患病的综合能力也得到显著提高。此外,人兽共患病的协作框架吸引了许多来自国际的合作伙伴以及大量资源。然而在该事业开始后,蒙古国仍然要做许多工作来降低人兽共患病风险。

编者的话

亚太地区新发疾病防治战略(APSED)以及其在应对人兽共患病威胁中扮演的角色

John S Mackenzie

科廷大学(珀斯),伯内特学院(墨尔本)

2005 年,世界卫生组织的东南亚地区办公室(SEARO)和西太平洋地区办公室(WPRO)制定了亚太地区新发疾病防治战略(APSED),以应对那些给地区和全球卫生安全造成严重威胁的新发疾病带来的挑战(WHO 2005)。APSED 为两个区域的多个国家和地区提供了一种通用的战略框架来巩固加强自身应对新发疾病和有传染倾向的疾病能力,同时达到新国际卫生条例(2005)要求的核心能力。这两个地区一共有 48 个国家支持 APSED(东南亚 11 个,西太平洋 37 个),这些国家一共有 34 亿人口,超过世界人口的一半。

APSED 的发展深受亚太地区几个严重的新发人兽共患病事件的影响,尤其是 SARS,高致病性禽流感病毒 H5N1 的出现以及尼帕病毒的首次暴发和持续复发。在该策略实施的前五年期间,这两个地区经历了多次传染性疾病的威胁,包括被确定为地方性疾病的高致病性禽流感,2009 年在全球迅速传播 H1N1 流感以及大量其他严重影响公共卫生的急性事件。这些都为应对流行性疾病提供了重要的经验,同时说明需要进一步强化公共卫生应急准备,提高监管和评估能力。

APSED (2005)认识到许多的新发疾病都是人兽共患病,因此,在人和动物接触层面制定发现、监管、应对传染性疾病的计划是该策略计划的重要组成部分。在该策略实施的前五年期间,世界动物卫生组织(OIE)和联合国粮食与农业组织(FAO)的工作人员相互合作,制定了"人兽共患病——在国家水平上建立动物和卫生部门间合作的指南"来帮助国家制定计划(WHO 2008)。

因此,这两个地区在强化预防、发现和应对新发疾病造成的威胁所需要的核心能力方面,取得相当大的进展,这也为扩大 APSED 的范围提供了坚实基础,进而推动地区间对未来 5 年该策略的发展进行磋商,形成了新 APSED (2010)(WHO 2011)。这项新策略已经扩展到八个核心区域,包括:人兽共患病;强调认识人兽共患病的重要性;继续与联合国粮食与农业组织(FAO)、世界动物卫生组织(OIE)以及其他合作伙伴共同承担这项工作等;继续完善同一健康理念;承认降低人兽共患病传播的风险,需要 APSED 与食品卫生、环境和野生动物部门保持密切合作关系。它同时也强调从高致病性禽流感 H5N1 得到的经验和教训,为巩固和加强用来监督人类与动物部门间的信息共享和协调应对的国家与区域协调体制提供了良好的基础。

为了配合 APSED 策略,该地区的许多国家利用同一健康的方法制定了相应的方案,在动物部门、卫生部门、甚至是环境部门之间建立起了合作协调体制。蒙古国便有很好的经验,他们的方案和行动清楚阐明了他们是如何通过建立可持续合作的方法来管理人兽共患病以及如何提高诊断和应对新发疾病威胁的能力,这是在国家水平实施同一健康的一个很好的实例。G Gongal 和 B Coughlan 在其他的章节中也给出了类似的实例。

参考文献

International Health Regulations (2005) World Health Organization, second edition, 2008, Switzerland

WHO (2005) Asia Pacific strategy for emerging diseases. World Health Organization Regional Office for South-East Asia, New Delhi, and the Regional Office for the Western Pacific, Manila

WHO (2008) Zoonotic diseases: a guide to establishing collaboration between animal and human health sectors at the country level. World Health Organization Regional Office for South-East Asia, New Delhi, and the Regional Office for the Western Pacific, Manila

WHO (2011). Asia Pacific strategy for emerging diseases, 2010. World Health Organization Regional Office for South East Asia, New Delhi, and the Regional Office for the Western Pacific, Manila

第三部分
同一健康的新技术,新方法及其实施

One Health New Technologies, New Approaches and How to Implement

气候变化与人类健康:一种跨学科的同一健康策略

Jonathan A. Patz,Micah B. Hahn

摘要　气候变化增加了诸如新发传染病、食品安全以及强调学科交叉和科研合作的国家可持续发展计划等人类健康问题的复杂性与不确定性。为理解生态交互作用及系统反应而开展的兽医、医学及公共卫生专业人员之间的合作,可以方便我们更清楚地理解气候变化对环境、动物及人类健康的作用和影响。在此,我们将对气候科学和下一世纪的预测进行简明介绍,同时回顾现有的有关气候驱使的环境变化对人类健康影响的知识。我们也重点关注气候变化所造成的生态和进化反应与人类健康之间的联系。有关气候对生物系统影响的文献的内容和历史数据都很丰富,但是关于这些变化与人类健康之间联系的理解并不透彻。我们讨论了将会被人类感知的环境改变作用于生物系统的五种机制:①传播媒介、储存宿主和感染周期的改变;②家养及野生动植物的疾病;③物种间相互作用同步性的破坏和中断;④营养级联(Trophic Cascades);⑤栖息地的改变或破坏。不同的物种对于气候变化的反应是不同的,为了预测贯穿于生态系统中的疾病的变迁,我们必须依赖于兽医学、医学和公共卫生领域的专家,而且这些健康专业人员必须考虑到生态系统在气候变迁中的动态特性。

同一健康理念为解决新发传染病(第 2 部分)、食品安全(第 3 部分)和国家可持续发展计划(第 4 部分)等问题而带来的机遇和挑战已经在本书的其他部分提及。气候变化影响的加入,使得上述问题的复杂性和不确定性更加严重,也使得跨学科合作研究变得更为重要。如果能同时考虑到预期的全球气候变化及其后续的生态系统结构与功能的改变,那么对生态演变过程和疾病之间的关系的理解就可能有意义。作为"同一健康"的实践者,我们强调理解人类健康与动物、环境之间相互作用的重要性。各个物种应对气候变化的方式不尽相同,包括时空尺度、机制和级别程度。将三方面联系融合于一个生态系统中本身就是有难度的,而将气候变化引入更是增添了一个动态元素,使得该难题成为一个不断演变的目标。只有兽医学、医学和公共卫生领域专家通力合作，探讨生态系统变化中的相互作用与反应，才能更清晰地认识气候变化对环境、动物和人类健康的影响。我们首先简述科学背景，然后分析几个有关气候变化影响生态和动物健康的案例研究，这些案例也与人类健康有关。

1　什么是气候变化？

不论是由于自然变化或者人类活动，气候变化都取决于这个星球总的能量负荷，即接收的（太阳）短波辐射和释放的长波辐射之间的平衡。这种平衡受到地球大气层的影响，其影响原理和机制类似于温室（或者酷热时汽车的挡风玻璃）能够使阳光穿透，并将热量（红外线）吸收。大气层能够保存更多的热量，因为它富含更多所谓的温室气体，能够使其表面平均温度处于更高水平。

关于气候变化更明确的信息源自联合国政府间气候变化专门委员会（IPCC）的著作，该委员会由世界气象组织（WMO）和联合国环境规划署（UNEP）在 1988 年共同建立。从 1990 年开始，每隔约 5 年，IPCC 便对当前一系列的科学成果进行国际评估，如气候变化、该变化的可能影响以及所采取的多种预防措施。该国际机构有许多各领域的杰出科学家代表，它所发布的报道被视为最具权威的学科评估。本章节中许多针对气候科学的信息都是从 IPCC 的报告中摘录的（Solomon et al. 2007）。

1.1　温室气体

地球大气层的组成从前工业化时代就已经开始发生改变。大约在 19 世纪中期，大气层中包括二氧化碳、甲烷及一氧化二氮在内的气体升高水平就远远超过了过去 10 000 年中发生的任何改变。这些温室气体的历史水平是从南极冰芯（Antarctic ice cores）气泡中的气体中分析得来。例如，最具意义的温室效应气体——二氧化碳的浓度，从 18 世纪末的约 280ppmv 到现今的 380ppmv，已经升高了 35% 左右。较高浓度的温室气体通过正辐射作用导致地球升温，即吸收和再发射红外辐射至较低层大气及地球表面（图 1 总结了辐射效应的主要成分）。图 2 描述了自 1900 年以来，自然及人力所致的全球气温变化状况。

1.2　气温不断升高的地球：从过去到未来

长期的气候变化可以看作是气候自然变化下的一个特征性信号（见图 2）。为了确定这种信号的意义，我们需要历史性数据以测量气候的自然变异性。因为仪器只能记录过去不久的数据(不到 150 年)，所以更早的气候变化只能从诸如年轮、花粉系列、深海地核的大量动植物、珊瑚和冰核的同位素分析、日记以及其他文档证据等古气候的记录中推断获得。这些分析结果表明，北美洲在 20 世纪中晚期的平均温度比过去 5 个世纪的任何类似时期都高，甚至可能是过去至少 1300 年以来的最高温(Solomon et al. 2007)。该温度升高趋势正急速加剧。从 1906 到 2005 年，全球平均温度升高了 0.74℃。据 IPCC 声称，与健康相关的极端天气完全有可能在 2100 年前就出现(表 1)，且如今的变化速度比过去 1000 年中的任何时期都快。

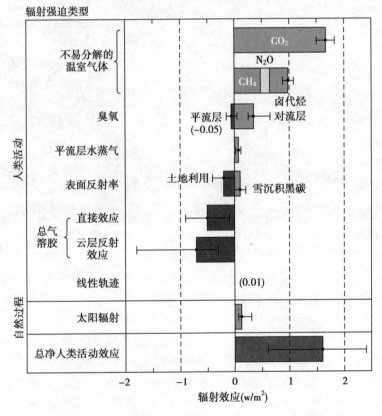

图 1　辐射效应的组成。2005 年多种介质和机制作用下的全球平均辐射效应及其 90% 置信区间。甲烷、一氧化二氮和卤代烃导致的误差已经包含其中。人为净辐射效应及其范围也如图所示。转载获 Solomon 等人的许可。(2007, FAQ 2.1, 图 2)

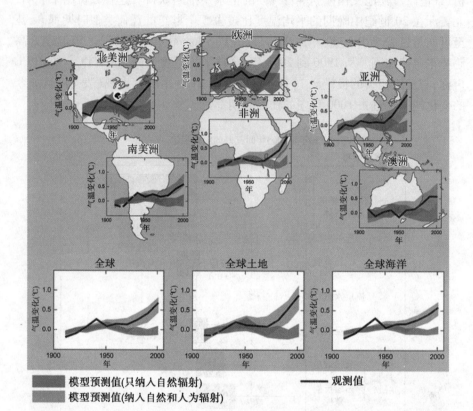

图2   自然或人为因素造成的气温变化。通过自然条件或自然结合人为条件下的气候模拟模型,比较所观察到的各大陆和全球范围表面温度的变化。根据每十年的中心点进行图表绘制,该图显示1906—2005年的平均观测结果(黑线)及相对应的自1901至1950年的相对平均水平。虚线表示的部分不到50%。蓝色阴影条带显示从只受太阳活动或火山等自然力影响下的5种气候模型中选取的19种模拟数据的5%~95%区间。红色阴影条带则显示从14种受人为和自然因素同时作用的气候模型中选择的58种模拟数据的5%~95%区间。转载获Solomon等人的许可。(2007,FAQ 9.2,图1)

表1　预测地球系统的变化

现象a以及发展方向	基于对21世纪的SRES（special report on emission scenarios）预测，估计未来趋势的可能性	举例说明对各主要部分的主要影响			
		农业、林业和生态系统	水资源	人类健康	工业、居住地和社会
大多数陆地地区变得更温暖，更冷的昼夜更少，炎热的昼夜更加频繁	基本确定b	在温度较低的地区，产量增加；在温度较高的地区，产量降低；虫灾暴发增加	对水资源的影响主要是因为积雪融化；对部分水供应存在影响	因减少低温暴露而降低人类死亡率	加热所需的能量减少；降温的需求量增加；城市空气质量下降；因降雪导致的运输困扰减少；对冬季旅游业有影响
暖期或热浪，在大多数陆地地发生频率增加	非常有可能	因为高温导致较温暖地区产量下降；增加了火灾的风险	增加了水的需求量；水质问题，如水华暴发	增加高温相关性死亡的风险，特别是对于老年人、慢性病患者、年幼者以及社会孤立的人	因缺少相应条件的住所，使温暖地区的人生活质量下降，尤其老年人、婴幼儿和穷人

续表

现象a以及发展方向	基于对21世纪的SRES（special report on emission scenarios）预测,估计未来趋势的可能性	举例说明对各主要部分的主要影响			
		农业、林业和生态系统	水资源	人类健康	工业、居住地和社会
严重的降雨,绝大多数地区发生频率增高	非常有可能	破坏农作物;土壤侵蚀;由于土壤水浸而无法培养土地	对地表和地下水质量有不良影响;污染水源;水资源供应短缺问题可能得到缓解	增加死亡、受伤、感染以及患呼吸疾病和皮肤疾病的风险	洪水扰乱居住、商业、交通和社会;城市及农村基础设施建设的压力;财产的损失
受干旱影响的地区	可能	土地退化;农作物收成降低甚至颗粒无收;牲畜死亡风险量增加;火灾风险增加	更大片地区面临缺水压力	食物和水源供给不足的风险增加;营养不良的风险增加;水源和食源性疾病的感染风险增加	生活、工业及社会公用水短缺;水力发电的潜力减小;出现人口迁移的可能性

续表

现象[a]以及发展方向	基于对21世纪的SRES(special report on emission scenarios)预测，估计未来趋势的可能性	举例说明对各主要部分的主要影响			
		农业、林业和生态系统	水资源	人类健康	工业、居住地和社会
强烈的热带气旋活动增加	可能	破坏农作物；刮倒树木（连根拔起）；破坏珊瑚礁	停电导致公用水供应中断	增加伤亡、水源性和食源性疾病以及创伤后应激障碍发生的风险	洪水和强风干扰；私人保险公司取消易受影响地区的风险性；人口迁移种；财产损失
极端高海平面[d]的次数增多（不包括海啸）[c]	可能	灌溉用水，河口以及淡水系统盐碱化	海水侵蚀致可利用的淡水资源减少	增加被洪水卷入导致死亡和受伤的风险；移民相关的健康影响	保护海岸和重置可能使用土地的花费；人口和基础设施迁移及上述提及的可能性；上述热带气旋

基于对21世纪中晚期的预测，极端天气和气候改变导致的潜在影响的案例。这些事例未考虑任何适应能力的改变和发展。在第二栏中的可能性判断和第一栏中罗列的现象是相对应的

[a] Working Group I Table 3.7 可获得更多有关该定义的细节

[b] 极端年多数极端温暖昼夜的警告

[c] 极端高海平面决于平均海平面以及地区天气系统。其定义为相对于一个给定的参考，一个观测站每小时观测的最高海平面的1%。在所有的情况下，2100年全球平均海平面的预测值是高于参考的。关于地区天气系统变化对海平面极高值的影响还没有评估

[d] 获译摘自 Solomon 等(2007)，Table SPM. 3, Geneva, Switzerland

1.3　地球的系统变化

　　虽然地球表面温度升高是平均效应,但是气温改变只是整个改变的一部分。高温导致土地水分蒸发加快(因此导致严重干旱),然而热空气又能够储存更多的水分,导致大的降雨。"水文极端"现象(水灾和干旱)是气候变化局面下一个重要的组成部分,因此受到公共卫生专家的极大关注。此外,南北极的冰川正在融化,向海洋中释放的大量水资源导致了海平面的上升(源自融化的陆地冰川),亦可能改变目前洋流的流动现状。由这些或其他各种变化导致的天气模式在不同地方变化很大,同时也在短期内强调了气候变化的重要性。因此气候变化这个术语比全球变暖更为准确,也更适于这些现象。

　　相应地,上述所提及的不断加剧的气候变化已经和地球系统的变化关联起来。从 1961 年开始,海平面每年平均升高约 2mm(Solomon et al. 2007),并且南北两球的冰雪覆盖率和冰川量都已经减少。而最突出的便是过去 30 年北极冰盖的融化程度,估计上述趋势仍将继续。IPCC 声称,未来 90 年内海平面升高的程度将达到 18~59cm。极端水文现象(如水灾和干旱)的循环也将伴随全球气候变暖的趋势而出现。

2　气候导致的环境变化对人类健康的影响

　　图 3 总结了一些论述人类健康与气候改变导致的环境变化之间关系的文献(McMichael et al. 2006;Patz et al. 2000,2005)。个别针对热浪与超额死亡率之间联系的研究(Curriero et al. 2002)已经证实了气候变暖对人类健康的直接作用。在过去的 20 年里,如水灾、干旱及强风暴等自然灾害已经剥夺数以百万计的生命,同时在身心健康、财产和生活等方面造成了更大的损失(国际红十字会 1998)。此外,IPCC 预测海平面的上升(以到 21 世纪 80 年代上升 40cm 估算)将使 2 亿人处于危险之中,并导致一系列的健康问题,如流离失所、盐水入侵淡水含水层、或者雨水排水系统及污水处理系统的破坏等(IPCC 2007)。高温可能通过改变臭氧浓度从而影响空气质量,这是一个已知的可以导致肺炎、慢性阻塞性肺部疾病、哮喘以及过早死亡的肺部刺激因素(Ebi 和 McGregor 2008)。此外,大量研究表明,气候变化能通过改变花粉季节,从而影响气源性致敏原及相关的人类过敏性疾病(Beggs 2004;Ziska et al. 2011)的发生。营养与食品安全同样会因作物产量变化、供应波动和价格调整而受到影响(Battisti 和 Naylor 2009;Schmidhuber 和 Tubiello 2007)。

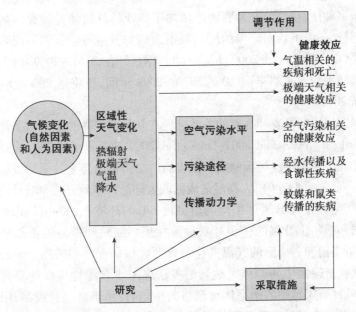

图3 气候多样性及变化对健康的可能影响。慢性长期影响涵盖非气候因素对气候相关的健康结果的影响,如人口增长和人口变化、生活水平、获取卫生保健的途径、改善卫生保健和公共卫生基础设施。应对措施包括降低不良健康结果的风险,例如疫苗接种项目、疾病监测与监控、防护措施的使用(例如空调、农药、水过滤和处理系统)、利用气候预测及发展气象警报系统、应急管理和防灾项目、公共教育。获许摘自 Patz 等人(2000)

　　食源性和水源性疾病很可能成为气候变化所导致的一个更严峻的问题。例如,洪水使饮用水或再生水资源受到下水道污水及农田污染物的污染(Lipp et al. 2001;Thomas et al. 2006)。强降雨可导致污水处理系统及处理厂不堪负荷,因而使未处理的过量废水直接排到地表水体(Patz et al. 2008)。

　　因常见水源性病原体导致的疾病暴发具有明显的季节性和主要水域的群集性(Curriero et al. 2001)。有强有力的证据表明,在强降雨之后多会发生诸如隐孢子虫(MacKenzie et al. 1994)、大肠杆菌 O157:H7(Hrudey et al. 2003)和空肠弯曲杆菌(Hrudey et al. 2003)等病原体导致的水源性疾病的暴发。24 小时内降雨量能达到 3 英寸的暴风雨可摧毁合流制污水管道系统,造成污水泛滥而污染再生水和饮用水资源(Patz et al. 2008)。例如,从密尔沃基至密歇根湖的管道中大肠杆菌的水平可以比不受污水充溢影响的地区高出至少十倍以上(见图4)。预计气候变化将增加这些事件的发生频率,如美国五大湖地区的区域气候模型显示,直至本世纪末,污水溢出事件增加了 50%～120%(Patz et al. 2008),这将日益威胁饮用水和再生水资源的质量。在 1997 年到 1998 年厄尔尼诺事件中,秘鲁的儿童腹泻率增加了 200%,这可能是致腹泻病原体存活时间延长,高温下饮水需求的增加及不谨慎的卫生习惯等多种因素共同作用的结果(Checkley et al. 2000)(见图 5)。据估计在 2040—2069 年间,世界范围内腹泻的平均水平将升高 20%,2070—2099 年间,更将达 29% (Kolstad 和 Johansson 2011)。

食源性疾病的暴发和气温的关系已经在几种病原体和多地域条件中得到证实(Bentham 和 Langford 2001;Lake et al. 2009;Zhang et al. 2007)。例如,在澳大利亚五个城市中沙门氏菌病例报告的增加被认为与上月平均气温的升高有关(D'Souza et al. 2004)。高温造成欧洲大陆的许多地方约 30% 沙门氏菌病例的发生,尤其在气温超过平均阈值温度 6℃ 的环境下(Kovats et al. 2004)。最近英国和威尔士开展的一项针对食源性疾病随时间推移的重新评估性研究,证实了当前和一周前的气温变化与食源性疾病存在相关性。该研究讨论了以降低牲畜家禽中病原体负载量的方法来减少食源性疾病的暴发的重要性,而降低牲畜家禽中的病原体负载量的措施有:给鸡群接种疫苗;限制抗生素在牛身上的使用量以延缓耐药菌株的产生;改善屠宰场卫生习惯 (Lake et al. 2009)。

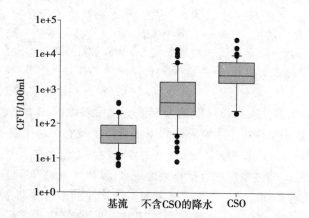

图 4　密尔沃基河口的大肠杆菌水平,通往密歇根湖的通道的降雨事件(包括有和无混合下水道溢流(combined sewer overflow, CSO))。2001—2007 年通往密歇根湖的密尔沃基河口基流的大肠杆菌水平,(n=46);降雨后无 CSO(n=70);降雨后伴 CSO(n=54)。箱形图方框代表 75% 区间,框中横线代表各自中值。方框上下的两条线段包含 95% 区间,离群值以封闭圆圈表示。大肠杆菌的水平在降水及 CSO 条件下相对于基础量具有显著统计学差异($P \leqslant 0.05$)。获许摘自 Patz 等人(2008)

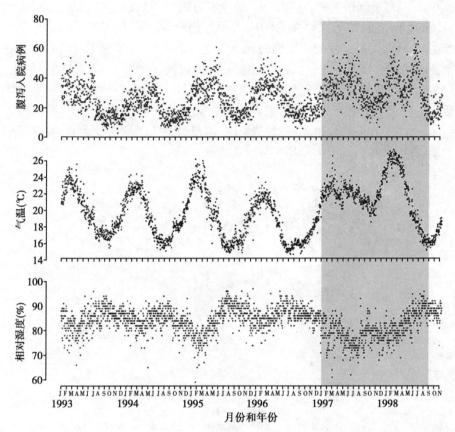

图 5 利马，秘鲁，自 1993 年 1 月 1 日至 1998 年 11 月 15 日的每日时间腹泻入院人数、平均环境温度和相对湿度的序列，阴影部分代表 1997—1998 年厄尔尼诺时间。获许摘自 Checkley 等人（2000）

3 气候变化所致生态和进化反应与人类健康之间关联图的绘制

18 世纪末至 19 世纪初期，研究气候变化对生物系统的影响成为了一个丰富的研究领域（Parmesan 2006），如 Bumpus 证明冬天的极端风暴对麻雀（家麻雀）体型具有选择作用（Bumpus 1899），Grinnell 观察到气温是决定许多物种的地理活动范围的重要因素（Grinnell 1917）。更多最近针对物种地域范围改变的研究都得益于专门的自然科学家长期的观察记录，如 Aldo Leopold 观察了威斯康星州农场春天事件的时间情况（Bradley et al. 1999；Parmesan 2006）。IPCC 已经公布了针对各大陆中因气候变化而产生的生物反应的长期研究（见

图6)。但对于气候改变,生物适应、选择或者灭绝,以及由它们导致的对人类健康的影响之间的等级联系的深入研究仍较少。原因之一可能是从多系统、多学科角度对气候变化影响的调查研究仍较缺乏,以及科学家们倾向于将复杂的问题细分为小的、更容易解决的部分,以便于调查。虽然高度细节化,但是专门地系统地研究气候变化的生物影响仍是十分必要的。将这些生物学研究整合入一个更大的生态影响网络会比孤立的研究更具有相关性,作用也更大。在此,我们将找出物种对气候变化的反应与人类健康的联系,并证明生物学、兽医学和公共卫生学的交叉融合领域。

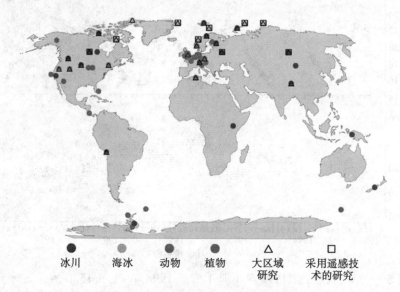

●	●	●	●	△	□
冰川	海冰	动物	植物	大区域研究	采用遥感技术的研究

图 6　长期系统研究的地区,研究严格记录了最近与气温相关的区域气候改变对物理和生物系统的影响。水文学、冰川消融及海上浮冰的数据代表了十年至一百年的趋势。陆地和海洋生态系统的数据代表至少二十年的发展趋势。遥感研究覆盖了大片区域。有关单一或多重影响的数据是由已知机制的物理/生物系统对观测到的地区温度相关改变的反应组成的。因所报道的影响覆盖了大片区域,地图上只显示经选择的代表性位置。摘自 Kovats 等(2011,Figure TS-11)

3.1　传播媒介、储存宿主和病原体生命周期的变化

　　媒介传播疾病是气候变化所导致的健康威胁中研究得最多的方向之一(表2)。这些疾病是以节肢动物为传播媒介传至人类或在人类之间传播。尽管许多调查准则对于由脊椎动物和无脊椎动物传至人类的疾病是同样适用的

（Mills et al 2010），但对于气候与人兽共患病之间的可能联系，即从动物传至人类的疾病，现在仍缺少深入研究。目前主要的科学证据表明，气候变化可以通过三个主要的机制影响媒介传播疾病和人兽共患疾病：①媒介和宿主地理活动范围的改变；②媒介和宿主及其携带病原体的生长发育速度、生存和繁育情况的改变；③传播媒介的叮咬率、宿主感染情况和媒介密度的改变可通过改变与人的接触情况影响疾病传播的可能性（Kovats et al. 2001；Mills et al. 2010；Reiter 2001）。一些可能受气候变化影响的重要的媒介传播疾病和人兽共患病（包括它们的病因、病原体、媒介和脊椎动物宿主）将在下面进行更详细的陈述（Mills et al. 2010）。

3.1.1　地理范围的改变

　　Rogers 和 Randolph（2000）利用一系列 IPCC 使用的气候方案模拟预测了最严重的疟疾——恶性疟的可能变化趋势（HadCM2）。该研究在之前的研究基础上做了很大改进，很大程度上是基于针对温度和降雨两个因素开展的预测，这主要是为了强调适合媒介和病原体生存发育的区域，也就是说在适合蚊子栖息的范围内，寄生虫可以在媒介死亡之前就能够迅速地完成发育。从疟疾病例的当前分布入手，Rogers 和 Randolph 利用统计学方法预测了疟疾基于温度、降水和饱和蒸汽压等变量的分布情况。在"中等高"的情况下，他们预计至 2050 年，超过 2300 万人将陷于罹患疟疾的风险中；相反的，在"高"的情况下（高是指温度高），他们发现在 2500 万的暴露人群中患者数的下降。他们的发现强调了疟疾发病率的难以预测性，以及在一定范围内有转变的可能性，而不是适于疟疾传播的范围的扩大（Ostfeld 2009）。

表 2　气候因素影响媒介传播疾病传播和分布的案例。
转载自 Gage 等人（2008）

疾病（病原体）	媒介	相关气候因素	气候多变或气候变化的影响
寄生虫传染病			
疟疾（Plasmodium vivax, P. falciparum）	蚊子	温度、降水、湿度、厄尔尼诺相关效应、海洋表面温度	疾病分布；病原在媒介体内发育；发育、繁殖、活动、分布及媒介丰度；传播方式和强度；疫情暴发

续表

疾病(病原体)	媒介	相关气候因素	气候多变或气候变化的影响
利什曼病(Plasmodium vivax,P. falciparum)	白蛉	温度、降水、厄尔尼诺相关效应	疾病发病率和疫情暴发;媒介丰度、行为和分布
恰加斯病(Trypanosoma cruzi)	锥蝽	温度、降水、湿度、恶劣天气情况	媒介分布,增加室内虫媒侵扰
盘尾丝虫病(Onchocerca volvulus)	蚋	温度	传播强度
虫媒病毒			
登革热(Dengue virus)	蚊子	温度、降水	疾病暴发,蚊子繁育,丰度,传播强度(蚊体外潜伏期)
黄热病(Yellow fever virus)	蚊子	温度、降水	暴发,发生率;蚊子的分布,丰度和繁育,传播强度(蚊体外潜伏期)
基孔肯雅热(Chikungunya virus)	蚊子	温度、降水	暴发;蚊子繁育及丰度,传播强度(蚊体外潜伏期)
西尼罗病毒病(West Nile virus)	蚊子	温度、降水	传播速度,病原体在媒介体内发育,疾病及媒介的分布
裂谷热病(Rift Valley Fever virus)	蚊子	降水、海水表面温度	暴发;媒介繁育和丰度,传播强度(蚊体外潜伏期)
罗斯河病毒病(Ross River Virus)	蚊子	温度、降水、海水表面温度	暴发;媒介繁育和丰度,传播强度(蚊体外潜伏期)

续表

疾病(病原体)	媒介	相关气候因素	气候多变或气候变化的影响
森林脑炎(Tick-borne En-cephalitis virus)	蜱	温度、降水、湿度	媒介分布,病毒通过媒介寻找宿主的物候学
兔热病(Francisella tula-rensis)	蜱	温度、降水	发病情况和频率
人粒细胞无形体病(Ana-plasma phagocytophilum)	蜱	温度、降水	媒介分布,通过媒介寻找宿主的物候学
人单核细胞埃立克体(Ehrlichia chafeensis)	蜱	温度、降水	通过媒介寻找宿主的物候学
鼠疫(Yersinia pestis)	跳蚤	温度、降水、湿度、厄尔尼诺相关事件	病原体在媒介体内的发育和维持;媒介和宿主的生存繁殖;发生历史性大流行和地区暴发,疾病分布

3.1.2　媒介、宿主和病原体的种群动态

媒介、宿主以及他们所携带的病原体对气候都十分敏感。有许多案例表明媒介的种群动态与气候因素相关,一项研究发现,若上一年夏天出现不寻常的高温,将导致蜱传脑炎和莱姆病的传播媒介——蓖子硬蜱在产卵期产出的虫卵有更快的发育速度,进而导致来年春季幼虫活跃度增加 10 倍(Gary 2008)。在巴西,研究者们发现厄尔尼诺现象出现之后的第一年,内脏型利什曼虫病的年发病率下降,而在厄尔尼诺现象之后的第二年发病率出现上升(Franke et al. 2002)。他们猜测这种模式是因为厄尔尼诺之后长时间的干旱导致传病媒介的密度下降,而之后群体免疫力下降的同时伴随因雨季诱发的媒介密度和感染率升高,使整个群体成为高危人群(Franke et al. 2002)。虽然对于不同物种和当地不同的景观特征,雨季改变带来的影响也有所不同,但蚊子种群受到降雨的影响较为明显,尤其在育种时期。例如,相较于倾向在更大、更稳定的水体边缘繁育的中华按蚊而言,在小水池中育种的冈比亚按蚊更

容易受影响(Gage et al. 2008)。另一项研究发现,在巴西亚马孙河的高地地区,降水量和疟疾发病率成正相关,然而,沿着亚马孙河流域,这种关系发生了倒置,每月降雨量增加 14cm 会导致疟疾的月发病率下降 80%,大概是蚊子的栖息地被暴雨冲毁了的缘故(Olson et al. 2009)(见图 7)。

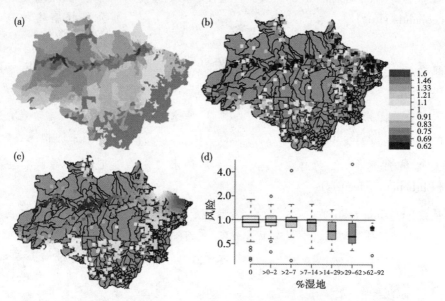

图 7　降雨量和陆地覆盖的交互作用对亚马孙流域疟疾发病风险的影响。与湿地相比疟疾发病率和降雨量关系的危险比。a. 湿地在亚马孙盆地郡县中所占的比例,没有湿地的郡县以及疟疾总病例数<80 的郡县。湿地的颜色和湿地在 panel D 中百分比值相对应;b. 每月降水量变化约一个标准差(约 14cm)的(1996. 1—1999. 12)疟疾发生的危险比已标示于每个政府的县城;c. 月降水波动约 14cm 情况下的空间平稳危险比。在两个板面中,深色阴影方片代表月降水增加 14cm 后疟疾风险的减少;浅色阴影方片显示降水增加而疟疾风险增加;d. 箱形图表示月降水在 14cm 改变条件下疟疾患病率的危险比,以湿地覆盖百分比为横轴。箱宽和每个箱包含的郡县数成比例。误差杠代表四分位差,水平杠代表中位数。获许摘自 Olson 等(2009)

　　脊椎动物宿主种群的生存和繁殖也会受到气候相关事件的影响。2002 年夏季,澳大利亚不寻常的高温导致超过 3500 只狐蝠(Pteropus spp)的死亡,同时,自 1994 年以来的记录表明澳大利亚东部至少有 18 起类似的温度相关性狐蝠死亡事件(Welbergen et al. 2008)。美国西南部长期以来对汉坦病毒肺综合征(HPS)的研究证明,厄尔尼诺相关性降水和病毒宿主鹿鼠的种群的繁殖表现为一致模式(Peromyscus maniculatus)(Glass et al. 2000;Mills et al. 1999;

Yates et al. 2002）。营养级联假说认为，持续的厄尔尼诺导致秋—春降雨量增加进而导致包括鹿鼠在内的生物所需的植被栖息地和食物资源的基础产量增加。这种资源增加引发鹿鼠种群密度增加，与人类受感染的风险增高直接相关（Yates et al. 2002）。

许多例子表明病原体的生长发育与温度相关。当登革热病毒所潜伏的宿主蚊虫的生存温度从≤30℃升高达32～35℃时，登革热病毒的外潜伏期，即自宿主媒介感染病毒到病毒可再次具有传播感染能力的间隔期，将会从12天缩短至7天（Watts et al. 1987）。类似的研究结果同样见于西方马脑脊髓炎和圣路易斯脑炎（Reisen et al. 2000）、西尼罗河病毒（Reisen et al. 2006）和疟疾（Noden et al. 1995）。

3.1.3　宿主体病原体负荷及传播行为的改变

气温和降雨可以通过一系列机制影响宿主体内的病原体负荷。在分析肝肺综合征的时序数据时，研究者们发现，鹿鼠的种群密度和宿主的普遍抗体阳性率成反比。适宜的繁殖季节（受降水量增加的影响）导致未受感染的年轻小鼠占了较高比例（Mills et al. 1999）。虽然高种群密度导致病毒传播概率增加，但因为在繁殖季节新生的、未受感染的年轻小鼠持续大幅增加，使得病毒在种群中整体的流行情况仍较低。然而到了夏末，繁殖季接近尾声时，年轻、未感染小鼠的数量开始下降，年轻小鼠逐渐长大，并和其他老鼠接触而感染汉坦病毒。由此可见，宿主的种群密度和感染的流行程度并不完全同步，这也被称作"滞后的密度依赖型流行"（见图8）（Mills et al. 1999）。另一种连接极端环境与宿主感染密度的途径是通过增加宿主的种群数量压力。这可导致宿主免疫反应的减弱以及更高的易感性或者更高的病原体负荷（Mills et al. 2010）。同样有证据表明，人类的病毒性疾病中（Halford et al. 1996；Mehta et al. 2004），病毒的复制或再激活，很可能是由于压力相关的免疫抑制的原因（Kuenzi et al. 2005；Mehta et al. 2004）。类似的病毒活动也可出现在人兽共患病的宿主种群中（Mills et al. 2010）。温度也被证实能够影响节肢动物的叮咬率（Catalâ 1991；Patz et al. 1998；Semenza 和 Menne 2009）。不论是通过媒介和宿主体内的病原体负荷的增加，还是通过媒介传播行为的改变，气候相关因素的确能增加一系列疾病的病原体从野生动物传至人体的可能性。

3.2　家畜和野生动植物的疾病

上面讨论的气候变化对人类疾病的影响和环境改变对牲畜疾病的影响是存在许多类似之处的。通过库蠓蚊传播的蓝舌病病毒，已对畜牧业造成严重

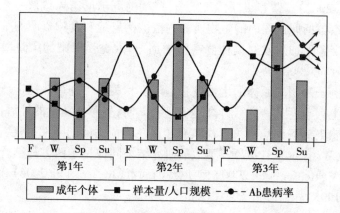

图8   关于因滞后的密度依赖性流行导致的汉坦病毒流行的季节性变化、啮齿动物宿主的种群密度、种群年龄结构变化三者之间的解释假设示意图。在第一个秋天的正常繁殖季节之后,高密度种群主要由新生、未暴露于病毒或接触病毒但仍未产生抗体的小鼠组成。因为经过冬季的死亡,种群数量到春季下降至最低点。然而在这个曾在之前的繁殖季节或冬天群居时暴露于病毒并活过冬季的成年种群中,抗体呈现高水平。在接下来的一个春夏季(第一条水平杠),异乎寻常的有利条件导致第二个秋季出现更高的种群密度,加上当年的新生群体(幼龄群体稀释作用),最终造成比上一个秋季更低的抗体流行水平。典型的冬季会导致高死亡及春季低种群密度,但是第二年春天血清阳性率因秋季高种群密度所致的高传染机会而增高。第二个延长的有利季节(第二条水平杠)再次导致高种群密度和低血清阳性率。宿主在第三个春天的数量证明了其高抗体阳性水平,原因是:①在上个秋季种群数量大的拥挤条件下,暴露机会高;②过度繁殖和高越冬存活率导致异常的高密度种群数量。依赖于环境条件,种群数量可能突然骤减(若种群数量超过了环境的承载能力),也可能持续增加(例如,上个春夏有足够的食物储备供以成长,如橡子或坚果的桅杆)。转载自 Mills 等(1999)

的影响,其影响遍及非洲、中东、亚洲、澳大利亚、美国和地中海。2006 年,在库蠓媒介范围的扩大、媒介体内病毒复制的温度依赖(Wittmann et al. 2002),以及与新品种库蠓的交叉传播等多种因素的相互作用下,这种病毒第一次传到了中欧地区(Mehlhorn et al. 2007),其中新品种库蠓的活动范围比先前报道过的暴发范围向北扩展了 800 公里(Purse et al. 2005)。

　　家畜中的寄生虫感染患病率也受到环境变化的影响。肝吸虫(肝片吸虫)在英国呈地方性流行(Gale et al. 2009),Gale 等已经确定气候相关因素可能会通过寄生虫、中间宿主(蜗牛)和家畜的活动来影响牛羊感染率。例如,有证据表明肝吸虫对环境的适应能力使它们从欧洲引入玻利维亚高海拔地区后仍能够生存（Mas-Coma et al. 2001）。英国的暖冬和夏季高降雨使得中间宿主（蜗牛）比在其他干燥地区更容易存活（Pritchard et al. 2005）。气候改变造成洪水泛滥和牧场贫瘠，进而导致耕地用途和耕作方式发生改变，这可促进吸虫在牛羊间的传播，从而增加家畜的感染机会（Gale et al. 2009）。家畜健康、食品安全和农业成本暴涨的关系是非常明确的（Paarlberg et al. 2008）。这些影响在以家畜为主要蛋白质源、运输工具、燃料和服装原料和农业劳动力的地区的表现得更加明显。

利用气候和卫星数据来预测东非的裂谷热（RVF）是一个如何监控牲畜疾病暴发的经典案例。裂谷热是一种影响家养动物和人类的病毒性疾病，并且由多个种类的蚊子传播，其中一些可直接把病毒传给他们的后代（Linthicum et al. 1999）。裂谷热疫情的暴发与连日暴雨导致的蚊虫滋生关系密切（Linthicum et al. 1985）。研究人员认为，如果他们可以通过卫星连续监测了解到与东部降水相关的环境因素，就可以用这些数据来预测裂谷热疫情。他们发现，通过组合太平洋和印度洋赤道附近海面温度和植被指数的异常数据（NDVI 测量绿植被比例）来预测到裂谷热疫情，比用检测病毒活跃程度进行预测要提前1~2 月。持续对高风险地区进行环境监测，并采取牲畜疫苗接种或蚊子孳生地清除等措施，可以降低未来疫情暴发的可能性（Linthicum et al. 1999）。

从历史上看，野生动物疾病的重要性早已与人类和牲畜的健康联系在一起（Daszak et al. 2000）。虽然下面列举的疾病从野生动物传给人的可能很小，而且不像主要的人类流行性疾病，如霍乱、流感和天花那样为人所熟悉，但对人类的健康和生活指数的影响同样很重要。

目前已经在北美黑脉金斑蝶、皇后斑蝶（佛罗里达州皇后蝶）身上发现了一种名为 Ophryocystis elektroscirrha 的寄生虫（Altizer et al. 2000）。寄生虫形成的休眠孢子位于成年蝴蝶腹部的远端三分之一，过多的寄生会使得成年的蝴蝶难以张开翅膀（Leong et al. 1992），结果是受到严重感染的成虫在感染不久后死亡。已有研究证明迁移在降低蝴蝶寄生虫感染比例中的作用，另外一些研究表明了温度上升对能在一个地方待上一整年的迁移族群有潜在影响（Pascual 和 Bouma 2009）。蝴蝶，作为花粉的传播者，是受到广泛赞誉的，但对其研究明显不足（Allen-Wardell et al. 1998）。此外，黑脉金斑蝶每年在墨西哥和美国之间的壮观的长途迁徙可以涉及到多达四代的繁衍（Brower 1996；Kremen 和 Ricketts 2000）。这种授粉蝶的干扰对区域的影响目前并不清楚（Allen-Wardell et al. 1998）。

两栖类动物的壶菌病是一种由真壶菌引发的疾病。真壶菌生长在两栖动物皮肤中以角蛋白为食，它与广泛的物种灭绝有密切联系（Pounds et al. 2006）。壶菌的蔓延和气候变化之间的关系已经引起科学家的广泛争论

(Carey 和 Alexander 2003;Pounds et al. 2006;Rohr et al. 2008)。最近的证据表明,不可预知的温度变化会降低青蛙对 B 型壶菌的抵抗能力(Raffel et al. 2012)。Kiesecker 等认为找出这些疾病在动物群体中流行的病因对防止人类再次发生同样的疫情是有帮助的。鉴于两栖动物对环境特别敏感,因而其可以作为在人类和其他动物种群中疫情暴发的早期警示(Kiesecker et al. 2012)。

自然资源是公共卫生必不可少的生命保障系统,对它们的威胁将会影响到人类种群的长期可持续性发展(McMichael 和 Beaglehole 2000)。例如,从 80 年代初在地中海地区就开始报道几种橡树(栎属)相继大量死亡的事件(Brasier1996)。到 1991 年,一项针对西班牙安达卢西亚国家公园中的橡树的研究揭示了橡林数量在持续大比例地减少。在这个被十万公顷橡木覆盖的公园中有 265 棵橡树患病,其中超过一半已经死亡或濒临死亡(Brasier1996)。植物学家在橡树枯死的树根中发现了樟疫霉(Brasier1996),这是一种微小的经土壤传播的真菌,同时也是世界上最具破坏性的植物病原体之一。该真菌需要一定的水分和温度来维持生存,而由于干旱导致的不断增加的植物压力使得橡树更加容易受到感染。事实上,根腐菌和干旱都与地中海橡树的减少有关(Brasier 1996)。根据联合国政府间气候变化委员会(IPCC 2007)对未来气候变暖趋势的保守估计,随着最低气温和最高气温每年升高 1.5℃(Brasier 1996),根腐菌的活动和范围会在欧洲大规模地扩散。中欧的橡树林作为一个重要的可再生木材来源(Brasier 1996),不仅提供燃料和软木,而且是西班牙和葡萄牙传统的农林业系统的组成部分。

3.3 物种间相互作用的同步性破坏

植物和动物有适宜的行为模式去应对环境的季节性变化,例如,它们会在食物足够的情况下才繁殖下一代,而当食物变得稀缺时它们就会迁移。研究生命周期与季节气候变化间的关系的科学,我们称为生物气候学。当我们思考气候变化如何影响这些生物系统时,我们必须知道,生物气候学的每一个营养级是有区别的:昆虫、植物、脊椎动物有各自独特的机制来驱使他们的行为(Visser 和 Both 2005)。然而,每一个物种的行为又依赖于在食物链中的另外一个物种,只有通过自然选择进化为与季节性变化同步的动物才能生存下来(Visser et al. 2004)。当各物种对气候变化的反应不同的时候,结果可能是与季节环境的不同步或者脱钩(Visser et al. 2004)。

其中研究最充分的是橡树(夏栎),冬季蛾(尺蠖)和大山雀(大山雀属)组成的生物气候系统(Cresswell 和 Mccleery 2003;Visser et al. 1998)。大山雀多是在毛虫量达到高峰的时候产卵,以滋养它刚出壳的幼雏。但其中一种大山

雀种群不会为了配合毛虫的高峰变化而提前其产卵日期(Visser et al. 1998),
而另外一种却又提前得太多了(Cresswell 和 Mccleery2003)(见图9)。

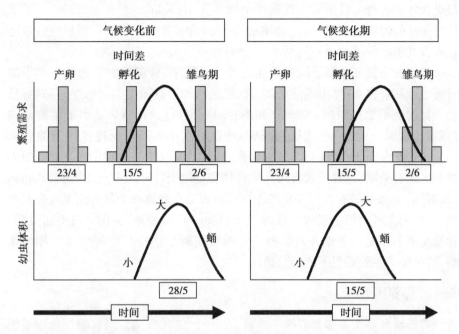

图9　气候变化引起的荷兰大山雀繁殖时间差。由于气候变化导致的
荷兰大山雀繁殖时间差的图示:左边是气候变化前,右侧是气候变化时
的情况。上面一组图(从左至右)表示产卵、孵化和出巢的日期。在巢
小鸟对食物的需求用实线表示。下蛋日期在气候变化条件下并没有改
变。下图表示落叶毛虫的有效生物量(在巢雏鸟的主要食物)。最初很
低,因为毛毛虫数量虽多但非常小,然后变为大虫时有效生物量达到高
峰,随后当毛毛虫开始化蛹,并不再作为猎物的时候,有效生物量开始下
降。由于气候变化,毛毛虫数量的高峰期时间提早了,雏鸟喂食和食物
丰富的高峰时间不再同步,雏鸟群体就显得有点时间不对。最下方指示
环境的决策和选择。转载自 Visser 等(2004)

　　鸟类的迁徙是另一种复杂的生物气候过程,这个过程需要鸟类计划好他
们的迁徙计划,包括出发地、停留地、过冬地和繁殖地,从而达到与当地有充足
食物的季节相适应(Visser 和 Both 2005)。Visser 和 Both(2005)提供了大量关
于候鸟与它们猎物相脱钩的案例,包括花衣服鹟(斑姬鹟),比尤伊克天鹅(小
天鹅俄罗斯亚种)和美国知更鸟(旅鸫)。美国知更鸟是西尼罗河病毒(WNV)
的重要扩散者,因为他们是疾病传播媒介淡色库蚊高度喜爱的血源(Kilpatrick
et al. 2006)。因此,知更鸟在美国也被称为西尼罗河病毒的"超级传播者"

(Kilpatrick et al. 2006)。进一步的研究表明,人类感染西尼罗病毒病例数的增加时期与知更鸟的扩散和迁移的时期一致。这是因为知更鸟的离开,导致由知更鸟转到人身上吸血的库蚊数量增加了 7 倍(Kilpatrick et al. 2006)。了解环境变化如何影响病原体宿主和传播媒介摄食喜好的生物气候同步性将是防止人兽共患病传播的重要信息。

相似的物候变化例子同样发生在淡水系统中,硅藻浮游植物发生水华的时间已经在过去 40 年中提前了 27 天,但是两种以硅藻类为食的浮游动物,只有一种改变了繁殖时间(Winder 和 Schindler2004)。其结果是水蚤浮游动物(没有改变时间的物种)的长期减少,这会对水生生态系统造成严重的后果(Winder 和 Schindler 2004)。现场研究表明植物/授粉的不同步性与种群的灾难和灭绝有关联,这种关联会对人类食物和自然资源产生明显的影响(Parmesan 2006)。各物种对气候变化的不同反应可能会导致一个新的生态组合的产生,这个组合可以提供疾病出现的机会(Gale et al. 2009)。在年内不同时期,食物来源的改变和新地方新物种的出现可使野生动物与新的生态伙伴相接触,这可能会导致意想不到的后果。

3.4　营养级联

营养级联是指在多营养级中的自上而下的链式反应。当移除在食物系统中的顶级捕食者就会触发种群级联:下一个营养级的物种的数量就会增加,而该物种的食物来源就会减少,从而导致食物网崩溃。相反,如果移除在食物链底部的初级生产者,沿着食物链上面的物种群体就会减少。

气候变化对海洋冰层融化的程度的影响是有据可查的(IPCC2007)。自1978 年的数据显示,平均每 10 年北极海冰面积下降 2.7%(2.1%~3.3%),夏季跌幅为 7.4%(5.0%~9.8%)(IPCC 2007)。Atkinson 等(Atkinson et al. 2004)综合分析了 1926 到 2003 年对南极磷虾单独采样的数据,表明了海冰覆盖率对磷虾种群的影响。通过控制自上而下的捕食者和自下而上的资源,他们发现夏天的磷虾密度与上年冬季海冰的覆盖率之间有些关系,可能是由过冬存活的幼虫造成的(图 10)。磷虾作为企鹅、信天翁、海豹和鲸鱼的主要食物来源,在整个北极地区的生态系统中有巨大的作用(Atkinson et al. 2004)。因此,磷虾的存活状态对那些依靠北极动物为食物和生计的人而言,同样是至关重要的(图 10)。

在美国西南部,研究者们也发现了相似的由气候导致的级联。Stone 等人(2010)研究了节肢动物与皮尼翁松(松毛竹)的干旱应激关系。他们曾在奥尼尔火山口进行研究,奥尼尔火山口是一个有 55 000 年历史和面积不足 1 平方公里的火山灰烬锥状物。近来的干旱导致半数以上的松树死亡,那些留下

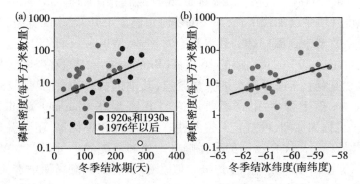

图10 冬季海冰覆盖程度与夏天的磷虾密度之间的关系。每一年，横跨大西洋西南部的磷虾的年平均密度与 a 图海岸冰持续时间（即上一年冬天在南奥克尼群岛观察到的海岸冰天数），b 图 9 月沿西斯科舍海的一个横断面上 15% 冰覆盖率的平均纬度的关系。回归分析确定了一个拥有特别长的海岸冰持续时间的异常值（1924 年，空心圆）和 24 个网点，剩下的年份的数据可以得到 $\log 10$（每平方米磷虾的数量）$= 0.49 + 0.0040$（海冰持续时间，天），$R2 = 0.21$，$P = 0.006$，$n = 35$。$\text{Log}10$（每平方米磷虾的数量）$= 14 + 0.21$（海冰纬度，度），$R2 = 0.21$，$P = 0.02$，$n = 25$。转载自 Atkinson 等（2004）

的松树就会以松针保持率、树木增长率和分支枯死来衡量健康。当他们评估松树上节肢动物群落与树木的压力级别之间的关联时发现，当松树的生存压力大时，物种丰度和节肢动物的数量都会减少。从长远来看，在接下来的 80 年，这种气候模式会导致皮尼翁松大量减少，因为皮尼翁松是一种对干旱尤为敏感的物种（Rehfeldt et al. 2006）。根据他们在奥尼尔火山口的研究结果，Stone 等（Stone et al. 2010）认为，在美国普遍存在的皮尼翁松树面对越来越大的环境压力，很可能会导致节肢动物多样性的减少，并可能对以这些昆虫为食的物种产生级联影响。

3.5 栖息地的改变与破坏

大多数新发传染病是从野生动物身上传播给人类的人兽共患病（Jones et al. 2008），而不断缩小的野生动物栖息地被认为与新发传染病是存在因果关系的（Daszak et al. 2000）。气候变化将会对很多动物栖息地产生重大的影响，包括珊瑚礁（Hoegh-Guldberg et al. 2007）。威胁到这些珊瑚礁的主要因素是海洋酸化。因为二氧化碳的增加，导致更多的碳元素进入海洋并发生化学反应形成碳酸，当碳酸分解时形成碳酸氢根离子和质子，质子会跟碳酸根离子反应从而减少海洋中碳酸盐的含量，而形成珊瑚的钙化过程需要碳酸盐（Hoegh-

Guldberg et al. 2007)。真菌(Alker et al. 2001)和细菌(Kushmaro et al. 1998)在较高的温度环境中会加快生长，那么随着海水温度上升，增多的真菌和细菌也会影响珊瑚的健康。珊瑚礁的衰退将会对渔业(Wilson et al. 2010)以及依靠鱼类来获得超过20%的蛋白质的26亿人(Brunner et al. 2009)产生巨大影响。

　　热水和氮有利于海洋藻类的大量繁殖，其中包括两种会向海洋环境释放毒素的藻类，鞭毛藻类和硅藻类。这些有害藻华(harmful algal blooms，HAB)——也称为赤潮，可引起人类急性麻痹、腹泻和失忆等，还会引起鱼类、贝类，以及依赖于海洋食物网的海洋哺乳动物和鸟类的大量死亡。在过去的三十年中，赤潮出现的频率和全球分布似乎有所增加，因藻类而中毒的人数也有所上升(Van Dolah 2000)。例如，1987年的厄尔尼诺现象，由一种裸甲杆菌引起的、以前仅限于墨西哥湾赤潮，随着温暖的墨西哥湾流向北远达美国东海岸，从而对食用贝类的人类造成神经毒性损伤并引起大量鱼类死亡(Tester et al. 1991)。同一年，因墨西哥湾暖流漩涡接近海岸以及暴雨增加了径流量，而导致了爱德华王子岛记忆缺失性贝毒的发生(Hallegraeff 1993)。

　　荷兰的模型预测，到2100年随着夏天温度增加4℃与水体分层等因素的结合会使赤潮的几个品种在北海的增长速度增加一倍(Peperzak 2005)。与温暖的海水有关的生物毒素还包括雪卡毒素，并且其范围可能会扩大到更高的纬度。在一些太平洋岛屿，已经发现了雪卡毒素(鱼中毒)和海表温度之间的因果关系(Hales et al. 1999)。

　　有些细菌，特别是弧菌，繁殖在温暖的海水中。因此，捕食藻类的桡足类(或浮游动物)可以作为霍乱弧菌等肠道致病菌的宿主。例如，在孟加拉国，季节性海面温度变暖后就会出现霍乱，这可能与海面温度变暖可以促使浮游生物大量繁殖有关(Colwell 1996)。其他弧菌也因为暖水这个原因已在北大西洋海域扩展开(Thompson et al. 2004)。例如，据报道，2004年贝类中的副溶血性弧菌中毒暴发的病源是从阿拉斯加的威廉王子海湾传过来的(McLaughlin et al. 2005)。由于阿拉斯加水域温度低，过去没有在阿拉斯加的贝类中分离出弧菌(McLaughlin et al. 2005)。但在2004年，贝壳类捕捞时节，其平均海水温度仍高于15℃，远远高于6年前的平均水温(McLaughlin et al. 2005)。这些证据表明了海表面温度增加可能会导致贝类中毒的地理范围扩大，进而使弧菌感染延伸到温带甚至北极地区(Hales et al. 1999)。

　　气候变化对陆地环境的影响也有记载。最近一项在科罗拉多州西南部的研究表明，气候驱动的西南部森林植物顶梢枯死与由辛诺柏病毒引起的汉坦病毒有关联(Lehmer et al. 2012)。据报告，亚利桑那州(fairweather 2008)，南犹他州自2002年(Ohms 2003)和科罗拉多州自2004年以来(Worrall et al. 2008)出现了白杨数量突然下降的现象。其特点是成熟的白杨迅速死亡

（颤杨），林冠没有后续再生（Worrall et al. 2010）。人们认为白杨突减的主要原因是干旱和随之而入侵的害虫和疾病,如白杨树皮甲虫（Trypophleuspopuli）和壳囊孢癌（Valsasordida）。

Lehmer 等人（2012）通过将白杨突减密度梯形变化曲线与林下植物群落结构、小哺乳动物群落构成和辛诺柏病毒在小型哺乳动物群落中的患病率相比,发现在白杨死亡最厉害的地方,树荫也减少了,从而导致林下现存生物量增加,林下的微环境多样性同样减少。当森林冠层开放,早期在开放或干燥情况下生长良好的植被形成了一个密集的地面覆盖,从而导致其他类型的植物不能生长。小型哺乳动物的多样性在白杨减少地区也有降低,可能是由于植被缺乏多样性引起的。栖息地的环境紊乱和破碎的一个常见结果是小型哺乳动物群落组成转变为由广生性物种主导的组成（Lehmer et al. 2012；Suzán et al. 2009）,这也正是 Lehmer（2012）等人在研究中发现的一个现象。鹿鼠（Peromyscusmaniculatus）是辛诺柏病毒的天然宿主,在白杨死亡率最高的地方,鹿鼠的数量也是最多的,而在受干扰最大的栖息地,辛诺柏病毒的患病率也是最高的。鹿鼠间一些攻击性行为,如互相撕咬（Calisher et al. 2007）,可以造成辛诺柏病毒的体液传播。虽然时间滞后这个关系尚未确定,但鹿鼠密度的增加可能导致鹿鼠中较高的接触率（Lehmer et al. 2012）。

综上所述,白杨死亡数量骤减—辛诺柏病毒系统显示了温度和降水的微妙变化是如何对林下植被覆盖、小型哺乳动物群落组成造成连续的严重影响,并最终导致人类致命病毒在野生动物宿主中的盛行（Lehmer et al. 2012）。这个过程与营养扩增有关,营养级之间的相互作用可加强气候变化的影响（Kirby 和 Beaugrand 2009；Lehmer et al. 2012）这也突出显示了为预防对人类健康的有害影响,了解生态系统,野生动物和人类对环境变化的相互反应的必要性。

4 总结

从同一健康的角度了解气候变化对人类健康的影响,需要联系在生态链中通过环境改变对人类健康产生影响的种群。气候变化已经对全球生态系统产生了深刻影响,而这些影响也通过各种各样的机制影响到人类,这些影响包括传播媒介、宿主和病原体生命周期的改变,对野生动物和植物病害的影响,对相互作用的物种间同步性的破坏,营养级联,以及栖息地的改变或破坏。各物种对环境变化反应不尽相同,为了预测疾病通过生态系统的演变,我们必须依靠于兽医、医疗和公共卫生领域专家的通力合作;这些专家必须考虑到在不断变化的气候下生态系统的动态性。气候变化带来的快速的环境变化强调了合作研究和决策的重要性，从而达到保障人类、动物和环境健康的目的。

参考文献

Alker AP, Smith GW, Kim K (2001) Characterization of *Aspergillus sydowii* (Thom et Church), a fungal pathogen of Caribbean sea fan corals. Hydrobiologia 460:105–111

Allen-Wardell G, Bernhardt P, Bitner R, Burquez A, Buchmann S, Cane J et al (1998) The potential consequences of pollinator declines on the conservation of biodiversity and stability of food crop yields. Conserv Biol 12:8–17

Altizer SM, Oberhauser KS, Brower LP (2000) Associations between host migration and the prevalence of a protozoan parasite in natural populations of adult monarch butterflies. Ecol Entomol 25:125–139

Atkinson A, Siegel V, Pakhomov E, Rothery P (2004) Long-term decline in krill stock and increase in salps within the Southern Ocean. Nature 432:100–103

Battisti DS, Naylor RL (2009) Historical warnings of future food insecurity with unprecedented seasonal heat. Science 323:240–244

Beggs PJ (2004) Impacts of climate change on aeroallergens: past and future. Clin Exp Allergy J Brit Soc Allergy Clin Immunol 34:1507–1513

Bentham G, Langford IH (2001) Environmental temperatures and the incidence of food poisoning in England and Wales. Int J Biometeorol 45:22–26

Bradley NL, Leopold AC, Ross J, Huffaker W (1999) Phenological changes reflect climate change in Wisconsin. PNAS 96:9701–9704

Brasier CM (1996) Phytophthora cinnamomi and oak decline in southern Europe. Environmental constraints including climate change. C.R.L.I.C.A.D.A. Tree Physiol and C.G.M.E.M.N.C.C. Nanceenneeds. Annales des Sciences Forestières 53:347–358

Brower L (1996) Monarch butterfly orientation: missing pieces of a magnificent puzzle. J Exp Biol 199:93–103

Brunner EJ, Jones PJS, Friel S, Bartley M (2009) Fish, human health and marine ecosystem health: policies in collision. Int J Epidemiol 38:93–100

Bumpus HC (1899) The elimination of the unfit as illustrated by the introduced sparrow, Passer domesticus. Biol Lecture Woods Hole Marine Biol Stat 6:209–226

Calisher CH, Wagoner KD, Amman BR, Root JJ, Douglass RJ, Kuenzi AJ et al (2007) Demographic factors associated with prevalence of antibody to Sin Nombre virus in deer mice in the western United States. J Wildl Dis 43:1–11

Carey C, Alexander MA (2003) Climate change and amphibian declines: is there a link? Divers Distrib 9:111–121

Catalá S (1991) The biting rate of *Triatoma infestans* in Argentina. Med Vet Entomol 5:325–333

Checkley W, Epstein LD, Gilman RH, Figueroa D, Cama RI, Patz JA et al (2000) Effect of El Niño and ambient temperature on hospital admissions for diarrhoeal diseases in peruvian children. The Lancet 355:442–450

Colwell RR (1996) Global climate and infectious disease: the cholera paradigm. Science 274:2025–2031

Cresswell W, Mccleery R (2003) How great tits maintain synchronization of their hatch date with food supply in response to long-term variability in temperature. J Anim Ecol 72:356–366

Curriero FC, Patz JA, Rose JB, Lele S (2001) The association between extreme precipitation and waterborne disease outbreaks in the United States, 1948–1994. Am J Public Health 91:1194–1199

Curriero FC, Heiner KS, Samet JM, Zeger SL, Strug L, Patz JA (2002) Temperature and mortality in 11 cities of the eastern United States. Am J Epidemiol 155:80–87

D'Souza RM, Becker NG, Hall G, Moodie KBA (2004) Does ambient temperature affect foodborne disease? Epidemiology 15:86–92

Daszak P, Cunningham AA, Hyatt AD (2000) Emerging threats to infectious diseases wildlifehealth biodiversity and infectious. Advancement Sci 287:443–449

Ebi KL, McGregor G (2008) Climate change, tropospheric ozone and particulate matter, and health impacts. Environ Health Perspect 116:1449–1455

Etheridge DM, Steele LP, Francey RJ, Langenfelds RL (1998) Atmospheric methane between 1000 A.D. and present: evidence of anthropogenic emissions and climatic variability. J Geophys Res

Franke CR, Ziller M, Staubach C, Latif M (2002) Impact of the El Niño/southern oscillation on visceral leishmaniasis, Brazil. Emerg Infect Dis 8:914–917

Gage KL, Burkot TR, Eisen RJ, Hayes EB (2008) Climate and vectorborne diseases. Am J Prev Med 35:436–450

Gale P, Drew T, Phipps LP, David G, Wooldridge M (2009) The effect of climate change on the occurrence and prevalence of livestock diseases in Great Britain: a review. J Appl Microbiol 106:1409–1423

Glass GE, Cheek JE, Patz JA, Shields TM, Doyle TJ, Thoroughman DA et al (2000) Using remotely sensed data to identify areas at risk for hantavirus pulmonary syndrome. Emerg Infect Dis 6:238–247

Gray JS (2008) Ixodes ricinus seasonal activity: implications of global warming indicated by revisiting tick and weather data. Int J Med Microbiol 298:19–24

Grinnell J (1917) Field tests of theories concerning distributional control. Am Nat 51:115–128

Gulluk T, Slemr F, Stauffer B (1998) Simultaneous measurements of CO_2, CH_4, and N_2O in air extracted by sublimation from Antarctica ice cores: confirmation of the data obtained using other extraction techniques. J Geophys Res (Atmos) 103:15971–15978

Hales S, Weinstein P, Woodward A (1999) Ciguatera (fish poisoning), El Niño, and Pacific sea surface temperatures. Ecosyst Health 5:20–25

Halford WP, Gebhardt BM, Carr DJ (1996) Mechanisms of herpes simplex virus type 1 reactivation. J Virol 70:5051–5060

Hallegraeff GM (1993) A review of harmful algal blooms and their apparent global increase. Phycologia 32:79–99

Hoegh-Guldberg O, Mumby PJ, Hooten AJ, Steneck RS, Greenfield P, Gomez E et al (2007) Coral reefs under rapid climate change and ocean acidification. Science 318:1737–1742

Hrudey SE, Payment P, Huck PM, Gillham RW, Hrudey EJ (2003) A fatal waterborne disease epidemic in Walkerton, Ontario: comparison with other waterborne outbreaks in the developed world. Water Sci Technol 47:7–14

International Federation of Red Cross (1998) World disaster report 1997. Oxford University Press, New York

IPCC (2007) IPCC fourth assessment report (AR4)—working group III: climate change 2007. In: Solomon S, Qin D, Manning M, Chen Z, Marquis M, Averyt KB et al (eds) IPCC 4

Jones KE, Patel NG, Levy MA, Storeygard A, Balk D, Gittleman JL et al (2008) Global trends in emerging infectious diseases. Nature 451:990–993

Kiesecker JM, Belden LK, Shea K, Rubbo MJ, Beiden LK (2012) Amphibian decline and emerging disease: what can sick frogs teach us about new and resurgent diseases in human populations and other species of wildlife? Am Sci 92:138–147

Kilpatrick AM, Kramer LD, Jones MJ, Marra PP, Daszak P (2006a) West Nile virus epidemics in North America are driven by shifts in mosquito feeding behavior. R. Ostfelded. PLoS Biol 4:606–610

Kilpatrick M, Daszak P, Jones MJ, Marra PP, Kramer LD (2006b) Host heterogeneity dominates West Nile virus transmission. Proc Roy Soc B Biol Sci 273:2327–2333

Kirby RR, Beaugrand G (2009) Trophic amplification of climate warming. Proc Roy Soc B Biol Sci 276:4095–4103

Kolstad EW, Johansson KA (2011) Uncertainties associated with quantifying climate change impacts on human health: a case study for diarrhea. Environ Health Perspect 119:299–305

Kovats RS, Campbell-Lendrum DH, McMichael AJ, Woodward A, Cox JS (2001) Early effects of climate change: do they include changes in vector-borne disease? Philos Trans R Soc Lond B Biol Sci 356:1057–1068

Kovats RS, Edwards SJ, Hajat S, Armstrong BG, Ebi KL, Menne B (2004) The effect of temperature on food poisoning: a time-series analysis of salmonellosis in ten European countries. Epidemiol Infect 132:443–453

Kremen C, Ricketts T (2000) Conservation issues in international global perspectives on pollination disruptions. Conserv Biol 14:1226–1228

Kuenzi AJ, Douglass RJ, Bond CW, Calisher CH, Mills JN (2005) Long-term dynamics of Sin Nombre viral RNA and antibody in deer mice in Montana. J Wildl Dis 41:473–481

Kushmaro A, Rosenberg E, Fine M, Ben Haim Y, Loya Y (1998) Effect of temperature on bleaching of the coral Oculina patagonica by Vibrio AK-1. Mar Ecol Prog Ser 171:131–137

Lake IR, Gillespie IA, Bentham G, Nichols GL, Lane C, Adak GK et al (2009) A re-evaluation of the impact of temperature and climate change on foodborne illness. Epidemiol Infect 137:1538–1547

Lehmer EM, Korb J, Bombaci S, McLean N, Ghachu J, Hart L et al (2012) The interplay of plant and animal disease in a changing landscape: the role of sudden aspen decline in moderating sin nombre virus prevalence in natural deer mouse populations. EcoHealth 9:205–216

Leong K, Kaya H, Yoshimura M, Frey D (1992) The occurrence and effect of a protozoan parasite, *Ophryocystis elekfroscirrha* (Neogregarinida: Ophryocystidae) on overwintering monarch butterflies, Danaus plexippus (Lepidoptera: Danaidae) from two California winter sites. Ecol Entomol 17:338–342

Linthicum KJ, Davies FG, Kairo A, Bailey CL (1985) Rift Valley fever virus (family Bunyaviridae, genus *Phlebo*virus). Isolations from Diptera collected during an inter-epizootic period in Kenya. The J Hyg 95:197–209

Linthicum KJ, Anyamba A, Tucker CJ, Kelley PW, Myers MF, Peters CJ (1999) Climate and satellite indicators to forecast Rift Valley fever epidemics in Kenya. Science 285:397–400

Lipp EK, Kurz R, Vincent R, Rodriguez-Palacios C, Farrah SR, Rose JB (2001) The effects of seasonal variability and weather on microbial fecal pollution and enteric pathogens in a subtropical estuary. Estuaries 24:266–276

MacKenzie WR, Hoxie NJ, Proctor ME, Gradus MS, Blair KA, Peterson DE et al (1994) A massive outbreak in Milwaukee of cryptosporidium infection transmitted through the public water supply. The N Engl J Med 331:161–167

Mas-Coma S, Funatsu IR, Bargues MD (2001) Fasciola hepatica and lymnaeid snails occurring at very high altitude in South America. Parasitology 123:S115–S127

McLaughlin JB, DePaola A, Bopp CA, Martinek KA, Napolilli NP, Allison CG et al (2005) Outbreak of Vibrio parahaemolyticus gastroenteritis associated with Alaskan oysters. The N Engl J Med 353:1463–1470

McMichael AJ, Beaglehole R (2000) The changing global context of public health. The Lancet 356:495–499

McMichael AJ, Woodruff RE, Hales S (2006) Climate change and human health: present and future risks. The Lancet 367:859–869

Mehlhorn H, Walldorf V, Klimpel S, Jahn B, Jaeger F, Eschweiler J et al (2007) First occurrence of Culicoides obsoletus-transmitted bluetongue virus epidemic in Central Europe. Parasitol Res 101:219–228

Mehta SK, Cohrs RJ, Forghani B, Zerbe G, Gilden DH, Pierson DL (2004) Stress-induced subclinical reactivation of varicella zoster virus in astronauts. J Med Virol 72:174–179

Mills JN, Yates TL, Ksiazek TG, Peters CJ, Childs JE (1999) Long-term studies of hantavirus reservoir populations in the southwestern United States: rationale, potential, and methods. Emerg Infect Dis 5:95–101

Mills JN, Gage KL, Khan AS (2010) Potential influence of climate change on vector-borne and zoonotic diseases: a review and proposed research plan. Environ Health Perspect 118:1507–1514

Noden BH, Kent MD, Beier JC (1995) The impact of variations in temperature on early

Plasmodium falciparum development in Anopheles stephensi. Parasitology 111:539–545

Ohms S (2003) Restoration of aspen in different stages of mortality in southern Utah. M.S. Thesis. Utah State University, Logan

Olson SH, Gangnon R, Elguero E, Durieux L, Guégan J-F, Foley JA et al (2009) Links between climate, malaria, and wetlands in the Amazon basin. Emerg Infect Dis 15:659–662

Ostfeld RS (2009) Climate change and the distribution and intensity of infectious diseases. Ecology 90:903–905

Paarlberg PL, Hillberg A, Seitzinger, Lee JG, Kenneth H. Mathews J (2008) Economic impacts of foreign animal disease. A report from the economic research service, USDA Number 57

Parmesan C (2006) Evolutionary and ecological responses to recent climate change. Annu Rev Ecol Evol Syst 37:637–669

Pascual M, Bouma MJ (2009) Do rising temperatures matter? Ecology 90:906–912

Patz JA, Strzepek K, Lele S, Hedden M, Greene S, Noden B et al (1998) Predicting key malaria transmission factors, biting and entomological inoculation rates, using modelled soil moisture in Kenya. Tropical Med Int Health 3:818–827

Patz JA, McGeehin MA, Bernard SM, Ebi KL, Epstein PR, Grambsch A et al (2000) The potential health impacts of climate variability and change for the United States. Executive summary of the report of the health sector of the US National Assessment. Environ Health Perspect 108:367–376

Patz JA, Campbell-Lendrum D, Holloway T, Foley JA (2005) Impact of regional climate change on human health. Nature 438:310–317

Patz JA, Vavrus SJ, Uejio CK, McLellan SL (2008) Climate change and waterborne disease risk in the Great Lakes region of the US. Am J Prev Med 35:451–458

Pounds JA, Bustamante MR, Coloma LA, Consuegra JA, Fogden MPL, Foster PN et al (2006) Widespread amphibian extinctions from epidemic disease driven by global warming. Nature 439:161–167

Pritchard GC, Forbes AB, Williams DJL, Salimi-Bejestani MR, Daniel RG (2005) Emergence of fasciolosis in cattle in East Anglia. Vet Rec 157:578–582

Purse BV, Mellor PS, Rogers DJ, Samuel AR, Mertens PPC, Baylis M (2005) Climate change and the recent emergence of bluetongue in Europe. Nat Rev Microbiol 3:171–181

Raffel TR, Romansic JM, Halstead NT, McMahon TA, Venesky MD, Rohr JR (2012) Disease and thermal acclimation in a more variable and unpredictable climate. Nature Clim Change 2:1–6. doi:10.1038/nclimate1659

Rehfeldt GE, Crookston NL, Warwell MV, Evans JS (2006) Empirical analyses of plant-climate relationships for the Western United States. Int J Plant Sci 167:1123–1150

Reisen WK, Meyer RP, Presser SB, Hardy JL (2000) Effect of temperature on the transmission of western equine encephalomyelitis and St. Louis encephalitis viruses by Culex tarsalis (Diptera: Culicidae). J Med Entomol 30:151–160

Reisen WK, Fang Y, Martinez VM (2006) Effects of temperature on the transmission of west nile virus by Culex tarsalis (Diptera: Culicidae). J Med Entomol 43:309–317

Reiter P (2001) Climate change and mosquito-borne disease. Environ Health Perspect 109:141–161

Rogers DJ, Randolph SE (2000) The global spread of malaria in a future, warmer world. Science 289:1763–1766

Rohr JR, Raffel TR, Romansic JM, McCallum H, Hudson PJ (2008) Evaluating the links between climate, disease spread, and amphibian declines. PNAS 105:17436–17441

Schmidhuber J, Tubiello FN (2007) Global food security under climate change. PNAS 104:19703–19708

Semenza JC, Menne B (2009) Climate change and infectious diseases in Europe. Lancet Infect Dis 9:365–375

Solomon S, Qin D, Manning M, Chen Z, Marquis M, Averyt K et al (2007) Climate change 2007—the physical science basis: working group i contribution to the fourth assessment report of the ipcc. Cambridge University Press, Cambridge

Stone AC, Gehring CA, Whitham TG (2010) Drought negatively affects communities on a foundation tree: growth rings predict diversity. Oecologia 164:751–761

Suzán G, Marcé E, Giermakowski JT, Mills JN, Ceballos G, Ostfeld RS et al (2009) Experimental evidence for reduced rodent diversity causing increased hantavirus prevalence. A. Wilbyed. PLoS ONE 4:7

Tester PA, Stumpf RP, Vukovich FM, Fowler PK, Turner JT (1991) An expatriate red tide bloom—transport, distribution, and persistence. Limnol Oceanogr 36:1053–1061

Thomas KM, Charron DF, Waltner-Toews D, Schuster C, Maarouf AR, Holt JD (2006) A role of high impact weather events in waterborne disease outbreaks in Canada, 1975–2001. Int J Environ Health Res 16:167–180

Thompson JR, Randa MA, Marcelino LA, Tomita-Mitchell A, Lim E, Polz MF (2004) Diversity and dynamics of a North Atlantic coastal vibrio community. Appl Environ Microbiol 70:4103–4110

Van Dolah FM (2000) Marine algal toxins: origins, health effects, and their increased occurrence. Environ Health Perspect 108:133–141

Visser ME, Both C (2005) Shifts in phenology due to global climate change: the need for a yardstick. Proc Roy Soc B Biol Sci 272:2561–2569

Visser ME, Noordwijk AJV, Tinbergen JM, Lessells CM (1998) Warmer springs lead to mistimed reproduction in great tits (Parus major). Proc Roy Soc B Biol Sci 265:1867–1870

Visser ME, Both C, Lambrechts MM (2004) Global Climate Change Leads to Mistimed Avian Reproduction. W.F. A Moller and P. Bertholdeds. Adv Ecol Res 35:89–110

Watts DM, Burke DS, Harrison BA, Whitmire RE, Nisalak A (1987) Effect of temperature on the vector efficiency of Aedes aegypti for dengue 2 virus. The Am J Trop Med Hyg 36:143–152

Welbergen JA, Klose SM, Markus N, Eby P (2008) Climate change and the effects of temperature extremes on Australian flying-foxes. Proc Roy Soc B Biol Sci 275:419–425

Wilson SK, Adjeroud M, Bellwood DR, Berumen ML, Booth D, Bozec Y-M et al (2010) Crucial knowledge gaps in current understanding of climate change impacts on coral reef fishes. J Exp Biol 213:894–900

Winder M, Schindler DE (2004) Climate change uncouples trophic interactions in an aquatic ecosystem. Ecology 85:2100–2106

Wittmann EJ, Mello PS, Baylis M (2002) Effect of temperature on the transmission of orbiviruses by the biting midge, Culicoides sonorensis. Med Vet Entomol 16:147–156

Worrall JJ, Egeland L, Eager T, Mask RA, Johnson EW, Kemp PA et al (2008) Rapid mortality of Populus tremuloides in southwestern Colorado, USA. For Ecol Manage 255:686–696

Worrall JJ, Marchetti SB, Egeland L, Mask RA, Eager T, Howell B (2010) Effects and etiology of sudden aspen decline in southwestern Colorado, USA. For Ecol Manage 260:638–648

Yates TL, Mills JN, Parmenter CA, Ksiazek TG, Parmenter RR, Vande Castle JR et al (2002) The ecology and evolutionary history of an emergent disease: hantavirus pulmonary syndrome. Bioscience 52:989

Zhang Y, Bi P, Hiller JE, Sun Y, Ryan P (2007) Climate variations and bacillary dysentery in northern and southern cities of China. The J Infect 55:194–200

Ziska L, Knowlton K, Rogers C, Dalan D, Tierney N, Elder MA et al (2011) Recent warming by latitude associated with increased length of ragweed pollen season in central North America. PNAS 108:4248–4251

同一健康的实施:斯通山会议及后续相关活动

Carol S. Rubin

摘要 人类很早就认识到了人、动物和生态系统间的相互联系,但随着20世纪学科专业化分工的不断增强,各个部门之间的沟通与合作日益减少。2000年初,全球互联性的同一健康理念开始渐受欢迎,各地也召开了高度评价同一健康理念的一系列会议。然而到2009年,评论家们称同一健康的方法只是纸上谈兵,而无切实行动,因此国际组织精心策划了一次会议,以期制定一项切实有效的实施方案。由此,召开了以"实施'同一健康'策略:从政策制定来谋发展,评估现状并描绘发展蓝图"为主题的斯通山会议,并促进成立了有明确计划和成果目标的七国集团工作小组。同一健康的实施得到越来越多人的参与和支持,而工作组也在按计划努力证明同一健康方法的深远价值所在。

1 引言

2010年春天,一场主题为"实施同一健康策略:从政策制定来谋发展,评估现状并描绘发展蓝图"的会议在美国佐治亚州斯通山(Stone Mountain,GA.)召开,并在国际上产生了深远影响。不论是由于偶然的机会、精心的规划和运作、或是因为重要组织机构的支持与认可,总之斯通山会议是同一健康从华丽的语言变为切实可行的方案的关键转折点。

本文记载了此次会议召开的推动力、其成功的助力以及会议引发的后续活动。

2 从理念到实施的进程

2004年9月,一群战略思想家在纽约相聚,并在"同一世界,同一健康(One World,One Health)"理念指导下,制定了12条的《曼哈顿原则》(Manhattan Priciples),该原则呼吁国际社会采取整体性方案与"地球上生命健康所面临的各种威胁"作斗争(http://www.hltm.org/docs/HLTM_Twelve_Manhattan_Principles.pdf)。该原则明确了一些面临新发和复发的传染性疾病时,领导者和科学家们应优先考虑的事项,包括正确识别人、家畜和野生动物健康间的联系;打造良好的合作关系,构建人和动物整体监测网络体系;形成合理的投资机制,提高决策者的意识,从而"构建一个更健康的地球"。

在全球联系越来越紧密的时代,《曼哈顿原则》提供了一个更为实用的途径来保护人类健康。事实上,有很多人已经接受这些理念,并以发言人身份宣传同一健康方法的必要性。但这不是一件简单的事,与以往大多数的学科内部集会不同,健康从业者们要和来自不同机构、身负不同任务的新同事们共事,他们会感到陌生和不舒适。虽然它也受到很多人类健康组织的认可,如美国医学协会(American Medical Association)(http://www.avma.org/onlnews/javma/aug07/070801b.asp)和美国微生物学会(American Society of Microbiology)(http://asm.org/asm/images/pdf/Atlas Presentation.pdf),但最支持和拥护这些原则的是动物健康部门(http://www.avma.org/onehealth/onehealth_final.pdf)。

2.1   一系列的出资方会议和同一健康的投资进程

2007 年,禽流感和大流行性流感跨部门会议(the Interministerial Conference on Avian and Pandemic Influenza,IMCAPI)在印度新德里召开。会议期间,跨部门合作对流行性疾病防控的重要性获得了与会者的一致认可。由于全球对高致病性禽流感 H5N1 危害的担心,及对流行性疾病防控资金短缺的忧虑,使同一健康运动有了更多的追随者,同一健康的支持者们也拥有了更多的听众。短时间内,同一健康方法受到一系列高知名度国家和国际会议的高度评价,但该方法很少被付诸实践。

2008 年,为了筹备在埃及沙姆沙伊赫举办的 IMCAPI,在联合国粮农组织(FAO)、世界动物卫生组织(OIE)、世界卫生组织(WHO)、联合国流感协调系统(UNSIC)、联合国儿童基金会(UNICEF)以及世界银行(WB)的联合支持下召开了一次国际论坛。论坛制定了《在动物—人—自然生态系统接触层面降低传染病风险的战略框架》(http://un-influenza.org/files/OWOH_14Oct08.pdf)。该文件描述了以高致病性禽流感 H5N1 的防控策略为基础来控制其他所有新发传染病,以及关注发生在动物、人类和生态系统接触层面的疾病的必要性。这一战略框架在随后的沙姆沙伊赫会议上被提出,同一健康方法也在会议纪要中被正式认可(http://www.oie.int/doc/ged/D5894.PDF)。

2.2　温尼伯会议:同一健康的转折点

在沙姆沙伊赫会议期间,加拿大公共卫生署(Public Health Agency of Canada's,PHAC)、食源性、环境及人兽共患传染病中心(Centre for Food borne,Environmental and Zoonotic Infectious Diseases,CFEZID)组织召开专家评议会,进一步讨论了这一战略框架。2009年3月16~19日,在加拿大马尼托巴湖,由加拿大公共卫生署组织召开"同一世界,同一健康:从理念到行动"会议,来自世界23个国家的200名论题专家,分享了同一健康方法的成功之处,以及所面临的挑战和困难。会议特别建议:培养政治意愿;支持合作伙伴关系;鼓励数据共享和整体化;加强能力建设;制定交流策略和规划;鼓励报告不良事件;鼓励利益相关者和社会团体的参与;制定跨国界实施方案(http://www.phac-aspc.gc.ca/publicat/2009/er-rc/pdf/errc-eng.pdf)。会议纪要就像一个行动计划,但是并没有特别指明后续切实的行动安排。参与者们没有明确各自的任务分工,因此,这些建议也没有得到应有的关注。

温尼伯会议后的几个月内发生了三次相关的重要事件。会后不久,H1N1(p2009)在全球范围内出现,进一步证实了流感病毒能从动物传播到人,随后经数周到数月蔓延至全球。2010年4月,第三次IMCAPI在越南河内召开(http://un-influenza.org/node/4040)。会议宣告了"通过多部门合作,更好地认识理解在动物—人—环境接触层面上新发疾病的威胁,并采取恰当的、可持续的方法降低这种威胁"必要性的全球意识。2010年4月下旬,联合国粮农组织(FAO)、世界动物卫生组织(OIE)和世界卫生组织(WHO)联合发布《三方理念文件》来加强其组织间合作,以此来应对来自动物—人—生态系统接触层面的传染性疾病(http://www.oie.int/fileadmin/Home/eng/Current_Scientific_Issues/docs/pdf/FINAL_CO-NCEPT_NOTE_Hanoi.pdf)。

一系列高水平会议和宣传活动的成功开展提供了至关重要的同一健康理念和目标。不幸的是,这些会议最终只发布了阐述实施方案的优秀会议报告,却没有规定责任跟进。同一健康方法的反对者和有关支持者都表示同一健康可能只是一个不成熟的概念,前景不容乐观。

3　斯通山会议

由于认识到需要一种推动实施同一健康方案的策略,来自世界动物卫生组织、世界卫生组织和联合国粮农组织的领导者们在参加过新德里、沙姆沙伊赫和温尼伯会议后向美国疾病预防与控制中心(CDC)提议,CDC应作为中立者再召集一次具有实质性意义的会议。首要的是评估先前的会议和商讨会,尤其是温尼伯会议,找出有高级专家的参与、鼓舞人心的讨论以及优秀的会议报告却最终在实施过程中失败的原因。

通过与温尼伯会议的召集者及参会人员的讨论,确定了几个导致同一健康行动方案失败的原因以及使会议成功的因素。导致行动方案失败的原因包括:对于同一健康,没有形成一致性的定义;会议规模过于盛大;参会人员由来自动物健康部门的专家主导。正如先前召开的其他会议,温尼伯会议邀请了来自不同部门的代表,包括:公共卫生、食品保障、生态系统健康、气候变化以及家畜和野生动物部门的代表。很显然,各部门代表都保留着各自对同一健康的主观理解。值得注意的是,大家都非常期望温尼伯会议的成功,因此为同一健康确立一个全方位的、一致认可的定义是非常必要的。但遗憾的是,许多参会人员表示频繁的讨论已偏离原定会议议程,发展为对同一健康一致性定义的辩论。

会议策划者和参与者们都指出,温尼伯会议的规模是不合理的。尽管原计划将参会人员限制在 60 人,但引人注目的议程草案引起了资深论题专家们的注意,最终的参会人员多达 150 人。增加的参会人员主要来自动物卫生部门,打破了参会各部门之间的平衡。这一失衡致使先前的讨论重现,只是延续目前的合作状况,并没有形成新的联盟。这次会议的优势是聘请了一位对会议主题非常熟悉的专家做主持。此外,合理的会议议程也为工作分组会议留有充足的时间做准备(http://conversart.com/)。

回顾经验教训之后,核心规划委员会决定继续向前推进,通过精心策划和组织一次会议来制定切实可行的同一健康实施方法。会议计划于 2010 年 5 月 4~6 日在美国佐治亚州斯通山召开,主题是"实施同一健康策略:从政策制定来谋发展,评估现状并描绘发展蓝图"。

3.1 会议结构

核心规划委员会承诺参与周会,这样可以严格遵守议程项目并且可以在 24 小时内分配任务。其决策包括斯通山会议的目标和宗旨、会场的选择、参会人员的选择标准,并明确会议议程和会后行动的跟进职责。最重要的是,会议将以下论述作为前提:

同一健康的概念是广泛而灵活的,其旨在涵盖人、动物和及与它们相互存在,相互作用的自然生态系统之间的关系的众多方面。因此,根据需要,同一健康在不同领域可能会有多种不同解释。

这次会议讨论的焦点是制定行动方案和政策以实施同一健康。会议指出,同一健康指出了多部门间在动物—人—生态自然环境接触层面预防、发现和控制新发和复发传染病方面合作的必要性。

通过以上提议,计划委员会解决了在会议期间因争论同一健康概念而导致会议重心转移的问题,务必禁止该种讨论。

会议的四个目标:

1. 为同一健康的成功创建一个共享视图。

2. 评估同一健康的进展状况,指导同一健康的实践活动,制定相关政策并加强资金保障,以促进同一健康的持续发展。

3. 为重要的利益相关者制定参与战略以促进同一健康的发展。

4. 明确同一健康实施过程中的机遇与挑战并制定应对策略。

会议地点选在常青万豪会议度假酒店(http://www.marriott.com/hotels/travel/atleg-evergreen-marriott-conference-resort/),因为它可提供遥感装置,使身在走廊的参会人员也能听到会议中的对话。另外,可以在规划委员会所定的日期提供足够的房间。参会人数大约限制在54名,以避免因参会人员过多所带来的问题。参会名单按照专业技能(如人类健康、野生动物、家畜、经济学及植物健康等)和地域代表分类确定,而不是按组织代表分类。将受邀人这样按专业技能分类,意在指明并非个人对会议的成功起至关重要的作用,只有参会人员达成各专业领域的平衡才是成功的关键。核心规划委员会的每一个组织分配一个席位。当然,在受邀之前整个委员会对候选人的各种证书材料进行审查、讨论和批准,而受邀者不能自己选择替代者。选择标准是使动物,人和自然生态系统领域的代表达到平衡。值得注意的是,规划委员会成员也并不知道参会人员的名单,相同领域的人并不一定在同一个讨论组(图1)。

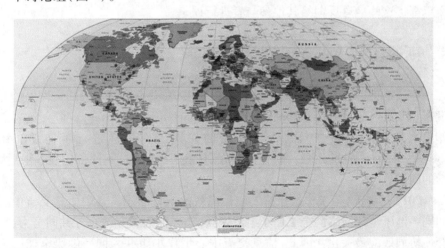

图1 地图所示为斯通山会议参与者的地理分布(注:一个星号表示可能有几名参与者)

3.2   成就

在斯通山会议（SMM）前期，会议组织者希望参与者们关注短期目标，而不是长期发展蓝图，提出应明确同一健康在未来 3~5 年内的成果目标。参会人员表示，如果实施以下方案，那么同一健康的发展蓝图将会取得进展：

- 启动文化变革，具体表现为各部门、专业间相互尊重，相互交流。
- 逐渐提高同一健康方法的认知度以增加其价值。
- 通过证明同一健康的影响力来争取政治意愿和资金支持，尤其在筹资来源有限时。
- 加强各部门在监测、应急反应和数据/样本共享中的协调与合作。

会议组织者进一步邀请参会人员为这些短期目标的实现制定切实可行、以结果为导向、有可行步骤的方案。为此，小组提出了 21 项能有效推进短期目标实现的行动方案，其中 7 项被认为是至关重要的：同一健康的培训；对同一健康概念进行验证；商业规划；国家层面需求的评估；能力建设；信息交流中心；同一健康全球网络。对斯通山会议讨论通过的每一项方案都成立了相应的工作组，会议即将结束时，参会人员被邀请注册成为同一健康工作组成员，并以自愿形式成为工作组的领头人。一般会议后参与者们便会有序退场。然而，在斯通山会议结束时，每一位参会人员都留下来签约承诺，自愿奉献他们的时间和精力共同推进同一健康的实施。

在会议的最后一个环节，各工作组成员进行会面，指定联合主席，商讨制定目标和成果草案，确定工作时间表及下次会议的时间。在会议结束前，各工作组都将这些信息反馈给其他参与者进行评论。

4   斯通山会议后的实践活动

会议结束后，一份简短的总结报告很快出炉，并经严格审核后在网上公开发布（http://www.cdc.gov/onehealth/pdf/atlanta/brief_overview.pdf）。随后工作组也发表长篇报告对每个工作组的初期工作目标进行了详细介绍（www.cdc.gov/onehealth）。联合主席分别代表 7 个来自不同部门、机构或大学的国家。

2012 年春天，各工作组保持着积极高效的工作状态。其中信息交流中心和同一健康全球网络两个工作小组意识到，如果他们相互结合并共同努力，将会使协同效应最大化。因此，信息交流中心工作小组并入同一健康全球网工作小组。每个工作小组主要通过电话会议独自见面，偶尔也会亲自见面，工作小组的联合主席们则每两个月参加一次电话会议。疾控中心为各工作组发布阶段性总结报告、当前活动讯息以及项目成果提供便利。代表性成就有:同一健康概念验证小组进行了一次广泛的文献探讨,确定以同行评审方式来证实动物、人和环境卫生部门进行干预措施研究的深远价值;工作小组定期将每一阶段的活动及成果进行总结。工作组提议,在国际大背景下,征集特定领域内干预措施研究的项目建议书。国内同一健康自我评估工作组与承担单位共同制定自我评估指导文件,并在 2011 年 4 月的研讨会通过了专家组评审。文件的第一卷主要阐述同一健康的背景和基础理论,目前已经完成,第二卷重点关注各部门间的合作,正在进行新一轮的修订。下一步将与能力建设小组合作,在北美洲(美国和加拿大)乃至全球试用这一指导文件。

4.1　广泛参与

　　斯通山会议特意限制参会人员数量,被认为是其实现行动目标所必不可少的条件。当然,这样做会将一些有贡献的资深科学家排除在外,使人无意中觉得斯通山会议具有排他性,并不能代表同一健康同盟的真正意愿。为了使决策信息更加透明和使众多的专门领域的专家能参与其中,规划委员会和工作组主席抓住每一次机会,在正式或非正式的会议上充分展示斯通山会议相关信息。同时,工作组主席及其成员联系并邀请自己的同僚(即使他们没有参加过斯通山会议)加入工作小组,这使得各个工作小组的成员不断增多,培训小组的成员也从 21 人发展到 52 人。

4.2　后续的资金支持

　　工作组的成立并没有配备专用资金,也没有给予主席补贴;在同一健康事业中投入时间是每一个成员的职责。尽管如此,每个工作组仍努力发挥自己的能力筹集资金以支持会议、咨询服务和专题报告的开展。例如,商业规划小组与乔治亚大学商学院合作,学院的工商管理硕士可为国家同一健康的经营规划提供帮助。为了促进同一健康的进程,美国农业局资助了一名实习生,使其为同一健康事业投入更多的时间。其他工作组也努力寻求并接受了世界银行、美国国务院、联合国粮农组织(FAO)以及世界动物卫生组织(OIE)的资助。

4.3　推动同一健康的相关活动

　　斯通山会议是在一个关键时刻召开的,它先于其他部门组织的一系列活动,所有工作组会优先协调这些活动,而不是盲目重复或竞争。比如,美国国际发展署新兴流行病威胁应急项目计划(US Agency for International Development Emerging Pandemic Threats,ERT)在核心竞争力和培训教材方面积极努力，以确保未来对突发事件的应急处置措施与同一健康的方法要求相协调。同时，美国明尼苏达大学（University of Minnesota）已收到来自洛克菲勒基金会（Rockefeller Foundation）的赞助资金用以促进同一健康能力建设和课程开发。在这些活动进行之前，斯通山会议培训工作小组正在发展关于各机构已有的课程在线目录，该目录将并入一份关于核心竞争力的清单中。这些互补性活动中的领导者不断交流沟通，提高了同一健康最终成果的附加值。

5　结论：转变模式

一些人和动物卫生的从业人员认为，目前推进同一健康的方法和之前相差无几，各学科之间的合作与交流只不过是常规做法，而在学科更专业化的 20世纪，这种合作与交流已被忽视，也可能会暂时被替代（Greaves 2002）。的确，在过去科技知识飞速发展的 100 年，人类卫生和动物卫生部门是独自发展的（Starr 1982）。尽管多部门间一直保持合作关系，但大部分任务都由各自专业独立完成。目前人、动物、产品和病原体的全球行动需要一套整体性实施方案，以指导突发性疾病和不断变化的生态环境的监测和应对，这已不仅仅是早期的同一健康理念的范畴（Cutler 2010；Lloyd-Smith 2009；Feingold 2010）。

在 1962 年出版的《科学革命的结构》（Kuhn 1962）中，Thomas Kuhn 用术语"模式（paradigm）"描述在特定时期内定义科学学科的一套做法。他提出，当科学家们遇到一些不能用当前主要模式解决的异常情况时，就会出现模式的转移。他接着指出，如果有足够多的异常情况出现，危机将随之而来并导致一个新模式的出现。对于疾病的预防与控制，当前流行的模式并不能很好地促进动物、人和自然生态环境各部门间的合作。当全球出现众多异常情况如HIV、SARS 和高致病性禽流感 H5N1 时，这种模式屡次经受考验。如果动物、人类卫生部门和自然生态环境部门之间能在疾病监测、应对和干预的整体过程中相互协调合作，将会取得最佳的应对效果。缺乏这种整体性的协调与合作可能便是 Kuhn 对危机的定义，也为 21 世纪同一健康模式的形成奠定了基础。按照 Kuhn 的观点，这种新模式不仅仅是在旧模式基础上的细化，而是需要科学家们在解决诸如新发病原体等问题上慎重地改变原有的处理方法。

经过数年时间和一系列国际会议的召开，人们意识到建立同一健康模式的必要性，并为之提供了设计蓝图。现在正是将同一健康从华丽的辞藻转变为切实可行的实践方案的时刻，而斯通山会议和持续开展的工作组行动在这个转变过程中起了决定性的作用。

本报告中的发现和结论仅为作者个人观点，并不代表美国疾病控制预防中心的官方立场。

致谢 感谢斯通山会议规划委员会：来自世界动物卫生组织（OIE）的 Alex Thiermann 博士和 Kate Glynn 博士；来自世界卫生组织（WHO）的 Liz Mumford 博士和 Simone Magnino 博士；来自联合国粮农组织（FAO）的 Juan Lubroth 博士、Jan Slingenbergh 博士和 Jim Zingeser 博士；来自欧盟对外事务部的 Alain Vandersmissen 博士；来自普林斯顿大学的 Laura Kahn 博士。

参考文献

Cutler SJ, Fooks AR, van der Poel WH (2010) Public health threat of new, reemerging, and neglected zoonoses in the industrialized world. EID 16:1–7

Feingold BJ, Vegosen L, Davis M et al (2010) A niche for infectious disease in environmental health: rethinking the toxicological paradigm. Envir Health Persp 118:1165–1172

Greaves D (2002) Reflections on a new medical cosmology. J Med Ethics 28:81–85

Kuhn T (1962) The structure of scientific revolutions Chicago. The University of Chicago Press, Chicago

Lloyd-Smith JO, George D, Pepin KM et al (2009) Epidemic dynamics at the human-animal interface. Science 326:1362–1367

Starr P (1982) The social transformation of American medicine. Basic Books Inc, New York

建立同一健康的基础：实施教育策略，维持并增强国家和地区对地方性与新发人兽共患病的管理能力

W. D. Vink, Joanna S. Mckenzie, Naomi Cogger, Barry Borman, Petra Muellner

摘要 SARS、H5N1 和 H1N1 等流行性疾病在全球范围内的快速传播凸显了跨学科合作和跨国行动的迫切需要，同时也暴露了我们在有效应对突发疾病威胁时，存在能力和协调性不足等一系列严重问题。对于发展中国家而言，他们通常缺乏完善的设施和精良的装备以充分应对这种威胁，所以提高能力建设显得尤为重要，而这可以通过教育和实施同一健康策略来实现。本章介绍了南亚的一项同一健康能力发展计划，它的建立包括两个阶段：第一阶段以流行病学和疾病控制为重点，为公卫医师和兽医提供硕士学位水平的培训。第二阶段通过建立一个可持续发展的框架来促进各项同一健康活动的协调开展，从而强化研究生的训练能力。其中，同一健康活动包括建立多学科专业网络、落实应用性人兽共患病调查项目以及支持继续教育的发展等。这项计划的建立，一是为参与者提供技能培训以提高他们应对疾病威胁的能力；二是促进他们对影响人和动物卫生的跨领域议题的认识，这种议题是在特定体制背景下形成的；最后是推动区域性学科专业网络的发展，这种网络对于推动同一健康活动的实施均具有重要意义。

1 引言

重大传染病的出现和传播已经对全球经济造成持续危害，同时也给公共卫生和疾病控制机构带来巨大挑战（Jones et al. 2008；King et al. 2006；Morens et al. 2004）。新型传染病更有可能在动物，而不是在人类中出现，并且与已知确定的传染病相比，其宿主特异性更低。新发的人类传染病中，大部分是人兽共患病。Taylor 等人认为其比例达到 75%（2001）；Jones 等人的研究结果是

60%(2008),且现有证据表明其出现的速率在不断增加(Jones et al. 2008),这是人类、动物和环境间相互依赖作用不断加强的结果,且已被与此增加趋势相关的多种影响因素所证实。这些因素有:人和动物种群间的接触机会增加、人口增长、动物栖息地退化、气候变化、畜牧业生产集约化、国际旅游、公众意识的提高、动物迁徙的增加和贸易的发展等(Conrad et al. 2009;Osburn et al. 2009;Sherman 2010;Coker et al. 2011;Zinsstag et al. 2011)。此外,活体动物和食品的国际贸易促进了人兽共患病在全球的快速扩散,从而增加了其对于人类的威胁(Fisman 和 Laupland 2010)。

　　未来几年,新的人和动物的病原体仍然会不断出现(Woolhous et al. 2011)。在发展中国家,就基层机构的专业应对能力、人力资源和物资设备来说,发现并充分应对新型传染病威胁的能力是最受限的;但与此矛盾的是,发展中国家也恰恰最容易出现新型传染病(Jones et al. 2008)。此外,人兽共患疾病持续的高发病率是许多发展中国家面临的重要健康问题,而有些人兽共患病常被忽视(Anon 2006),有些(如钩端螺旋体病)也被列为新型疾病。这些地方性人兽共患病得不到有效控制的原因之一就是缺少有效的针对动物及人群的综合应对措施(Okello et al. 2011;Sekar et al. 2011)。

　　面对新发及地方性人兽共患传染病,应时刻保持高度警惕并做好充分的资源准备(King et al. 2006;Okello et al. 2011)。高致病性禽流感和大规模流行性 H1N1 流感出现后,我们在疾病研究、物资和设施配备、疾病监测、预防和应急管理等方面投入了大量资源以应对大规模流行病的暴发。在人员的培训方面也有大量投入(Salman 2009),但这些培训对于其能力建设并不十分有效,主要有以下四个原因:①培训课程往往是短期的(几天到几周),这限制了课程应含有的广度和深度;②参与者不同,课程设置的主题、广度和深度也有相当大的变化;③缺乏对参与者能力水平的评估,因此难以衡量学生的培训效果;④地区性的培训缺乏整体性、连贯性和持续性或者其目标不明确。

　　美国疾病控制中心(CDC)于 2010 年 5 月在佐治亚州斯通山举行了主题为"实施同一健康策略:从政策制定来谋发展,评估现状并描绘发展蓝图"的会议,确立了一系列"重点支持计划",把教育培训作为首要任务(CDC 2010)。除物质资源投资外,通过教育投资来提高人员的能力是对应对新发疾病、处理人兽共患传染病问题的重要补充。基于这一点,CDC 从 1975 年就开展了现场流行病学培训项目(FETP)(Nsubuga et al. 2008;Rolle et al. 2011),并已通过该项目对一些兽医进行了培训;最近,东南亚也发起了以同一健康为主旨的兽医 FETP 项目(Castellan 2011)。这个培训针对的是代表"防御第一线"的现场人员,但是各级人员都需要培训,包括负责协调和决策的人员(即 CDC 斯通山会议上所称的"同一健康领导人")(Rubin 2011)。

同一健康的理念所追求的是在一个共同体系下建立新发和地方性人兽共患病的调查、控制和管理系统(Kahn 2006),这要求我们建立起一个包括兽医和公共卫生专家运营及领导在内的综合团队。高效的协作需要建立新的团队关系,尊重不同部门担任的角色,并且充分发挥他们的专业水平(Anon 2008b)。众所周知,开展同一健康活动的基础是教育和合作性研究(Conrad et al. 2009;Osburn et al. 2009),单个特定学科或领域的培训并不能满足其需求,它还包括了许多跨领域议题,如人兽共患病、公共卫生、经济学、风险评估与监测和政策发展等。此外,在不同机构、国家和地区间创造利于同一健康理念可持续发展的环境也同样重要。因此,能力建设必须涉及不同水平,并促进可持续的国内协调机制的发展(Anon 2008b)。

本章描述了在南亚地区实施的一种教育策略——在形成同一健康活动合作基础的框架下,它通过两个阶段的培训提高人员的流行病学和生物安全的水平。接下来,我们将探讨南亚地区在实施这项计划的第一阶段和第二阶段初期所获得的经验。

2 南亚的同一健康教育策略

实施该教育策略是为了增强动物和人类健康专业人员和机构的流行病学和生物安全能力,有助于他们参与新发和地方性人兽共患病的管理,并构建以同一健康方法来控制人兽共患病的基础。同一健康教育策略的关键在于其两个阶段都需要公共卫生和动物健康领域专家的共同参与,建立两个领域的合作机制。

第一阶段包括流行病学和生物安全硕士学位的培训。此阶段的目的是:①提供流行病学、公共卫生和生物安全相关知识的培训;②认识和理解同一健康理念;③促进国内或国家间不同专业背景参与者间的有效沟通、合作和相处;④加强参与者在计算机、信息和通信技术方面的应用技能。

第二阶段通过举行区域研讨会,加强直接或间接负责防控人兽共患病的国家机构的能力建设,进一步提高国家和地区的流行病学和生物安全水平。此阶段的目的是:

(1) 在第一阶段建立了高效的跨部门合作团队的国家中开展重点地方性人兽共患病的联合调查,为学员进行拓展培训,并为调整国家疾病控制政策和加强疾病监测活动提供重要信息。

(2) 为参与方在国内外的多部门合作建立运作基础,并为提供国际专家援助和专业培训创造一个良好的实践环境,以进一步加强国家及地区应对能力的建设。

(3) 展示同一健康方法在国家和地区的实际应用情况,为解决当地的同一健康重点问题提供重要信息。

同一健康中心(OHHs)在流行病学、生物安全、合作网络支持和重点人兽共患病调查中代表着先进水平,为同一健康计划第二阶段的完成提供了政府支持的组织和操作框架。

第一阶段和第二阶段的培训将共同促成从专业知识教育到更广泛的实践操作的衔接与转变,扩大同一健康活动参与和培训的范围,形成一个由参与国甚至整个地区的专家和科研人员组成的广阔的网络。这会使不同国家和地区的应对能力提高,有助于同一健康活动的持续开展,并促进同一健康议程在不同区域内的推进。

梅西大学(Massey University)正在世界银行提供的禽流感和人流感信托基金(AHIF)的财政支持下实施该策略(Anon 2007),受益国包括阿富汗、孟加拉国、不丹、印度、尼泊尔、巴基斯坦和斯里兰卡。

3 硕士学位培训计划

3.1 学生群体的人口统计学资料

南亚流行病学和生物安全硕士学位培训计划的第一阶段开始于 2010 年 5 月,共有 70 名研究生登记注册,他们来自 7 个参与国中的 6 个国家(见图 1)。由于当时缺乏专业人员,不丹没有人员参与。所有的学生都是通过捐助方(即世界银行)的国家项目和政府部门的关系网来确定的,他们都是已获得相应医学和兽医学位的专业人员,并且具备疾病控制工作的相关经验。医学和兽医专业的学生数量接近(分别有 34 人和 36 人),其中包括来自印度、尼泊尔和斯里兰卡的 12 位女性。大多数学生在卫生部、农业部或政府研究机构担任中层或高层职位;另外一些学生则在学术、诊断或临床领域工作,其中一些学生之前已获得研究生学历,或参与过流行病学知识的培训。与针对加强现场应对能力的培训计划不同,这个计划针对的是在国家及次级机构工作的专业人员。

3.2 学位的设计和课程结构

本次培训特别设立了两种硕士学位类型:公共卫生(生物安全方向)硕士和兽医(生物安全方向)硕士。培训计划的一个重要特征就在于它使用梅西大学的网络学习管理系统(LMS)进行远程教育。学生可以通过网上系统获取大部分的课程材料和指引,因此学生毋须离开日常工作岗位即可完成学位教育。这对于避免进一步损耗国内本已稀缺的专业人力资源相当重要。

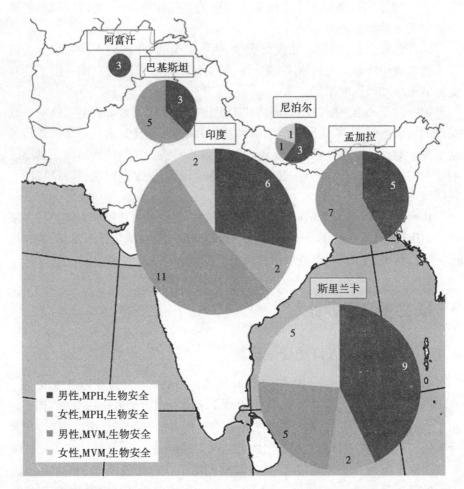

图1　来自南亚地区第一批学生(*n* = 70)的人口学资料(国籍、性别和学位)。饼图的大小与学生数量成正比

入学前,这些学生先接受预备课程,以熟悉 LMS 系统的使用,并为项目提供重要信息。此外,它也可作为一个基准测试以评估学生的能力,特别是英语语言能力和计算机技能水平。预备课程结束后,在新加坡举行了启动仪式,使参与者和项目团队有机会面对面讨论关于项目实施的范围和目标,并且可以让项目团队了解学生的期望和需求。

该学位计划由 8 门连续的课程构成(见图 2),每周 20 学时,6 周为一期。前四门课程教授流行病学和公共卫生的基础知识,要求所有学生在同一个学习环境中进行——这是完成同一健康目标的关键。其余四门课程在不同程度上教授特定的与人和动物健康相关的主题,以满足不同的专业技能和需求,而且只有公卫医师和兽医分别学习这四门课程。除第四门基础课程外,其他所有课程都是网络授课。第四门基础课程也有一小部分在线学习内容,但主要以面对面的研讨会形式进行,这部分学习结束后,整个学位培训已完成一半,此时是评价参与者能力水平的一个重要时机,同时也为之后的专业课程学习打下基础。

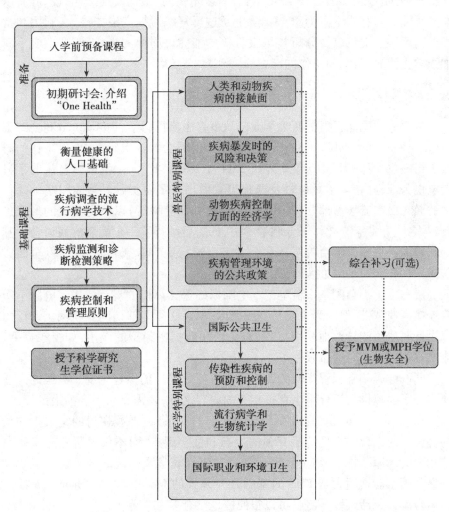

图2　同一健康兽医学硕士/公共卫生硕士(生物安全)项目结构。所有课程按顺序进行,双线框表示面对面学习内容,只完成基础课程的学生可获得自然科学研究生证书;完成所有相关课程获得硕士学位,有需要的学生可以进行补习

本课程体系是根据不同目标学生群体的人口学背景而专门设置的,它涉及与学生地区相关的健康问题,涵盖了最新的前沿科学知识、原则和理念,充分地利用了科学文献和其他学习资源。其教学模式和方法由两个因素决定:首先,我们必须要让来自南亚地区不同专业背景、不同国家及环境的学生都对某一常见的术语和流行病学的概念有所理解,促进学生间的有效沟通和协作。其次,课程是根据当前的教学和远程教育技术中的"最佳实践"理念设计的,以案例研究的问题式学习为重点。学生通过反复练习提高诸如检索、利用和批判性阅读科学文献以及分析技术报告等的能力。同样的,小组活动也能不断加强学生沟通、组织和协作的能力。

3.3 提供培训

本次的学位课程由梅西大学专门从事兽医流行病学(EpiCentre)和公共卫生(the Center for Public Health Research,CPHR,公共卫生研究中心)工作的研究小组提供,时间为 2010 年 6 月到 2011 年 9 月。此外,一批国际公认的学科专家也为课程内容、学习材料及课程设置做出了重要贡献。第四门基础课程中的面对面交流学习部分(2010 年 12 月在新西兰举行)以研究会议的形式进行,八名国际专家为此作了专题学术报告,随后举行了一个简短的研讨会。基础课程的设置和讲解由兽医学和公共卫生流行病学专家共同完成,以全面覆盖 MVM 和 MPH 学生的知识面。

所有学生都会配备一台笔记本电脑以确保计算机的规范使用。电脑不需要连接高速宽带,但因为主要是在线授课,所以必须能够访问互联网。课程内容设计要尽可能高效地利用宽带,避免使用数据密集型的应用,如视频直播、流式音频以及实时通讯服务等。

同一健康基础课程配套的课本需要有明确统一的课程主题。后续的专业课程除了要提供与目标学生直接相关的内容之外,还需介绍当今前沿的概念、方法和技术。例如,题为《人类和动物疾病的联系》的课程探讨的是人类和动物种群中与人兽共患病传播有关的生态和社会因素,而不仅仅研究与疾病直接相关的病原生物学、宿主病理学和经典流行病学及传统的兽医公共卫生学等显著因素。梅西大学 LMS 的基础是开源式的 Moodle 平台(Moodle 2012),它运转设计灵活、适应性强,可以很便捷地整合多方资源。

课程体系是围绕一系列的教学目标和学习成果设计的,它的学习框架包含了由多方资源整合而成的网络课程。这些课程直接与梅西大学图书馆的数据库和电子期刊库链接,内容设计也借鉴了相关的科学文献、其他网络资源以及学生的专业知识和经验。课程通常会对技术内容进行延伸,以扩展学生的课外技能和知识,比如有发展研究(如逻辑框架分析能力训练)和社会科学应用(如采用认知绘图、贝叶斯信念网络和通过多标准决策分析来评估风险和不确定性)等方面的内容。教学的重点主要是对原理和技术的应用、概念和相关案例研究的探讨。LMS 使这一过程得以实现——它提供了一个强大的平台,不仅提供了网络学习资源,还能对不同的活动进行综合分析,促进学生间的沟通和小组工作的完成等。学生可以使用如论坛、短信服务、维基和实时聊天工具等进行交流。其他专业软件和网络应用程序也可在不同方面增强这个平台的教学效果,如情景学习软件、交互式闪存工具(Flash-based tools)和风险分析软件。教学人员也对此课程十分支持:在培训期间,每个学生学习每门课程时都会配备一个流行病学导师(六到八个学生一个导师),导师能够对学生的活动进行指导,并鼓励和促进学生间的讨论学习。

以下的例子可体现上述的一些教学情况:在一个情景模拟训练中,学生需扮演一位资深流行病学家,通过数据分析尝试确定人兽共患病暴发的原因。此情景以真实案例为基础,为避免被识破而在细节上进行了调整。模拟的场景由专门的电子学习软件制作,通过不同的故事版块呈现一系列的"事件"。这些"事件"巧妙地穿插到整个教学材料中。在每个事件中,学生面对不断发展的疫情需要及时做出反应,不断修正他们对于疫情发展模式作出的假设,并提出进一步调查和(或)控制的措施。各种小组活动——包括对病因假设的投票表决,小组论坛讨论和报告准备都有效地增强了情景模拟训练的效果。在第四门的基础课程中,学生通过面对面的陈述和讨论充分探讨疾病暴发的原因。这种训练的目的是为学生提供一次具有挑战性和身临其境的学习经历,使其切实体会到疾病暴发对于人们的生命和生计的影响,并认识到同一健康跨学科合作的重要性。

LMS 采用多种系统对课程效果进行评估,包括课程作业(通常以论文的形式)、课程模式和课堂测验。作业是整体评估最主要的一部分,综合考虑了个人和集体的表现情况。课程还为需要特别辅导或由于时间限制和特殊情况无法完成活动的学生提供了定制的补习服务以及更多的帮助。

3.4　成果

录取的学生退学率很低,70 人中有 66 人能完成本课程的学习,共有 59 名学生被授予硕士学位(其中 28 个为 MPH,31 个为 MVM)。七名学生成功完成了基础课程的学习,但无法完成专业课程,因此获得自然科学研究生证书。其余的四名学生退出了本项目或是没有完成基础课程的学习。

大多学生对基础和专业课程的评价都非常高。从学生在 12 个课程后提交的 229 份课程评价问卷来看,共有 37% 的学生认为课程非常理想,43% 的学生觉得很好,20% 的学生感到满意,无差评。有 98% 的学生觉得学习中的问题都能得到充分解决。大约 90%的受访者认为课程内容的设置，课程活动安排和导师的指导都与主题高度或非常相关，而且这在基础课程和专业课程间没有区别。与基础课程相比，专业课程在数量和内容难度上更有挑战性，这也与学生花费在两类课程上的学习时间相一致：在专业课程部分，56%的受访者表示他们每星期的学习时间在 20 小时以上，而在基础课程部分，这一比例为29%。调查也显示，学生一般在晚上和周末学习。

本课程的一些方面尤为学生所赞赏，比如课程的协作性；促进对材料的直接应用以及展示了一个大多数参与者都不熟悉的不同的教学模式的活动；在研讨会和研究会议中面对面交流。在学习过程中，公共卫生和兽医专业人员得以跨专业充分交流，提高了彼此的合作和包容意识，这正是同一健康的本质所在。LMS 的应用也充分体现了这一本质：它不仅提高了学生的技能水平，还为学生提供了一个有效的合作平台；它培养了学生的"团体"意识，减少了远程学习给学生带来的孤立感。建立有效的合作模式，使其在项目的第二阶段不断发展和完善，具有持续、深远的意义（见下文）。

但同时，本课程也存在一些评价不太积极的方面，首先对学生的互联网连接和速度的限制使一些国家的学生学习受到影响，限制了其在 LMS 的学习时间。其次，虽然学生可以不断通过网络获得在线课程内容和学习材料，但部分人认为缺少学习指南、阅读材料和文献及其他课程材料的打印稿会给学习带来不方便。此外，许多学生在学习任务与日常工作中难以平衡。最后，一些学生对与课程中特定内容或活动无关的各种元素评价消极。

培训项目的总目标是首先为参与者提供流行病学、公共卫生和生物安全方面的培训。在基础课程部分，需要协调公共卫生和兽医流行病学领域中的各种需要优先考虑的事件和关注的焦点问题，并决定如何将这些问题与公共卫生和兽医专业学员的学习需求相结合。热烈的讨论也体现了人们在认识论和方法论上的差异。本项目旨在所有人员都需要的通用技能（这项技能在一个单独的教学环境下同时传授给在公共卫生和动物卫生领域工作的学员们）和各专业学科所需的特殊技能之间取得平衡，这是需要深思熟虑的。

在这样一个如此广阔且多样化的地理区域中实施这个项目，面临着巨大的挑战。除技术问题外，需综合考虑语言、文化和能力水平等多个方面。学生的英语水平参差不齐，有时会影响相互间的沟通。在讨论环节中，学生们在专业背景、工作经验、原有的学习能力和资历水平方面的差异也会影响他们的交流；这一点在网络小组活动中表现得最为明显，因为它需要学生具备一定程度的组织和协调能力。从课程研发团队的角度来看，最主要的挑战在于调整课程的内容和难度以适应学生不同的知识水平，使水平较低的学生可以通过学习达到课程最低要求，同时让已具备较高能力水平的学生继续学习和拓展新的知识。其他挑战还包括确定所需的课程量以及培训应该达到怎样的水平;判别 LMS 中哪些教学方法和技术是最有效的(如何设置课程及调节课程进度,如何展示课程内容及设计有效的活动);采用什么评估方法能够最准确地评估学生技能掌握的熟练水平。此外,编写统一的教材以阐明特定的原则也是一大难题。例如,在培训中优先使用案例研究,但公共卫生案例和兽医学案例经常很难区分。因此通常情况下,选用一个最能说明当前问题的案例进行研究,人类健康或是动物健康范畴内的均可。

4　同一健康中心的应用培训

第二阶段培训的目的是增强七个受惠国和南亚地区在流行病学和生物安全方面的机构能力。此阶段的培训重点由大学环境的个人能力培养转移到开展协作性同一健康活动和为更多的动物卫生和公共卫生专业人员进行应用技能的培训,这都要在一个加强政府机构应对能力的框架内进行,且这些机构应直接或间接地负责高致病性禽流感(HPAI)和其他人兽共患病的诊断、筹备、应对、预防和控制工作。同一健康中心(OHH)制定第二阶段培训工作的组织和实施框架,协作调查项目突出应用培训活动的重点,并由国际流行病学家组成的网络体系提供进一步的培训。

第二阶段的参与者包括第一阶段已培训的学生以及来自七个国家的一组新的参与者。第一阶段的学生是专业人员的核心代表,他们彼此间已建立了密切的关系,对于网络课程的学习交流和操作已十分熟悉,并通过流行病学方面的培训达到了硕士学位水平,且能理解应用同一健康方法来管理人兽共患疾病的益处,并主动运用这些方法解决其国家存在的人兽共患疾病相关的实际问题。这些学生中的大部分都处于高级管理职位或与高级管理职位密切相关,他们在第二阶段的培训中可以带头制定一个政府支持的组织框架和活动计划。

4.1　同一健康中心(One Health Hub,OHH)

OHH 是由上述七个国家分别提出的,每一个 OHH 都包含由个人或组织组成的联盟,并直接或间接参与人兽共患疾病的管理。OHH 由每个国家的卫生部和农业或畜牧业部组建,具有部长级权限(见图 3)。参与人兽共患病管理和研究的国家和国际组织,包括政府部门、捐助机构、非政府组织、研究机构、大学和人兽共患病委员会,都隶属于 OHH,这也促进了目前国家、地区和国际组织间的合作。中心内的个体成员包括医学和兽医流行病学家以及其他参与人兽共患病防控的政策制定、管理、宣讲和/或研究的专业人士。每个

OHH 的工作将由一名动物卫生人员和一名公共卫生人员协调完成。OHH 成员们将组成多学科合作的项目团队负责其国内重点人兽共患疾病的调查。OHH 将会扩大和巩固各区域的公共卫生和流行病学能力建设,突出其核心作用,并为各成员提供一个有利的环境,使其在国际流行病学家和疾病专家的帮助下,通过合作调查项目和专业培训进一步提升技能,促进专业发展。

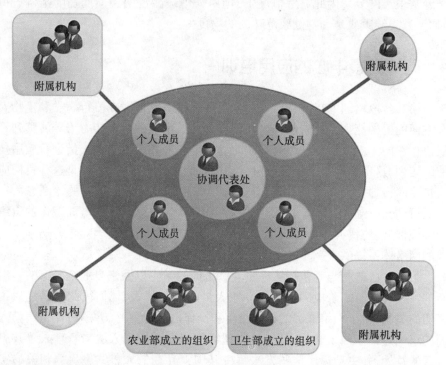

图 3 同一健康中心的组织架构。协调代表处由一名公共卫生专家和一名动物卫生专家组成

在建立 OHH 和制定活动计划的过程中,考虑到不同国家在人兽共患病的应急处置能力、基础设施建设和协作管理经验等方面的差异,专家们认识到一种方法并不能解决所有问题。南亚全部七个参与国的政府都已经在建立和运营协作组织以及 HPAI 疫情的筹备和应急处置方面积累了一定的经验,这为动物卫生和公共卫生间的合作提供一个模型,使高级公共卫生和动物卫生官员能很容易地与之联系。培训项目可使参与国从中获得 HPAI 疫情的应急处置经验,继而将其应用到各国 OHH 的工作中,促进其他流行性人兽共患病的调查和管理的跨部门协作。其最终目的是建立 OHH,以支持并整合各个国家和地区现有的人兽共患病基础设施和管理机制的建设。

各个 OHH 将会联合起来,组成一个非正式的同一健康区域网络。这个网络的主要目的是为提高南亚区域合作联盟(SAARC)管理国家和跨国界的疾病问题的能力提供资源,这将通过在国际和区域组织内部(如联合国粮农组织(FAO)和世界卫生组织(WHO)等)共享信息、知识和资源来实现。

4.2　协作调查项目

通过对每个国家从事人兽共患病的流行病学协作调查的更多专业人员进行应用培训,他们的流行病学和生物安全技能将会在原有基础上得到进一步的提高。协作调查项目(Collaborative Investigation Project,CIP)通过提供国际专家援助和专业流行病学培训课程来营造一个实践的环境,以扩展跨部门协作,并进一步加强国家的应对水平。CIP 的目的是:

- 进行现场调查,进一步提高流行病学调查能力;
- 为调整国家疾病控制政策和加强疾病监测提供重要信息;
- 为协作调查的实施提供经验基础,扬长避短,从而提高人兽共患性疾病控制措施的有效性。

CIP 计划与政府及其他国家和地区的利益相关者协商,以确保他们关注国家重点人兽共患病,并整合现有的项目活动。

每个 CIP 将由有国内外专家支持的多学科小组实施,以在每一个国家和地区扩大并加强流行病学网络。动物和人群调查的设计和实施相辅相成,由此获得的各种群流行病学结果会比非整合时的信息更有助于有效控制疾病。正在调查的人兽共患性疾病包括:狂犬病(三个国家)、布鲁氏菌病(三个国家)、钩端螺旋体病、炭疽(两个国家)和克里米亚—刚果出血热(CCHF)。

在项目实施的两年内,参与者将会在指导下利用现场调查获得的信息和其他现有的信息,提出加强重要的人兽共患病控制的相关政策。通过共享专业知识和信息,在多个国家开展针对同一疾病的调查项目会促进地区间在调查和疾病控制方面的合作。在可能的情况下,我们会鼓励和支持参与者公开发表其调查结果或在地区和国际会议上做相关报告。应用培训课程将在地区内进行,并根据各国的需要加强相应的流行病学专业技能的培训。

4.3　中心网络枢纽(HubNet)

OHH、CIP 和扩展培训以网络平台 HubNet 为基础进行,它采用最先进的信息技术,使用者可以在 OHH 内部和 OHH 之间进行有效沟通、协作、资源共享和专业网络化办公。开源式软件的应用将使 HubNet 由参与的 OHH 在该地区内进行托管和维护。通过指导参与者使用系统来管理自己的 OHH 和 CIP 网站,以及其他用于信息咨询和共享的设施,来解决每个参与者所面临的疾病相关的问题。由于宽带的有限性和间歇性供电的原因,一些国家的网络使用常常受到限制，这在系统设计时已得到充分的考虑。

5　综合讨论

过去十年中，SARS、HPAI、H1N1 流感等大规模流行性传染病的出现如同催化剂，促使 Calvin 首先提出的"同一医学（One Medicine）"理念逐渐到人们的认可并得到进一步地发展（Schwabe 1984）。同一健康活动的一系列成果将与人类健康、动物健康、食品安全、营养和生计，以及环境可持续性密切相关。因此，实现同一健康理念需要深刻认识到跨越人类和动物医学、环境、社会、和其他学科间界限的重要性，以及它们之间相互作用、相互影响的复杂性。这依赖于具备不同技能、知识和经验的人员对突破以往工作中形成的组织（信息孤岛）并开展一个能诱发这样的重要活动的发展的会话意愿和接受度。为提高他们的积极性，可使这些人员认识到多学科合作带来的好处（例如，通过技术专家与其他不同专业人员的合作，共同达成某个特定目标）或者管理上的必要性（比如通过跨部门、跨国界的计划与协调，才能有效利用资源、开展活动）。

任何情况下仅有动机和意愿都是不够的：要在一个多学科环境下发挥具有不同背景的专业人员的能力依赖于他们之间有效沟通和协作的能力（Kahn 2011）。对技术用语和专业术语的理解和应用不一致或片面都会产生问题。全球的快速变化改变着我们生活的世界，这也增加了人类、动物和环境的接触，使人类和兽医流行病学之间的交集逐渐增多。公共卫生和兽医流行病学家需要把当前的研究技术和方法论融入更广泛的前景中（Pearce 2009）。我们需要在科学和技术水平上加强沟通，同时在组织层面上，只有随着时间不断变化发展的专业术语（实际上被定义为"行话"）更多的与流行的组织文化相结合，才能够克服合作时遇到的巨大障碍。决策者和政策制定者在建立领导团队、协作关系、相互信任和信息共享机制方面起着关键作用。

此外，同一健康实践者必须具备一系列共同的技能。目前，大量的讨论是关于实践者应该具备什么样的能力及其发展范围的。培训"通晓各领域的专家"既不现实也不需要，成功的实践能使参与者获得一些共同的核心能力——必须超越狭隘的专业能力、知识或技能（Moser 2008）。这种能力可以是技术层面的，如流行病学原则应用的一致性，而更多的是管理层面的，如有效的领导、协调、管理和决策能力。

关于人类和动物健康相关的主要国际机构——世界卫生组织（WHO）、联合国粮农组织（FAO）和世界动物卫生组织（OIE）通过一系列针对动物和大规模流感的国际部长级会议（International Ministerial Conferences on Animal and Pandemic Influenza，IMCAPI）促进了跨机构和跨部门的合作，并在会议上起草了一份三方的概念说明文件(Anon 2010),形成了在动物—人类—生态系统接触层面减少传染病发病风险的战略框架(Anon 2008a),确立了区域合作机制,指导国家水平的跨部门协作以实现信息共享、疫情监测和响应(Anon 2008b)。在舆论动员、寻求政治支持和推动项目实施方面,这样的高层领导组织是十分必要的。但是,它并不能够培养出符合同一健康原则的实践者,这类实践者能在不同层次上把这些原则整合到公共卫生实践中,继而转化为有意义的行动。本章中,我们认为教育是同一健康能力发展的基础,也是实现概念从理论到实践转换的基本要求。

人群健康项目的设计需要公共卫生和兽医专业人员的共同参与(Kahn 2006)。数十年前就有类似的学术课程,它整合了与健康相关并涉及多个学科的教学原则,其在不同范围内的影响一直持续到今天。近年来,各种学术项目的数量大幅增加,它们都是为达到这一目标而开设的。然而,这些项目主要由北美或欧洲机构运营。例如,主持这些项目的有 Herrmann 和 Hershow(2008),Lindenmayer 和 Schlaff(2008),Conrad 等(2009),Cribb 和 Buntain(2009),与发展中国家的现实情况相关性不高,其适用性也有限,但这些国家却最缺乏应对能力,出现新发感染疾病的可能性也最大(Jones et al. 2008)。因此发展中国家迫切需要经过培训的专业技术人员,这对于将来实施同一健康计划至关重要(Asokan et al. 2011)。各级人员都需要培训,包括负责协调和决策的人员(即 CDC 斯通山会议上所谓的"同一健康领导人"(Rubin 2011))。

本章描述的硕士学位课程的确立和发展是一项复杂艰巨的任务,它需要不同专业人员间的密切合作和充分协调,包括公共卫生和兽医流行病学领域的学术团体和一些其他学科的专家。这本身就反映了同一健康的精神。课程内容是为南亚地区学员专门设计的(比如可能会使用该地区的案例进行学习);作为研究生水平的培训课程,它以学员原有知识和技能为基础,其总体目标是创建一个同一健康的核心队伍——胜任此工作的专业人员将组成项目第二阶段的原始核心团队。

信息和通讯技术(ICT)的应用是同一健康培训项目的一个重要特征。在第一阶段,这一技术使许多在职学员无需离开工作岗位便可顺利完成硕士学位的培训。在过去的 15 年左右,虽然互联网已经几乎无处不在(尽管连通性、网速和可靠性不尽相同),但在发展中国家,这些教育技术的普及和推广仍相对落后(Winthrop 和 Smith 2012)。这归因于互联网访问的权限限制、对不同的教学方法不太熟悉或接受能力不足、人力资源的缺乏(包括 ICT 专家和教育专家)等因素。然而,互联网以惊人的速度在全球范围内普及,社交媒体和网络学习技术也快速发展,这表明"数字鸿沟"正在减小(Winthrop 和 Smith 2012),也使网络学习在世界各地得以实现,这在以前都是无法实现的。一些实用的、层面友好的开源式软件包，如 Moodle（2012），使远程教育得以广泛推广，让来自发展中国家的学生可以在国内完成专业培训，从而避免这些人出国接受研究生培训时造成国家人才的缺乏。

ICT 面向发展中国家的 ICT 教育有可能通过一些成果带来的积极影响来提升其内在价值（Wagner et al. 2005），其中包括技术的获取和应用、计算能力的提高以及其他成果如创新能力和有效沟通能力的增强。与"传统"教育相比，远程教育的好处在于网络学习系统是专门为协作环境而设计的，它可以加强师生间的互动，促进学生间的经验和信息交流，有助于实现同伴互助学习和形成"学习共同体"。这与严重依赖于有效的多方沟通的同一健康理念不谋而合。因此，在同一国家不同学科和不同国家相同学科的成员中，以及项目参与者和世界顶尖的传染病专家间开设的这一学位课程，可以促进成员间的互动、各项活动的独立开展、沟通和积极合作。随着 HubNet 的发展，这一技术也在项目第二阶段中得以继续应用。HubNet 网络平台通过开源式软件为 OHH 内部及其成员之间、OHH 和政府组织间、相关领域的国际机构和区域性组织之间实现沟通、协作、资源共享和专业网络化提供了工具。

研究表明，与只关注理论知识的培训相比，针对应用能力及能够提供持续技术支持的培训项目更容易获得成功（Winthrop 和 Smith 2012）。第一阶段的硕士学位培训为项目第二阶段的开展奠定了坚实基础。第二阶段的培训是对第一阶段的巩固和提高，还使该项目在各国从事动物和人类卫生事业的专业人员中广泛扩展。该学位课程的毕业生包括各参与国的人类和动物卫生机构中不同管理层的专家，他们在此之前已具备了一系列流行病学和生物安全的能力，并对其中涉及的定义、方法论和概念的理解达成了共识，促进了跨学科的交流和协作。通过将培训获得的共有的能力应用于目前同一健康中心合作框架下面临的疾病问题中，同一健康实践者能够以协调合作为出发点，结合相关技能和经验，开展检测、调查和管理人兽共患病的工作；而且基于对同一健康方法优势的共识，他们也非常乐于相互合作。同一健康中心作为卓越的流行病学中心，为公共卫生、动物卫生和其他专业人员不断提升其技能水平提供了保障，这可以通过与援助专家分享知识和经验或者参加与合作调查项目有关的培训来实现。此外，这些项目还可以安排经验丰富的参与者去指导经验缺乏但希望提升流行病学和生物安全技能的参与者开展工作。

建立人类和动物卫生部门之间持续、有效的合作关系，提高新发地方性人兽共患病的检测、调查和管理能力，需要采用一种自上而下和自下而上相结合的方法来创造一个有利环境，使经过培训的同一健康实践者可以更有效地共享信息、知识和资源，促进人兽共患病的科学管理。本章描述的 OHH 网络建立于项目第二阶段，它有助于将协作能力建设活动与每个国家或地区用于人和动物的卫生保健以及人兽共患病管理的政府基础设施相整合。主要决策者、政策制定者和其他利益相关者共同参与 OHH 的建立并维持其运作,并针对各国的重点人兽共患病和关键需求开展项目活动,这有助于在参与国的人类和动物卫生部门与其他国际机构之间建立合作、信任和信息共享机制。此外,OHH 可以与现场流行病学培训项目相结合,为其提供帮助,如 CDC 举办的现场流行病学培训项目(Field Epidemiology Training Program,FETP)(Nsubuga et al. 2008;Rolle et al. 2011)、FAO 的兽医 FETPV 培训计划(Castellan 2011)以及其他国家和国际性现场流行病学培训项目。第二阶段的一个重要目标是从应用同一健康方法进行人兽共患疾病的调查和管理中获取经验,这将通过现场调查时对协作程度和流行病学能力的综合评估来实现。

　　致谢　本项目由世界银行所管辖的欧盟动物和人类流感设施委员会(AHIF)资助。作者在此感谢该课程项目开发团队的努力,特别感谢 Ridvan Firestone,Peter Jolly,Cindy Kiro,Marta Mart'nez-Aviles,Roger Morris,Eric Neumann,Eve Pleydell,Lesley Stringer 和 Darelle Thomson。

参考文献

Anon (2006) The control of neglected zoonotic diseases. Technical report World Health Organisation, http://whqlibdoc.who.int/publications/2006/9789241594301_eng.pdf Accessed 30 Mar 2012

Anon (2007) Avian and human influenza facility. Technical report Avian and Human Influenza Facility, http://siteresources.worldbank.org/INTTOPAVIFLU/Resources/AHI.Facility.Rocio.May07.pdf Accessed 30 Mar 2012

Anon (2008a) Contributing to one world, one health. A strategic framework for reducing risks of infectious diseases at the animal-human-ecosystems interface. Consultation document produced by FAO, OIE, WHO, UNSIC, UNICEF. Accessed 30 Mar 2012. Technical report, World Bank, http://www.fao.org/docrep/011/aj137e/aj137e00.htm Accessed 30 Mar 2012

Anon (2008b) Zoonotic diseases: A guide to establishing collaboration between animal and human health sectors at the country level. Technical report, World Health Organisation, http://www.searo.who.int/LinkFiles/Publication_Zoonotic.pdf Accessed 30 Mar 2012

Anon (2010) The FAO-OIE-WHO collaboration. A Tripartite concept note. Technical report, FAO, OIE and WHO, http://www.who.int/influenza/resources/documents/tripartite_concept_note_hanoi_042011_en.pdf Accessed 30 Mar 2012

Asokan G, Asokan V, Tharyn P (2011) One health national programme across species on zoonoses: a call to the developing world. Infect Ecol Epidemiol 1:8293.

Castellan D (2011) Development and implementation of multi-disciplinary, multi-sectoral training modules through FETPV. Presentation given at the 1st International One Health Congress, Melbourne, Australia. http://www.onehealth2011.com/pres/Tuesday/Tues%20103%201200%20Castellan%20%5BCompatibility%20Mode%5D.pdf Accessed 30 Mar 2012

CDC (2010) Operationalizing "one health": A policy perspective—taking stock and shaping an Implementation roadmap. Technical Report, Centers for Disease Control, http://www.cdc.gov/onehealth/pdf/atlanta/meeting-overview.pdf

Coker R, Rushton J, Mounier-Jack S, Karimuribo E, Lutumba P, Kambarage D, Pfeiffer DU, Stärk K, Rweyemamu M (2011) Towards a conceptual framework a to support one-health research for policy on emerging zoonoses. Lancet Infect Dis 11(4):326–331.

Conrad PA, Mazet JA, Clifford D, Scott C, Wilkes M (2009) Evolution of a transdisciplinary "One Medicine-One Health" approach to global health education at the University of California, Davis. Prev Vet Med 92(4):268–274.

Cribb A, Buntain B (2009) Innovation in veterinary medical education: The concept of 'One World, One Health' in the curriculum of the Faculty of Veterinary Medicine at the University of Calgary. Rev Sci Tech OIE 28(2):753–762.

Fisman DN, Laupland KB (2010) The 'One Health' paradigm: Time for infectious diseases clinicians to take note? Can J Infect Dis Med 21(3):111–114.

Herrmann JA, Hershow RC (2008) One medicine, one university: The DVM/MPH program at the University of Illinois. J Vet Med Educ 35(2):194–198.

Jones KE, Patel NG, Levy MA, Storeygard A, Balk D, Gittleman JL, Daszak P (2008) Global trends in emerging infectious diseases. Nature 451(7181):990–993.

Kahn L (2006) Confronting zoonoses, linking human and veterinary medicine. Emerg Infect Dis 12(4):556–561.

Kahn LH (2011) The need for one health degree programs. Infect Ecol Epidemiol 1:7919.

King D, Peckham C, Waage J, Brownlie J, Woolhouse M (2006) Infectious diseases: Preparing for the future. Science 313(5792):1392–1393.

Lindenmayer JM, Schlaff AL (2008) The combined Master of Public Health program at Tufts University. J Vet Med Educ 35(2):182–186.

Moodle (2012) Moodle.org: open-source community-based tools for learning. http://moodle.org Accessed 30 Mar 2012

Morens D, Folkers G, Fauci A (2004) The challenge of emerging and re-emerging infectious diseases. Nature 430(6996):242–249.

Moser J (2008) Core Academic Competencies for Master of Public Health Students: One Health Department Practitioners Perspective. Am J Public Health 98(9):1559–1561.

Nsubuga P, White M, Fontaine R, Simone P (2008) Training programmes for field epidemiology. Lancet 371(9613):630–631.

Okello AL, Gibbs EPJ, Vandersmissen A, Welburn SC (2011) One Health and the neglected zoonoses: Turning rhetoric into reality. Vet Rec 169(11):281–285.

Osburn B, Scott C, Gibbs P (2009) One world—one medicine—one health: Emerging veterinary challenges and opportunities. Rev Sci Tech OIE 28(2):481–486.

Pearce N (2009) Research at the interface between human and veterinary epidemiology in occupational and environmental health. In: Proceedings of the 12th symposium of the international society for veterinary epidemiology and economics, Durban, South Africa

Rolle I, Pearson M, Nsubuga P (2011) Fifty-five years of international epidemicassistance investigations conducted by CDC's disease detectives. Am J Epidemiol 174(SUPPL. 11):S97–S112.

Rubin C (2011) Operationalizing one health: the stone mountain meeting. Presentation given at the 1st International One Health Congress, Melbourne, Australia. http://www.cdc.gov/onehealth/pdf/atlanta/australia.pdf Accessed 30 Mar 2012

Salman M (2009) The role of veterinary epidemiology in combating infectious animal diseases on a global scale: The impact of training and outreach programs. Prev Vet Med 92(4):284–287.

Schwabe C (1984) Veterinary Medicine and Human Health, 3rd edn. Baltimore: Williams and Wilkins.

Sekar N, Shah N, Abbas S, Kakkar M (2011) Research options for controlling zoonotic disease in india, 2010–2015. PLoS ONE 6(2):e17, 120

Sherman DM (2010) A global veterinary medical perspective on the concept of one health: focus on livestock. ILAR J 51(3):281–287.

Taylor L, Latham S, Woolhouse M (2001) Risk factors for human disease emergence. Philos Tr R Soc B 356(1411):983–989.

Wagner D, Day B, James T, Kozma R, Miller M, Unwin T (2005) Monitoring and evaluation of ICT in education projects: a handbook for developing countries. Technical report, infoDev/World Bank, http://www.infodev.org/en/Publication.9.html Accessed 30 Mar 2012

Winthrop R, Smith M (2012) A new face of education: bringing technology into the classroom in the developing world. Working paper, Brookings institution, http://www.mobileactive.org/files/file_uploads/01_education_technology_shearer.pdf Accessed 30 Mar 2012

Woolhouse M, Woolhouse ME, Haydon DT, Antia R (2011) How to make predictions about future infectious disease risks. Philos Tr R Soc B 366(1573):2045–54.

Zinsstag J, Schelling E, Waltner-Toews D, Tanner M (2011) From "one medicine" to "one health" and systemic approaches to health and well-being. Prev Vet Med 101:148–156.

人—动物层面感染：由应急响应转变为源头预防

David L. Heymann, Mathew Dixon

摘要 大多数新发传染病都来源于动物，并且一般是发生于人和动物的接触中，当动物间的传染打破物种屏障感染人类时，通常是和动物有接触的那些人最先被诊断出来。应对措施通常为一系列限制和管理人群传染的紧急活动，与此同时在自然环境中确定传染来源。如果感染源被发现是源自于动物并且造成持续感染人类的威胁，尽管捕杀动物将造成非常严重的经济影响，这些措施也是被推荐的。当前，主要是通过监测以及对动物和人类医疗机构进行风险评估来对动物与人接触的交互作用做更深入的考量，这些研究主要在过去曾发生过动物与人的接触传播疫情的地区展开。这些研究的目的是在热带和其他野生动物中确定感染性微生物，并对这些感染性微生物进行基因测序，进而尝试预测哪些微生物有可能在人群中出现。从过去的突发事件中吸取经验，将控制的规范从疾病监测、检测和人群反应转变为通过理解或缓解影响传染的因素或者决定要素以达到源头控制，这也许是更有效的方法。我们可以从对先前的突发事件的研究和对人类引导的自然环境、城市地区和农业系统的改变，动物来源的食物的生产和加工，以及全球贸易、移民和气候改变等因素的研究中，清楚地认识什么是源头控制的决定因素。从过去的和现在发生的紧急事件的流行病学调查中可以更好地理解这些因素，进而建模分析和研究有助于缓解这些因素的干预措施的成本效益，可以为更好地解决预防动物间传染时的政治和经济障碍提供必要的证据。考虑动物健康是由于利益驱使，考虑人类健康是出于保护珍贵的人类生命，因为存在着不同的立场，所以这种关于控制措施的改变的经济学可行性讨论是必需的。

1 人和动物的接触感染

重症急性呼吸综合征（SARS）是 21 世纪第一个被发现的重大新发传染病（由 Parashar 和 Anderson 在 2004 年鉴别出）。对这次暴发疫情的细致审视，包括疫情的起源、人类的患病状况以及所致的死亡、随之产生的国内和国外应急响应，以及这些响应对于亚洲经济的影响，为我们理解新发的人兽传染病的重要性上了生动的一课，也凸显了为什么新发传染病必须尽快地被监测、评估和管理。但是，为了从源头上阻止突发事件的发生，认识和缓解导致疫情发生的相关因素会改变当前的检测、评估和更长远的应对模式。

在中国广东，重症急性呼吸综合征（SARS）最初是以严重的非典型肺炎（Heymann 和 Rodier 2004a）被发现。SARS 很快成为医院负担，很多患者都需要呼吸支持，并且使用广谱抗生素没有效果。和许多新发传染病一样，特别是当患者出现的症状和其他已知传染病一样时，没有防备的医护人员被感染。他们又把病毒不经意地传播给家庭成员，进而使病毒在他们所生活的社区传播（Heymann 和 Rodier 2004b）。

其中一个医护人员，具体而言是一位医生前往香港旅游，他所住的酒店的同层有中国和国际的宾客，其中一些宾客被感染。关于这些宾客感染途径的猜测，认为可能是被感染的医生通过咳嗽、打喷嚏或呕吐产生气溶胶之后通过酒店走廊或者酒店的通风系统传播，也认为病毒可能在同时处于如电梯那样的密闭环境时而传播（Chan-Yeung 和 Xu 2003）。一些在酒店被感染的游客在潜伏期内未表现出相关症状，所以依然前往其他地方旅游，当发病且病情开始变得很严重后，他们才分别在中国香港、新加坡、加拿大、越南的医院接受治疗。这些住院的患者也因此成为所在医院医护人员感染的源头，而这些被感染的医护人员进而无意识地把病毒扩大传播到他们所在家庭和社区。

分子学和流行病学调查提示首发病例被感染是一过性事件，而这些首发病例从未被确定过（Walker et al. 2012；Xu et al. 2004）。随着更多的资料被公布出来，人们进一步认为最初的感染是源于首发病例在广东众多的活体动物市场中的某一个市场近距离接触被感染的动物，这种动物很可能是果子狸（Woo et al. 2006）。它被认为是该冠状病毒的携带者，病毒在某种动物中或者在某个被感染的人体内持续复制的过程中产生变异，进而造成了严重的人类疾病（Wang 和 Eaton 2007）。

航空运输所带来的世界范围内的人员往来便利促进了 SARS 在国际上的传播。世界卫生组织（WHO）制定的预防性旅行指引建议人们应避免前往已暴发疫情国家的不必要的旅行。到 2003 年 7 月，离 SARS 病毒出现后仅仅过了 7 个月，人传人的传播已经被切断，并且官方宣布疫情暴发已经结束（Heymann 2006）。

SARS 最终导致大概 8422 人感染和 916 人死亡（Chan-Yeung 和 Xu 2003）。这次疫情的暴发对经济产生了很大影响，大约造成了 300 亿到 1000 亿美元的 GDP 的损失，主要在于贸易、旅行和旅游业上的损失。与出现在 19

世纪晚期或者是 20 世纪初期的 HIV 所不同的是,SARS 病毒没有导致地方性流行,因此经济复苏得很快。

　　SARS 和其他新发传染病有一个共同点:通常是在人群中首先发现感染,大多数时候是在了解感染来源之前就在人群采取了紧急的控制措施。因此,最初的控制建议是基于对当前或者之前由相似病原体引发的暴发疫情所掌握的证据。这类疾病需要预警,并且通常其后果都很严重。对于 SARS,它所带来的负担和反应对经济造成了广泛而消极的影响。

　　如果野生和驯养动物所携带的致病因子得以确认,并且能预测这些因子可能在何时何地出现在人群中,并且能够以某种方式避免这些动物和人类的接触或者将它们身上的传染源清除,那么相关的人类疾病和死亡就可以预防,同时也能够保护经济。有研究在之前发生过新发传染病的地区正在进行着,其目的是鉴定和研究野生动物身上的传染性病原体(Grace et al. 2012;Jones et al. 2008;UC Davis:Vet Medicine2009)。虽然通过这些研究可能会了解野生动物所携带的各种传染性因子,但是通过基因测序或者其他信息来预测哪种微生物会在人群中传播将会很困难,甚至暂时是不可能的(Biek 和 Real 2010)。

　　追溯源头、调查个体的突发疫情能够初步确认突破种属界限的危险因素或决定因素。如果这些危险因素能通过某些方法缓解,那么未来出现突发疫情的风险将降低。目前的突发疫情应急响应水平和疾病预警预防的水平将会更加深入。

2　转变规范

　　疫情暴发期间和疫情平息后不久,在广东省进行的相关的现场调查研究数量激增,但随着时间的推移,投入的资金逐渐减少,研究因此放缓。在那些已经完成的研究中,有一项在广东省一些活禽市场工作人员中开展的研究表明,高达 22% 的工作人员检出 SARS 相关冠状病毒的抗体,但是均没有像 SARS 患者那样出现的严重呼吸道症状(Parry 2003)。进一步的现场调查也许有助于更好地理解疫情的危险因素,但当时并没有开展调查,因此 SARS 的流行病学仍未完全明晰。

　　除了已经完成的研究所指向的活禽市场从业人员外,疫情的危险因素可能还包括野生动物的猎人,餐厅中为消费者处理野生动物肉的工作人员或者屠夫,以及从活禽市场中购买新鲜野生肉类的某个普通家庭成员(Weiss 和 McMichael 2004;Wolfe et al. 2007)。

　　虽然只有一项关于 SARS 的流行病学研究最终得出实质性的证据,但是相关动物和卫生部门所做的一系列行动对广东省预防今后可能出现的新发病原体有很大的帮助（Daszak et al. 2012；Wood et al. 2012）。这些收获包括教育那些接触野生动物和家禽的人如何保护自己以防被感染，规范化管理野生动物市场，并且确保这些交易不在地下进行，要切实加强动物的管理，以及规范管理捕捉动物者和动物市场之间、动物市场和消费者之间的交易。其他的一些调查研究则着眼于确定像果子狸这样的野生动物能否在有效控制其传播风险的环境下养殖，或者从传播链的下游环节考虑，能否更有效地为医护人员提供传染控制教育。后者能够确保一旦以上的这些控制措施无法阻止疫情出现时，我们能够防止出现大规模的新发疫情传播。

还有更多的原因可以在很多部门造成暴发突发事件，比如农业、社区规划、水、卫生设施等。人口流动、土地资源的开发、气候改变和自然生态系统失衡的影响也能够放大已知危险因素的作用，并且因此产生新的突发事件（Patz et al. 2008）。

减轻疫情暴发的危险因素要求多学科的协同合作，即同一健康理念，这是由美国兽医协会（American Veterinary Medical Association 2008，2012）提出和定义的一个概念。突发疫情一般可能在生活和工作在偏远的小型农业社区的人群中暴发，这些地方是从热带雨林、草原、深山和荒漠中开发出来的，人们与野生动物、驯养动物距离很近，有密切接触的机会。一个很好的例子来自于马来西亚和菲律宾，当地驯养于自然环境中的猪感染尼帕病毒和埃博拉病毒，继而传播给人并在人群中暴发（Luby et al. 2009；Miranda 和 Miranda 2011）。

对于较大的城市社区而言，与家庭、家养宠物、啮齿类动物或者其他已适应城市生活的动物距离很近的少量驯养动物与人类发生接触是暴发疫情发生的主要原因（Alirol et al. 2011）。野生动物会与人类发生接触，也会与走动的（比如部分亚洲地区的牛和鸡）或者吃草（比如城市里的狐狸和锯齿类动物）的其他动物发生接触（Bradley 和 Altizer 2007）。人类和禽类持续地在小型禽类养殖农村或者大型商业养殖场中发生接触，导致人类持续地暴露于在禽类中广泛流行的 H5N1 禽流感病毒。成年人和儿童可以由于接触后院中圈养的禽类而被感染，有一些成年人则是在喂养或者宰杀禽类的过程中感染病毒（Kerkhove et al. 2011）。

在这种环境中，关于疫情危险因素的社区规划是缺失或者是不充分的，人们对动物接触的危险性缺乏足够的认识，不能采用安全的作物生产、动物屠宰和食物准备、加工的方法，不能保障公共卫生设施和自来水设备的安全。要从以上的方面缓解相关的危险因素，就需要社区通过合理的城市规划来营造更安全的生活环境，构建和保持健康的水源和下水道设备，管理好城市和城郊的啮齿类动物以及其他动物，保障畜牧业的安全，并且通过基于社区的健康教育来提升人们对于传染病相关危险因素的认识（Fobil et al. 2012）。

　　疫情的危险因素同样可能在整个食物链的各个环节中出现。人们对动物性食物的需求日益增长,而使得包括动物性食物的产生所涉及的活体动物处置加工过程和交易网络在内的整个食物链变得更加复杂(Schlundt et al.2004)。为了防止突发传染病通过食物链和农业系统传播,我们需要了解作物从种植农场到餐桌上的每一个步骤中可能存在的危险因素。如果致病因子已通过食物链传播并进入到食物里,那么要减轻这些致病因子的影响只能在最后的干预点实现,也就是说只能在食品工厂、餐厅或者家庭里通过烹调或者其他方法来消除或者减轻动物性食物里的危险因素,以此来降低感染风险。从其他环节控制危险因素的话,则应该更早地采取行动,比如动物的饲养阶段、宰杀过程或者运输过程(Collins 和 Wall 2004)。

　　气候变化可能也是一个与突发传染病疫情相关的因素。比如,在东非,与厄尔尼诺现象(ENSO El Niño/Southern Oscillation)有关的降雨经常造成里夫特裂谷热(Rift Valley fever),原因就在于洪水造成了蚊媒滋生地的增多(Anyamba et al.2009)。在拉丁美洲、孟加拉国和印度,大雨和洪灾会增加钩端螺旋体从啮齿类动物传播到人类身上的几率(Lau et al.2010)。在塞拉利昂(Sierra Leone),严重的干旱往往会导致拉沙热(Lassa fever)的出现,原因在于干旱迫使携带拉沙热病毒(Lassa virus)的啮齿类动物向人类靠近,以便其能从人类耕种的农作物或者仓库中找到食物,从而污染了人类的食物(Bonner et al.2007)。

　　和气候改变相关的危险因素是多元的,除了修建更多的土木工程项目来防止洪水并且更合理地引水灌溉,也需要更好地管理好啮齿类动物和野生动物,就像持续参加国际气候控制大会(International Climate Control Treaty)的谈判那样(Tol et al.2007)。

　　最后,在牲畜身上滥用抗生素被认为是产生耐药菌的一个危险因素。虽然关于抗生素在农业上的广泛使用对造成动物耐药性增加的贡献如何,目前科学界还一直存在争议,而对人类身上产生耐药性的了解则明显更少(Barton 2000)。但是,一个广泛的共识是农业系统对于抗生素残留和耐药菌通过水资源的使用和消耗进入广阔的生态系统和人类社会这一过程是起到重要作用的,特别是在人口稠密、公共卫生设施缺乏、经济落后的农业社区中(Abraham 2011;Segura et al.2009)。很明显,减轻以上危险因素需要多部门的联合行动。抗生素耐药性在动物和人类之间相互联系的例子,为我们在制定人兽共患病控制策略时如何有效地提出跨学科间的计划上了关键的一课。

3　机遇

　　我们有机会可以从过去的一些突发事件以及现在或将来可能发生的突发

事件中学习,从中获得的知识可以能够帮助我们把疫情控制的策略从检测、评估和应急反应转化为在源头预防。但是,必须有确切的证据可供获取和借鉴、可供风险评估和使用。从之前的疫情调查和风险分析,我们已经积累了大量的关于疫情危险因素以及控制策略的科学知识。而每当紧急事件发生时,我们也可以深入地研究并从中获得更多知识。研究还必须考虑人类的行为,并确保那些最具风险的高危人群能够清晰理解那些有助于降低行为风险的措施。许多疫情出现在包括最贫困的社区在内的界限清楚的地理区域里,所以设计最具成本效应和合适的干预措施和策略是很有必要的。

　　许多转变预防控制策略的措施将会遭遇政治阻力,特别是当与商业利益相冲突时。这些阻碍需要通过清晰的、易于理解的、具备成本效应性的证据和各种风险控制策略来打破(见图1)。通过在人和动物的接触中使用同一健康理念,在未来,暴发的疫情会减少,而人类生命和经济也会获得保护。

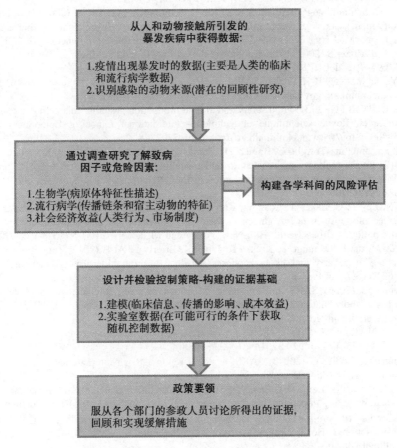

图 1　把动物—人接触层面的证据转化为政策,一个简单的流程图

参考文献

Abraham W-R (2011) Megacities as sources for pathogenic bacteria in rivers and their fate downstream. Int J Microbiol. doi:10.1155/2011/798292

Alirol E, Getaz L, Stoll B, Chappuis F, Loutan L (2011) Urbanisation and infectious diseases in a globalised world. Lancet Inf Diseases 11(2):131–141 (Elsevier Ltd.) doi:10.1016/S1473-3099(10)70223-1

American Veterinary Medical Association (2008) One health: a new professional imperative, pp 1–76

American Veterinary Medical Association (2012) One health—it's all connected. https://www.avma.org/KB/Resources/Reference/Pages/One-Health.aspx

Anyamba A, Chretien J-P, Small J, Tucker CJ, Formenty PB, Richardson JH, Britch SC et al (2009) Prediction of a rift valley fever outbreak. Proc Natl Acad Sci U S A 106(3):955–959. doi:10.1073/pnas.0806490106

Barton MD (2000) Antibiotic use in animal feed and its impact on human health. Nutr Res Rev 13(2):279–299. doi:10.1079/095442200108729106

Biek R, Real LA (2010) The landscape genetics of infectious disease emergence and spread. Mol Ecol 19(17):3515–3531. doi:10.1111/j.1365-294X.2010.04679.x

Bonner PC, Schmidt W-P, Belmain S R, Oshin B, Baglole D, Borchert M (2007) Poor housing quality increases risk of rodent infestation and Lassa fever in refugee camps of Sierra Leone. Am J Trop Med Hyg 77(1):169–175. http://www.ncbi.nlm.nih.gov/pubmed/17620650

Bradley Ca, Altizer S (2007) Urbanization and the ecology of wildlife diseases. Trends Ecol Evol 22(2):95–102. doi:10.1016/j.tree.2006.11.001

Chan-Yeung M, Xu R-H (2003) SARS: epidemiology. Respirology 8 Suppl S9–14. http://www.ncbi.nlm.nih.gov/pubmed/15018127

Collins JD, Wall PG (2004) Food safety and animal production systems: controlling zoonoses at farm level. Revue scientifique et technique (International Office of Epizootics) 23(2): 685–700. http://www.ncbi.nlm.nih.gov/pubmed/15702728

Daszak P, Zambrana-Torrelio C, Bogich TL, Fernandez M, Epstein JH, Murray KA, Hamilton H (2012) Interdisciplinary approaches to understanding disease emergence: the past, present, and future drivers of Nipah virus emergence. Proc Natl Acad Sci U S A 1–8. doi:10.1073/pnas.1201243109

Fobil JN, Levers C, Lakes T, Loag W, Kraemer A, May J (2012) Mapping urban malaria and diarrhea mortality in accra, ghana: evidence of vulnerabilities and implications for urban health policy. J Urban Health Bull New York Acad Med. doi:10.1007/s11524-012-9702-x

Grace D, Mutua F, Ochungo P, Kruska R, Jones K, Brierly L, Al E (2012) Zoonoses project 4 mapping of poverty and likely zoonoses hotspots. http://mahider.ilri.org/bitstream/handle/10568/21161/ZooMap_July2012_final.pdf?sequence=4

Heymann DL (2006) SARS and emerging infectious diseases: a challenge to place global solidarity above national sovereignty. Ann Acad Med Singapore 35(5):350–353. http://www.ncbi.nlm.nih.gov/pubmed/16830003

Heymann DL, Rodier G (2004a) Global surveillance, national surveillance, and SARS. Emerg Inf Dis 10(2):173–175. doi:10.3201/eid1002.031038

Heymann DL, Rodier G (2004b) SARS: a global reponse to an international threat. Brown J World Aff X(2):185–197

Jones KE, Patel NG, Levy MA, Storeygard A, Balk D, Gittleman JL, Daszak P (2008) Global trends in emerging infectious diseases. Nature 451(7181):990–993. doi:10.1038/nature06536

Keogh-Brown MR, Smith RD (2008) The economic impact of SARS: how does the reality match the predictions? Health Policy (Amsterdam, Netherlands) 88(1):110–120. doi:10.1016/j.healthpol.2008.03.003

Kerkhove MDV, Mumford E, Mounts AW, Bresee J, Ly S, Bridges CB, Otte J (2011) Highly pathogenic avian influenza (H5N1): pathways of exposure at the animal-human interface, a systematic review. Methods 6(1):1–8. doi:10.1371/journal.pone.0014582

Lau CL, Smythe LD, Craig SB, Weinstein P (2010) Climate change, flooding, urbanisation and leptospirosis: fuelling the fire? Trans Royal Soc Trop Med Hyg 104(10):631–638. doi:10.1016/j.trstmh.2010.07.002

Luby SP, Gurley ES, Hossain MJ (2009) Transmission of human infection with Nipah virus. Clin Inf Dis Off Publ Inf Dis Soc Am 49(11):1743–1748. doi:10.1086/647951

UC Davis: Vet Medicine (2009) USAID: Predict. http://www.vetmed.ucdavis.edu/ohi/predict/index.cfm. Accessed 22 Oct 2012

Miranda MEG, Miranda NLJ (2011) Reston ebolavirus in humans and animals in the Philippines: a review. J Inf Dis 204 Suppl (Suppl 3):S757–760. doi:10.1093/infdis/jir296

Parashar UD, Anderson LJ (2004) Severe acute respiratory syndrome: review and lessons of the 2003 outbreak. Int J Epidemiol 33(4):628–634. doi:10.1093/ije/dyh198

Parry J (2003) Asymptomatic animal traders prove positive for SARS virus. BMJ (Clinical research ed.) 327(7415):582

Patz JA, Olson SH, Uejio CK, Gibbs HK (2008) Disease emergence from global climate and land use change. Med Clin North America 92(6):1473–1491 xii. doi:10.1016/j.mcna.2008.07.007

Schlundt J, Toyofuku H, Jansen J, Herbst SA (2004) Emerging food-borne zoonoses. Revue scientifique et technique (International Office of Epizootics) 23(2):513–533. http://www.ncbi.nlm.nih.gov/pubmed/15702717

Segura PA, François M, Gagnon C, Sauvé S (2009) Review of the occurrence of anti-infectives in contaminated wastewaters and natural and drinking waters. Environ Health Perspect 117(5):675–684. doi:10.1289/ehp.11776

Tol RSJ, Ebi KL, Yohe GW (2007) Infectious disease, development, and climate change: a scenario analysis. Env Dev Econ 12(05):687–706. doi:10.1017/S1355770X07003841

Walker P, Cauchemez S, Hartemink N, Tiensin T, Ghani AC (2012) Outbreaks of H5N1 in poultry in Thailand: the relative role of poultry production types in sustaining transmission and the impact of active surveillance in control. J R Soc Interface doi:10.1098/rsif.2012.0022

Wang LF, Eaton BT (2007) Bats, civets and the emergence of SARS. Curr Top Microbiol Immunol 315:325–344. http://www.ncbi.nlm.nih.gov/pubmed/17848070

Weiss RA, McMichael AJ (2004) Social and environmental risk factors in the emergence of infectious diseases. Nat Med 10(12 Suppl):S70–S76. doi:10.1038/nm1150

Wolfe ND, Dunavan CP, Diamond J (2007) Origins of major human infectious diseases. Nature 447(7142):279–283. doi:10.1038/nature05775

Woo PC, Lau SK, Yuen K-Y (2006) Infectious diseases emerging from Chinese wet-markets: zoonotic origins of severe respiratory viral infections. Curr Opin Inf Dis 19(5):401–407. doi:10.1097/01.qco.0000244043.08264.fc

Wood JLN, Leach M, Waldman L, Macgregor H, Fooks AR, Jones KE, Restif O et al (2012) A framework for the study of zoonotic disease emergence and its drivers: spillover of bat pathogens as a case study. Philos Trans Royal Soc London Ser B Biol Sci 367(1604):2881–2892. doi:10.1098/rstb.2012.0228

Xu R-H, He J-F, Evans MR, Peng G-W, Field HE, Yu D-W, Lee C-K et al (2004) Epidemiologic clues to SARS origin in China. Emerg Inf Dis 10(6):1030–1037. doi:10.3201/eid1006.030852

从社会生态系统的角度看待同一健康：
丰富社会和文化的维度

Helen Ross

摘要 这一章提供了对"社会生态系统"的环境管理模式和相关的大量的人-环境关系理论的深入揭示，以促进同一健康跨学科地努力从人-动物生态系统关系的角度来提升健康。本章也试图拓展关于社会和文化维度的思考，这种社会和文化维度有可能对同一健康领域中思考和实践的发展较为重要。它主张考虑影响人们和家养、野生动物以及生态系统之间交互关系文化和经济因素，并且探索这些交互因素的认知和行为细节。

1 引言

这一章提供了对"社会生态系统"的环境管理模式的深入揭示，以促进同一健康跨学科地努力从人-动物生态系统关系的角度来提升健康。本章也试图拓展关于社会和文化维度的思考，这种社会和文化维度有可能对同一健康领域中思考和实践的发展较为重要。特别是描绘人与家养或野生动物以及生态系统之间的自然交互作用。

跨学科的同一健康为强化系统而制定的议程和目标（FAO et al, 2008；APEC 2011）表明了对一种系统方法和前期学科的需求，特别是流行病学。这非常依赖于对追踪疫情暴发的源头以及识别对疾病预防非常重要的危险因素的系统性认识。本章提出了一些同一健康系统方法学可向社会生态系统的许多原则加以借鉴的方法（Berkes 和 Folke 1998；Gunderson et al. 1995；Gunderson 和 Holling 2002；Walker et al. 2004；Walker 和 Salt 2006；Westley et al. 2002；Berkes et al. 2003），同时在同一健康理念的实践中，也提出了一些能够扩展社会生态学科思路的方法（Cumming 2010；Dudley 2008）。除了承认当前社会生态系统模式中存在的不足，本章还关注了大量的其他处理人类和环境关系的理论，引入了社会生态系统理论还没有较好吸收的重要概念。

另一个同样重要的目的是阐明人类—动物—环境三者关系的社会和文化维度，而同一健康理论家和实践者有可能会发现这是很重要的。我们不仅需要有关注于有价值的社会维度的个体研究（比如交流），也需要有综合性的构架和一系列的概念以保证同一健康在理解和实践中所需的战略性方法。

2　社会生态系统：解释各种各样的复杂的系统

社会生态系统模式（Walker 和 Salt 2006）为同一健康的发展提供了一个特别有用的基础（Cumming 2010），因为这个模式采用了一个"难懂"的模式，并且关注了一些关键概念，如"快速恢复"和"适应能力"。就像研究所观察到的那样，动态的高致病性禽流感（HPAI）感染行为表明禽流感的传播模式是一个复杂的系统，而不是简单的、可预测的线性模型（Cumming 2010；Dudley 2008）。人类生态系统的概念来源于生态学家对于森林的观察。因为它是基于生态系统的，所以其理论往往也是高度的"基于空间型的"，因此疾病在一个地方暴发、大流行，并迅速地传播到其他地方时，就需要一些转换，特别是针对那些像候鸟一样在不同地方有不同表现的物种（Caron et al. 2010）。因此在同一健康的社会生态系统中，关注的方面包括本地和全球，因为疾病的表现形态会以本地的、区域性的和国家级的维度出现，并且快速地在不同维度间转变并超越地理界限，唯有了解疾病的表现形式才能抓紧预防的时机并应对好挑战。

主要的社会生态系统思想如下：

（1）社会生态系统是一种复杂并且能够自己适应的系统；它们不以可预测的线性形式运行（Walker 和 Salt 2006）。

（2）社会生态的各个方面代表着单个系统的不同成分，他们是不可分割且同样重要的（Berkes 和 Folke 1998；Folke 2006）。

（3）这些系统是嵌套型的，这种模式在任何一个层次（规模）都能影响其他层次或者被其他层次影响，尤其是相邻的层次（例如，家庭、社区和所在地区之间的关系）。

（4）不存在稳态或者优先状态。相反，一个系统（位于任何一个交叉的水平）可以转向其他一个或多个状态如一种病原体几乎不存在的生态系统，但还是倾向于"翻转"到合适的状态或者其他状态，特别是如果阈值（如季节变化或温度上升，使病原体茁壮成长）是比较容易接近的时候（参见 Si et al. 2010 年关于植被的季节性变化、野鸟迁移和禽流感 H5N1 病毒的出现的研究）。

（5）通过快变量和慢变量的互动，系统的表现变得复杂。例如，社会和文化的变化是缓慢的,但是在经济危机或疾病暴发时可能发生得很快。

(6) 我们可能会对这些系统的恢复力以及它们向其他模式的转换感兴趣(从持久性的角度考虑,一些学者把转化的理念从恢复力上分离)。怎样才能让期待的转换发生,并且避免毁灭性的转换出现? 我们应该对"特定的恢复力"(如在特殊条件下系统的快速恢复,比如在有 2℃ 的温度改变时)和在多种可能的环境下的"普遍的恢复力"都感兴趣(Walker 和 Salt 2006;Walker 和 Westley 2011)。

(7) 没有一个权威理论可以驾驭这些系统。"适应性治理"和"适应性共管理"是必需的,它们一般含有多个相互影响的部分,而且会随着系统变化的要求而调整(Olsson et al. 2006,2007)。

(8) 社会学习在生态系统管理中是非常重要的(Wilson 2012)。

社会生态系统的理论化过程仍处于早期阶段。社会学家迫切要求社会各维度的广泛融合(Davidson 2010),并认识到之前忽略了一些重要的概念,诸如认知能力(Jones et al. 2011)、各种力量的关系(Berkes 和 Ross 2013)以及阐明社会变革的动态过程(Cote 和 Nightingale 2012)。因此,利用其他交叉学科的模式处理人和环境(很少通过动物)的关系是很有用的(参见表1)。人类生态学和人类学、生态学关系很紧密,有助于加强对文化如何与一些特定类型的生态系统共同进步的理解,并且关注一些诸如生态适应等的关键概念。源于人类生态学、尤其是政治经济的政治生态学,带来对获得自然资源进行分配的权利关系的概念。环境行为学(环境心理学),结合心理学、建筑学和地理学,从一个强烈的相互作用的角度研究人们是如何影响和改变环境(通过他们的认知、行为模式和生理变化),以及环境如何通过改变人类的应变潜力来进而影响人类(Ross et al. 2000)。在这种模式下的工作与建筑环境,以及如何去理解人们的行为模式背后的基本原理尤为相关。

2.1 同一健康的机遇

考虑到森林生态学的起源,社会生态系统的概念是与地区非常相关的。同一健康需要关于从地方到全球关系(包括个人)的整体思想,但不能限制于特定的地方和地区的生态系统。相反,对于有利于人兽共患疾病转移和扩散的社会生态条件的改变(e. g. Caron et al. 2010;Si et al. 2010),或者对能以一个地方或地区的生态系统中迅速转移到另一个中的大流行病,同一健康会感兴趣。对于人类生活中动物的角色(就像牲畜和宠物或者和它们在一起吃东西或互相接触到的野生物种)以及在这些有助于促进健康的或者提高疾病传播风险的交互作用中人类所扮演的角色(如照料动物、供应链行为 cf. Dudley 2008），同一健康会比社会生态系统理论家（到目前为止）更感兴趣。

同一健康因此将会对特殊生态系统之间的联系感兴趣，或至少对某些特定病原体和疾病传播媒介的生态学基础感兴趣。鉴于国际旅行的快捷、全球化经济下的动物和食品的转运，以及候鸟迁徙的影响（Cumming 2010），同一健康应该关注由许多地方性的、但已高度网络化的次级系统组成的全球一体化系统。同一健康也许会发现快速恢复的概念是非常有用的：既然我们不能完全地预防疾病（动物或者人类的）或者是完全地控制它们，那么我们怎样才能让脆弱的人类和地区更能顺应疾病的出现呢？怎样才能理解和提高适应能力，并逐渐达到在疾病来袭后快速恢复的要求？在同一健康的实践范畴，什么是构建适应能力和快速恢复的关键因素（Berkes 和 Ross 2013；Magis 2010；Armitage et al. 2011）？既然对疾病（人类健康和兽医学）的风险管理和控制是超出任何单一政府所能掌控的，也许我们应当寻求合适的政府意见，关注用各个部门之间的合作来解决其中一部分问题（Stirling 和 Scoones 2009），并采取适合的，而不是激烈的方法来找到解决方案。

此外，在应对危机时，同一健康如何处理同一系统内不同层次之间的冲突所造成的风险？（Adger et al. 2011）尊重气候改变的适应性，并指出：研究中的一些国家顺应并提高了当地人们的适应性；而其他的国家却否决了很好的地方新方案并强制推行国家政策，从而损害了整体的能力。同一健康的矛盾是明显的：怎样能够使本地的措施和管理与国家层面和国际层面的工作相协调，而不是导致矛盾、冲突、低效率、疾病风险升高的发生？

2.2　同一健康中重要的系统交互作用

同一健康感兴趣的方面包括人类、动物和生态系统之间的相互作用关系以及各系统的管理，并以此促进系统的良好运行、减少风险以及提升管理效率。

同一健康对全球社会-生态系统（包括经济系统）的复杂性特别关注，其对人类—动物—环境三者交互作用的特别关注点在于：

- 人和动物有很多接触途径，从日常照料牲畜到一些文化的原因（一些地方牲畜也许代表着文化象征、积蓄、彩礼或者嫁妆），从为了生计（打猎）、娱乐或其他一些实践课程中与野生动物的接触，到为了人类心理上的慰藉而寻求动物的陪伴。
- 导致野生动物、家养物种和人类之间的交互作用形成不同模式的原因，比如季节或者环境改变(包括气候变化)影响物种和疾病媒介的迁徙,比如为满足人口增长和经济发展的需求而开荒辟野,导致野生动物失去它们的栖息地,进而使得动物间以及人和动物之间产生新的交互模式。

- 人和动物全球化运动的影响,例如旅行和贸易的改变(包括供应链,Dudley 2008)。
- 政治和行政管理的交互作用如何融入并超越(或者力量之间的冲突)已建立的管理系统。(受西方影响的管理模式通常将健康和环境分开、将动物和人类健康分开以及将国家和地方政府的权力分离。为了跨越已有的管理模式的限制,同一健康需要强大的互动网络和协调能力)。

3　社会和文化的维度对同一健康的重要性

在那些丰富的可以理解人类思维和行为的社会科学概念中,一些关键的概念与上述观点特别相关。在其他能很好地强化社会生态系统中那些被忽略的维度的模型中,有一些特质是相通的(表1)。这个分析不要求很详尽,因为其他的社会科学概念可能是潜在相关的。它着眼于人类—动物—生态系统/环境交互作用中的文化、认知和行为维度。因为一种文化需要一系列连贯的许多概念的组合,所以关于这方面的细节分析将会有所重叠。

表 1　能够表示同一健康方法的社会和文化维度的(模式)

模式	关键概念、原则	同一健康相关性、应用实例	核心期刊
社会生态系统	从复杂的适应性系统的角度来审视人-环境关系,尤其要关注生态学。增加与恢复力相关的想法。关注多个地理的、社会的和管理级别的交互作用	鼓励从动态的角度来审视流行病学的内在关联,这能依据复杂性来解释。病原体和传播媒介在变化的环境中表现如何? 多种因素之间是如何相互作用来产生相应结果和趋势? 人类、动物和生态系统如何适应变化的环境和干扰	

续表

模式	关键概念、原则	同一健康相关性、应用实例	核心期刊
人类生态学	全面审视人-环境之间的关系,尤其要强调适应性。当与人类学方法(人种论)结合起来时,这种审视才是完整的。早期的工作倾向于过分强调生态的变化过程(适应)与人类的关联,后来的工作在理论发展和案例研究方面已经比较全面了	已出版的作品的主体,特别是包括了与动物的关系的人种论。适应性概念,适应的过程	*Human Ecology* *Journal of Human Ecology* *Human Organization*
政治生态学	人类生态学和政治经济学的一个分支,侧重于保障环境和社会正义的权力关系	最重要的是认识到,社会和政府中的权力关系非常不利于社会中的权力弱势者。管理过程和表现出来的效果往往向富有和掌权者倾斜。在同一健康中,存在的一个风险就是社会中的权力弱势者承担着疾病控制的负担(比如,宰杀动物)	*Political Ecology*
环境行为学/环境心理学	一个从关注环境的构建发展中形成的领域,通常是从比较小的规模着手。比如,邻居、住宅。研究的人类和环境之间的双向作用。促进对诸多行为设置和活动系统的概念和认知的关注	用于阐述包括人类和动物在自然界和建筑设置的关系。鼓励关注构筑环境,比如如何构建形式,以及其中的相关行为所造成的间接接触动物和疾病的风险	*Environment and Behaviour* *Journal of Environmental Psychology*

3.1 文化的维度

众所周知，在漫长的时间内，文化发展与生态系统和气候有密切的关系。因此，一般而言，狩猎社会有一些特征是明显不同于农业社会的。McMichael（2004）指出主要的文化转变也与传染病威胁的变化有关。文化通常是研究宗教和信仰体系、亲属关系、资源使用、经济行为、发展以及科技的使用和环境构建。同时，这些（或其他的）特征塑造人们和生态系统之间、人们在社会之中以及人们与物质之间的相互作用。文化包括了人际关系的社会规则以及他们创造的超自然界的本质。无数的排列是有可能的，比如世界上不同文化背景发展而来的本地住宅具有不同的形式和意义（Rapoport 1969）。

同一健康的关联是广泛的。文化影响着（或代表）以下探寻的所有方方面面的社会属性，并且是定义或反映人类、动物和生态系统对经济和社会导向目标的主要部分。它影响社会成员之间的关系（比如两性关系），和交流发生的方式（比如，Hickler 2007），因此影响同一健康的参与者在应对疾病风险时可能采取的策略。

3.2 认知的维度

这代表了可能和人类—动物—生态系统相互作用相关的个人思维和大众共享的精神领域。价值观表现出明显的关于行动和结局适合与否的倾向性，代表着个人或者社会对于对错的判断或所期待的状态。在同一健康的环境下，我们可能会对特定的物种，特定的环境和实践（无论是文化还是社会的认可，或是不提倡）感兴趣。价值观与社会和行为规范密切相关，社会行为的社会规范通过社会影响来教育和影响我们。相对价值观，规范往往是短暂和易变的，比如，食品处理规范随着公众教育和社会影响而改变。

术语"态度"（对某种类型对象的倾向或厌恶）通常并且经常是错误地被用来指代一套广泛的认知维度，而其他概念例如"心智模式"（Jones et al. 2011），可能对于理解同一健康固有的系统更为适用。心智模式是对一个系统如何运行的个人或集体理解。他们倾向于把重点放在因果关系上（真实的或可信的），但可能包括类似对某个对象（例如某一个动物物种或某一个促进健康的行为）的积极或消极的取向这样的情感细节。心智模型对同一健康的关注会导致从业人员探索个体和社会如何理解某一特定疾病模式的出现和消失；例如，缺乏对某一危险因素的认知（或甚至是拒绝），而这很可能是流行病学家很熟悉的。心智模型可以将信仰（保持一个真的命题）和知识（一个关于理论或实践的主题）结合起来。对于一个同一健康环境，知识需经过综合考虑，也应该包括文化和个人的世界观。许多社会将精神维度包含在他们广阔的体系内，人—动物—生态系统的关系在这里可能起到重要作用。

其他各种社会科学概念是潜在相关的。地理学和心理学上"地方感"的概念把认知与生态系统或建筑环境联系起来，以此来表达这个地方的特点和旁观者对这个地方的认同感（例如，对于某个地方的一种归属感、熟悉感和爱）。在同一健康环境中，地方感也许有助于保持生态系统健康。阐述"地方感"和"对物种关系的感觉"的想法将会是有价值的。例如，作者生活的地区是澳大利亚东南部昆士兰，亨德拉病毒从飞翔的狐蝠上传播给马进而传播给人类，狐蝠是一种受保护物种，从那时起，养马者和野生动物保护者之间就产生了社会冲突。每一方对各自物种都存在强烈的认同，并且试图在最坏的情况下除去其他的物种。

在人类—动物—生态系统关系中，"认同感"同样显得非常重要。这个概念涵盖了个体的自我意识以及社会和文化组群的自我归因特征。它与同一健康的相关性在于对疾病控制的需要可以令人信服地跨越人们强烈的身份认同感。例如，放牧社会可能非常谨慎地对他们的动物进行无害化处理，显然是处于生活需要的原因，但也是因为对自己"放牧人"身份的强烈的文化认同，并且最可能是在于他们的社会地位与他们的捕猎能力息息相关。在澳大利亚偏远的土著民地区，狗有一个矛盾的角色。它们缺少照顾并且可能带有很多病原体，然而由于狗的文化象征，在原住民（金伯利）的法律下，狗不会被捕杀（Ross 1987）。

另一个值得借用的概念是"意义"，拉伯波特（Rapoport）在建筑环境中非常有效地使用了这个概念（1969）。在某一特定的文化中，某一特定物种的意义何在？为什么这个物种很重要，就比如，牲畜对马赛族人和其他东非的牲畜拥有者以及对东南亚国家混合自然经济区的农民有着不同的意义。

其他各种各样的认知维度也可以考虑，例如，人和动物之间相互关系的社会结构（Greiderand Garkovich 1994）。

3.3　行为维度

考虑到对理解人们心理上与动物和生态系统的相互作用的选择，我们需要考虑到他们的行为模式。因为同一健康侧重于对管理关键的疾病传播模式的研究，所以，关键的问题是：

- 对于存在于人类建筑内、养殖和自然环境中的动物，人类要如何去处理，并且为什么要这样做？

在人类、动物和生态系统之间的相互作用和相互依赖的常见原因是生计（通过狩猎获取动物来做食物或药用用途；以及是农业用途，甚至是等价交换的桥梁和嫁妆——婚姻中的经济交换需要通过动物来完成，而婚姻就是一种生计也是家庭之间的交际。更深一层的原因还包括有驯养动物的陪伴和美的欣赏(就像在野生动物观光,感受动物的野外活动一样)。

有价值的行为模式将包括人们如何安全地和动物接触、怎样处理相关的环境污染物。畜牧业实际上是减少还是加剧疾病传播的风险? 那么这些行为的可变程度如何? 他们是否深深植根于文化习俗? 还是相对次要的,因此改变这些习俗所引起的阻力会相对较小吗?

- 动物(野生的和驯养的)在经济关系中扮演着什么角色?

动物在许多社会的生计中扮演重要的角色。常见的动物的角色往往是作为常规的食物或经济收入来源(例如,畜牧和放牧社会类似澳大利亚商业牧场主的,东非(如 Somali Masai)的迁徙牧民);当继续驯养动物趋向于但仍保留原状作为一种银行的形式或充当其他社会交往角色时,它们是混合农业的一部分(例如,为了后续的出售,猪和家禽能够代表积蓄,为了后续的出售,或者是嫁妆;在这样一个社会中,它们通常代表着社会地位);牲畜作为劳动工具(比如被拖拉的马和水牛)。有一些生活方式是将捕获的野生动物直接作为食物或药物来消费,但有时也间歇性地出售。这在森林生态系统里是很常见的。

- 环境在生计中所扮演的角色,比如,为了发展农业生产而开荒,迫使野生动物更多与家养动物的相互接触,将会增加人兽共患疾病的风险?
- 动物在宠物陪伴和驯养中扮演着什么角色? 这样的角色会带来哪些健康风险和收益?

在环境心理学中一个很有用的概念是行为设置(Wicker 1972)。虽然最初的理论强烈侧重于关注构建环境的形成,但这种设置仍然是值得扩大到田野和马厩或牲畜圈舍以及动物与人类行为中。该观念用来处理在某种设置的情况下发生的某种实践:这种实践不是由这种设置的物理特征所造成的(虽然受影响);它们主要受社会规范(在哪个地方应该发生什么事的)所影响,例如,在牲畜围栏边上配备实用的洗手工具也许有助于在触摸动物后洗手,但这种洗手的表现需要转变为社会和个人规范,否则它将不可能发生。

3.4 其他进程

其他一系列包含人与人之间相互作用在内的过程也值得同一健康从社会和文化的角度加以关注。教育,特别是与社会进程相关的社会学习,应当从经验中得到促进,也应该通过一些威胁人类—动物—生态系统健康的交互模式而加以改进。社会的网络和通常通过这种关系产生的社会影响,在实现实践改变和分配学习的过程中显得非常重要。这也包括对必要的疾病控制策略的接纳。无论是通过社会层面的相互作用还是通过正式的过程,交流过程在疾病控制工作中都是十分重要的,规范和成功的交流与社会和文化因素息息相关（Hickler 2007）。

4　研究方向

关于社会和文化维度的分析值得深入探究，以此来促进同一健康的发展，并提出一系列的研究方向来引导社会科学和专业团队。第一，在一个特定条件下，人类、动物、环境之间的交换作用的自然特质是什么样的？在这种文化下，某种物种扮演着什么样的角色、具有什么样的意义？例如，它们在生活中、陪伴中和重要的文化象征中是否扮演着什么样的角色？这种类型的分析也许包含着被回避的相互作用，比如是否存在禁忌或者精神关系上的限制，以及是否作为动物图腾。这些相互交换中的经济维度是什么样的，比如，生存，生活，包括把某种动物留存下来作为物资储存或者嫁妆。这种关系在某种程度上是否会影响健康风险（患病的风险或传播的速度）或者生产利益（诸如动物治疗的相互作用）？它们对疾病控制的意义如何？比如，在不情愿的情况下参与喜欢的动物的宰杀？

第二，在这些特定条件下，要如何进行疾病的风险弱化和危机控制？文化、价值观、行为模式和经济从属如何影响行动方向的选择？比如，交流、教育、行动和对动物破坏的赔偿。鉴于疾病风险出现时开展人种学研究的困难，特定的过程是否有助于提升学习知识和对事物的理解，并且鉴别社会和文化的可接受解决方法？如何使社区和公众的"约定"在同一健康的范畴内开展，在部分社区中实现所有权和参与度（Aslin 和 Brown 2004 P. 5）？

如何让管理模式在提升健康和控制疾病过程中的管理模式应对人类—动物—生态系统健康与疾病关系中衍生的复杂适应系统？，像在维护文学生态系统中学到的那样，我们能从协作性和自适应形式的治理规范中学到什么？对于我们所更熟悉的在紧急情况下使用"自上而下"（指令）工作模式，如何融入"自下而上"的工作方法，使之能提出更具文化敏感性和社会接受性、从而更具可行性的解决方案？

5　结论

对同一健康的系统理解和加强将有益于处理人—环境关系的理论主体的使用和精化。所有这些需要将与动物的关系更明确地细化。本章提倡将社会生态系统的主体理论用于复杂的自适应系统模式和行为的动态规范，但同时也从人类生态学价值观念、政治生态和环境表现研究的角度提出有价值的概念。

　　在这样的理解系统下,同一健康需要与社会和文化的积淀相契合。对于实现广阔的系统理解和发展敏感性和效应性系统,以加强对危机的反应性和减慢过程的改变以及处理相似的风险和机会,都是具有重要意义的。这样做牵涉到巨大的挑战,要考虑到可能会和各种各样的广泛的社会和文化问题相关、会和各种各样的社会科学(人文科学)所作出的贡献有关。我们不希望"锤子发现钉子"的情况发生,使单一的科学方法或单一的研究观念并不能对有效的系统方法有所贡献。因此,我们要做更好以使在人类-环境关系的系统框架内对社会和文化的纬度进行探索变得具体化,并且将这些知识扩大到探索同一健康研究应用与实践问题的特殊关联上。这需要更明确地阐释动物的角色,并且解读旧的知识框架,以此来探讨复杂自适应系统的复杂性模式。

　　致谢　作者感谢最近一项关于人兽共患病的研究中的合作者,感谢他们将她介绍到同一健康工作,并因此扩展了她关于人兽共患病的知识,她特别感谢 Helen Scottorr、John Mackenzie、Lisa Adams、Jane Goller、Ian Patrick 和 Anne Ancia 的贡献。

参考文献

Adger WN, Brown K, Nelson DR, Berkes F, Eakin H, Folke C, Galvin K, Gunderson L, Goulden M, O'Brien K, Ruitenbeek J and Tompkins EL (2011) Resilience implications of policy responses to climate change. WIREs Clim Change, 2:757–766. doi:10.1002/wcc.133

Armitage D, Berkes F, Dale A, Kocho-Schellenberg E, Patton E (2011) Co-management and the co-production of knowledge: learning to adapt in Canada's Arctic. Glob Environ Chang 21:995–1004

Asia Pacific Economic Cooperation (2011) APEC One Health action plan: a framework to assist APEC economies strengthen cross-sectoral networks and functioning against the threat of emerging and zoonotic infectious diseases. http://www.dld.go.th/dcontrol/th/images/stories/OneHealth_2011/doc-onehealth/apec_one_health_action_plan_september_2011.pdf. Accessed 30 Aug 2012

Aslin H, Brown V (2004) Towards whole of community engagement: a practical toolkit. Murray-Darling Basin Commission, Canberra

Berkes F, Folke C (eds) (1998) Linking social and ecological systems: management practices and social mechanisms for building resilience. Cambridge University Press, Cambridge

Berkes F, Ross H (2013) Community resilience: towards an integrated approach. Soc Nat Resour 26

Berkes F, Folke C, Colding J (eds) (2003) Navigating social–ecological systems: building resilience for complexity and change. Cambridge University Press, Cambridge

Caron A, de Garine-Wichatitsky M, Gaidet N, Chiweshe N, Cumming GS (2010) Estimating dynamic risk factors for pathogen transmission using community-level bird census data at the wildlife/domestic interface. Ecol Soc 15:25. URL:http://www.ecologyandsociety.org/vol15/iss3/art25/ [online]

Cote M, Nightingale AJ (2012) Resilience thinking meets social theory: situating social change in socio-ecological systems (SES) research. Prog. Hum. Geogr. 36:475–489

Cumming GS (2010) Risk mapping for avian influenza: a social–ecological problem. Ecol Soc 15:32. URL: http://www.ecologyandsociety.org/vol15/iss3/art32/ [online]

Davidson DJ (2010) The applicability of the concept of resilience to social systems: some sources of optimism and nagging doubts. Soc Nat Resour 23:1135–1149

Dudley, JP (2008). Public health and epidemiological considerations for avian influenza risk mapping and risk assessment. Ecol Soc 13:2. URL:http://www.ecologyandsociety.org/vol13/iss2/art21/ [online]

FAO, OIE, WHO, UN System Influenza Coordination, The World Bank (2008) Contributing to One World, One Health: a strategic framework for reducing risks of infectious diseases at the animal–human–ecosystems interface. http://www.fao.org/docrep/011/aj137e/aj137e00.htm. Accessed 30 Aug 2012

Field HE, Mackenzie JS, Daszak P (2007) Henipaviruses: emerging Paramyxoviruses associated with fruit bats. CTMI 315:133–159

Folke C (2006) Resilience: the emergence of a perspective for social–ecological systems analyses. Glob Environ Chang 16:253–267

Greider T, Garkovich L (1994) Landscapes: the social construction of nature and the environment. Rural Sociol 59:1–24

Gunderson L, Holling C (eds) (2002) Panarchy: understanding transformations in systems of humans and nature. Island Press, Washington

Gunderson L, Holling C, Light S (eds) (1995) Barriers and bridges to the renewal of ecosystems and institutions. Columbia University Press, New York

Hickler B (2007) Bridging the awareness between HPAI 'awareness' and practice in Cambodia. Emergency Centre for Transboundary Animal Disease, FAO Regional Office for Asia and the Pacific

Jones NA, Ross H, et al (2011) Mental models: an interdisciplinary synthesis of theory and methods. Ecol Soc 16:46. URL:http://www.ecologyandsociety.org/vol16/iss1/art46/ [online]

Magis K (2010) Community resilience: an indicator of social sustainability. Soc Nat Resour 23:401–416

McMichael AJ (2004) Environmental and social influences on emerging infectious diseases: past, present and future. Phil Trans R Soc Lond B 359:1049–1058. doi:10.1098/rstb.2004.1480

Olsson P, Gunderson L, Carpenter S, Ryan P, Lebel L, Folke C, Holling C (2006) Shooting the rapids: navigating transitions to adaptive governance of social–ecological systems. Ecol Soc 11:18

Olsson P, Folke C, Galaz V, Hahn T, Schultz L (2007) Enhancing the fit through adaptive co-management: creating and maintaining bridging functions for matching scales in the Kristianstads Vattenrike Biosphere Reserve, Sweden. Ecol Soc 12:28

Rapoport A (1969) House form and culture. Prentice Hall, EnglewoodCliffs, New Jersey USA

Ross H (1987) Just for living: Aboriginal perceptions of housing in Northwest Australia. Aboriginal Studies Press, Canberra

Ross H, Poungsomlee A, Punpuing S, Archavanitkul K (2000) Integrative analysis of city systems: Bangkok Man and the Biosphere Programme study. Environ Urban 12:151–161

Si Y, Wang T, Skidmore AK, de Boer WF, Li L, Prins HHT (2010) Environmental factors influencing the spread of the highly pathogenic avian influenza H5N1 virus in wild birds in Europe. Eco Soc 15:26. URL: http://www.ecologyandsociety.org/vol15/iss3/art26/ [online]

Stirling AC, Scoones I (2009) From risk assessment to knowledge mapping: science, precaution and participation in disease ecology. Eco Soc 14:14. URL: http://www.ecologyandsociety.org/vol14/iss2/art14/ [online]

Walker B, Salt D (2006) Resilience thinking: sustaining ecosystem and people in a changing world. Island Press, Washington

Walker B, Westley F (2011) Perspectives on resilience to disasters across sectors and cultures. Eco Soc 16:4. URL: http://www.ecologyandsociety.org/vol16/iss2/art4/[online]

Walker B, Holling C, Carpenter S, Kinzig A (2004) Resilience, adaptability and transformability in social–ecological systems. Eco Soc 9:5 [online]

Westley F, Carpenter S, Brock W, Holling C, Gunderson L (2002) Why systems of people and nature are not just social and ecological systems. In: Gunderson L, Holling C (eds) Panarchy:

understanding transformations in systems of humans and nature. Island Press, Washington

Wicker AW (1972) Processes that mediate behavior-environment congruence. Behav Sci 17:265–277

Wilson G (2012) Community resilience and environmental transitions. Earthscan, Oxford